U0385381

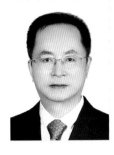

孙国祥

沈阳药科大学教授，博士生导师，中药指纹学奠基人。"中药系统指纹定量法"获中国百篇最具影响国内学术论文。建立中药定量指纹学和中药标准制剂控制模式，构建《中药指纹图谱在线专家系统AI》，以铁霜替朱砂发明"铁霜安神丸"。培养硕士博士170人，发表学术论文450篇，SCI收载150篇。现任中国色谱学会理事，担任中药质量一致性评价首席科学家［复方甘草片（289第97号）］。针对产业需求，研发出中药质量一致性评价软件并给出完善解决方案。

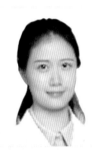

胡雪姣

医学博士，主管技师，广东省人民医院检验科学科交叉组组长。2019年博士毕业于四川大学华西临床医学院临床检验诊断学专业；2017~2019年于多伦多大学分子遗传学与计算生物学系访问学习。研究方向为临床分子检验与诊断。在*EBioMedicine*、*J Clin Microbiol*、*Chem Eng J*、*Brief Bioinform*等发表SCI论文18篇，主持国家青年基金等课题6项，获授权专利7项，转化2项。参与2021年广州市青年科技人才托举工程项目/2022年广东省青年科技人才培育计划。任中华医学会结核病学分会第十八届委员会科技创新转化专委会委员、中国研究型医院学会结核病学专委会青年委员、广东省卫生经济学会检验经济分会常务委员、广东省精准医学应用学会急危重症分会委员。

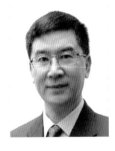

杜保民

北京北大维信生物科技有限公司总经理，教授级高级工程师，国家中医药管理局"血脂康及红曲药材国家标准化项目"负责人，国家科技攻关课题"常用中药材品种整理及其质量研究""血脂康调整血脂对冠心病二级预防的研究"主要参与者。曾获中国中西医结合学会科学技术一等奖，在国内外核心期刊发表学术论文20余篇。任中国中药协会药物临床评价研究专业委员会、中药药物经济学专业委员会委员，中国农工民主党第十五、十六届中央生物技术与药学工作委员会副主任。

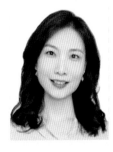

裴欢

北京北大维信生物科技有限公司副总经理，企业技术中心负责人，高级工程师。负责新药研究开发、血脂康和红曲基础研究组织管理。具有丰富的研发管理和企业战略管理经验。组织红曲ISO国际标准制定工作，参与1项团标的制定，参与国家中医药局标准化项目"血脂康及红曲药材国家标准化项目"及"智能化工艺技改提升"等项目的研究。主持红曲大健康战略和国际化战略制定、红曲复方品种开发及公司核心产品的国际注册工作。发明专利申请4件，发表论文5篇。

中药定量指纹图谱研究技术丛书

红曲和血脂康
规范化评价

Red Yeast Rice and Xuezhikang
Standardized Evaluation

孙国祥　胡雪姣　杜保民　裴　欢　｜　著

化学工业出版社

·北京·

内容简介

《红曲和血脂康规范化评价》系统阐述了红曲及血脂康胶囊的规范化评价方法。全书分为十章，内容涵盖了中药计量学、标准制剂计量模式和系统指纹定量法的基础理论，红曲的起源、形态学与分类，红曲及其提取物和血脂康胶囊的一致性评价等多个方面。

《红曲和血脂康规范化评价》为红曲与血脂康胶囊的深入研究与临床应用提供了重要参考，对推动中医药现代化发展具有积极意义，可供中药学科研、生产、质控等专业人员以及药物分析等专业研究生参考使用。

图书在版编目（CIP）数据

红曲和血脂康规范化评价/孙国祥等著．—北京：化学工业出版社，2024.9. —（中药定量指纹图谱研究技术丛书）．—ISBN 978-7-122-45966-4

Ⅰ．R286

中国国家版本馆 CIP 数据核字第 2024TW0928 号

责任编辑：孙钦炜　褚红喜
责任校对：宋　玮　　　　　　　装帧设计：关　飞

出版发行：化学工业出版社
　　　　　（北京市东城区青年湖南街 13 号　邮政编码 100011）
印　　装：三河市航远印刷有限公司
787mm×1092mm　1/16　印张 12¼　彩插 1　字数 300 千字
2024 年 8 月北京第 1 版第 1 次印刷

购书咨询：010-64518888　　　售后服务：010-64518899
网　　址：http://www.cip.com.cn
凡购买本书，如有缺损质量问题，本社销售中心负责调换。

定　　价：168.00 元　　　　　　版权所有　违者必究

沈阳药科大学 1931 年始建于江西瑞金，是一所具有光荣革命传统的高等学校。近年来，学校各学科建设都得到长足发展，教学和科研都呈现勃勃生机。我非常欣喜地看到学校通过积极改革来扎实地促进高质量发展，一大批教师正成为我国药学领域的知名专家和学者。

孙国祥教授本着科研服务于制药生产、促进中药质量提高的原则，把中药定量指纹技术应用于血脂康胶囊的全过程质量控制。对原料红曲、提取物中间体和血脂康制剂均采用了数字化指纹图谱控制技术。基于标准制剂控制模式的指纹图谱检查项，在血脂康胶囊整体质量控制中开花结果。

红曲是用红曲霉发酵蒸熟的大米而生产的。血脂康胶囊原料药材使用的红曲霉是通过国家专利申请的独特菌种，在源头上保障了红曲原料质量的安全性和有效性。血脂康胶囊因其降血脂疗效确切、安全可靠，在临床应用上得到了广泛的认可和应用。

血脂康胶囊已在美国完成二期临床试验，按照美国 FDA 要求，2015 年 6 月孙国祥教授把指纹峰面积、相对峰面积、保留时间和相对保留时间同时纳入相似度计算（4D），用于该制剂的指纹图谱评价。血脂康胶囊采用系统指纹定量法和数字化指纹图谱控制技术（100 个数字化参数评估质量），已成为中药质量数字化控制的典范。

本书详细地阐述了中药计量学对中药质量控制的重要性，以及中药计量学如何有效地控制中药原料、中间体和制剂药效物质的量值传递。书中提出了血脂康的标准制剂计量模式，采用①4D 相似度不低于 0.9，②宏定量相似度 P_m 在 80%～120% 作为血脂康胶囊 HPLC 指纹检查限度。本书对基准样品、物质基准、经典名方标准制剂等中药标准计量模式均作出清晰的定义和解读。同时强调了中药一致性评价基础理论——等位等价理论，并把中药寒热温凉和君臣佐使的药性理论定量地刻画于直角坐标系中。本书可作为中药学相关专业硕士研究生和博士研究生的选修教材，也可作为中药科研和中药生产质量控制人员的参考用书。本书既是一本学术专著，也是一个把论文写在祖国大地上的生动范例。

沈阳药科大学教授
"基于靶点的药物设计与研究"
教育部重点实验室主任
2024 年 6 月 29 日

    沈阳药科大学面向世界科技前沿、面向经济主战场、面向国家重大需求、面向人民生命健康，秉承"以药学研究为特色，向大健康产业全域延伸"的发展思想，建成了集科技创新、技术孵化、成果转化、药品监管服务于一体的"3＋1"型药物创新体系。近年来，学校在高质量发展道路上取得了长足进步，教学和科研生机勃勃。新质生产力的核心在于理论创新、学科创新。自 2019 年起，孙国祥教授编写的《中药指纹学》《中药一致性评价学》等专著陆续出版，从理论方法和实践应用为中药的高质量发展提出全方位思考和可行控制技术。

    孙国祥教授自 2016 年主持中国首个中药一致性评价项目——复方甘草片（289 品种第 97 号）的质量一致性评价工作，对中药一致性评价进行了创新探索，所形成的标准制剂控制模式为未来我国中药一致性评价建立了可行的参考模式。自 2015 年起，孙国祥教授与北大维信生物科技有限公司合作，把中药定量指纹图谱技术用于血脂康胶囊的全过程数字化质量控制中，分别建立了红曲、红曲提取物和血脂康胶囊的标准制剂模式的 HPLC 指纹图谱，用于指纹图谱检查。这一模式在血脂康胶囊数字化质量控制方面得到应用，红曲、红曲提取物及其制剂的质量均达到一致性。红曲是用红曲霉发酵蒸熟的大米而生产的，中国已有几千年的应用历史。北大维信生物科技有限公司使用独家红曲霉菌种，充分地在源头上保障了红曲原料质量的安全性和有效性，血脂康胶囊降血脂疗效确切、安全可靠，临床应用得到了中国医师的广泛认可。

    孙国祥教授与北大维信生物科技有限公司按美国 FDA 要求把指纹峰面积和保留时间均纳入相似度计算，用于血脂康指纹图谱评价。本书对红曲、红曲提取物和血脂康胶囊均进行了规范化评价，利用中药计量学有效地控制红曲、红曲提取物和血脂康胶囊之间的药效物质的量值传递。血脂康标准制剂计量模式采用①4D 定性相似度不低于 0.9，②宏定量相似度 P_m 在 80％～120％，作为 HPLC 指纹检查限度。

    本书阐述了"等位等价理论"，并将其作为一致性评价基础，论述了中药 8 种质量控制模式的不同性质，首次用直角坐标系定量地描述中药寒热温凉和君臣佐使的药性理论。本书可供中药科研和中药生产质量控制相关人员参考使用，也可作为硕士研究生和博士研究生教材。预祝孙国祥教授课题组再接再励，为中药领域的新质生产力贡献新的理论思路和实例应用。

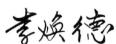

中南大学药学院教授/一级主任药师

湖南省药学会理事长

2024 年 6 月 20 日

前 言

我于 2015 年 5 月 5 日上午接到北大维信生物科技有限公司的来信，信中咨询关于血脂康胶囊在美国 FDA 完成Ⅱ期临床试验，准备启动Ⅲ期临床试验的问题。现在需要向美国 FDA 提供关于指纹图谱的相关研究，但是我国国家药典委员会的相似度评价软件美国 FDA 暂时无法认可，北大维信生物科技有限公司在国内文献中看到多篇我们课题组关于复方丹参滴丸的 HPLC 数字化指纹图谱的研究文献，所以想咨询我们开发的中药色谱指纹图谱数字化评价系统是否能进行血脂康胶囊这个品种的指纹图谱相似度评价以及相关合作意向。自此开启了我与北大维信生物科技有限公司近 10 年持续地科研合作。

北大维信生物科技有限公司采用定量指纹图谱控制技术和数字化指纹评价技术对红曲原料、提取物中间体及制剂进行研究，在中药数字化质量过程控制与质量评价方面走在了国际最前列。他们分别引进"中药色谱指纹图谱超信息特征数字化评价系统 4.0"软件的中文国际版和英文国际版，并递交美国 FDA 审评用于血脂康胶囊质量的过程控制和质量检验评价。可喜的是，2015 年 10 月中药定量指纹图谱数字化评价技术最先进入美国 FDA 审评。这一合作始于 2015 年 5 月 27 日，沈阳药科大学与北大维信生物科技有限公司签订技术转让合同（2015-0-4-038）——"中药色谱指纹图谱超信息特征数字化评价系统 4.0"软件（单独定制英文国际版 4.0 使用权和中文国际版 4.0 使用权）；同时签订技术服务合同（2015-0-4-039）——血脂康胶囊指纹图谱补充资料和评价方法学研究，合同总额为 60 万元人民币。

在《中药指纹学》和《中药一致性评价学》出版后，中药定量指纹图谱研究技术丛书迎来了其第三册《红曲和血脂康规范化评价》，这是我博士毕业后 21 年对社会的回馈，更是我把论文写在祖国的大地上的行动。现已有 3 项中药定量指纹图谱技术成功被批准：①【复方两面针含片药品注册标准 YBZ05292019】更换辅料后的质量一致性评价（重大变更），受理号 CYZB1804105，批件号 2019B03412，于 2019 年 7 月 19 日获 CDE 批准；②【射干抗病毒注射液（8 味复方）药品注册标准 YBZ00672022】于 2023 年 1 月获国家药品监督管理局批准；③【退热解毒注射液（8 味复方）药品注册标准 YBZ00682022】于 2023 年 1 月获国家药品监督管理局批准。2017 年～2024 年，对于复方甘草片（289 品种第 97 号）的一致性评价，有 12 个厂家历史性地选择使用复方甘草片标准制剂控制模式和定量指纹图谱一致性评价技术。

《中药指纹学》和《中药一致性评价学》正稳步进入中药工业领域并发挥其强大的控制质量与评价质量的能力。2012 年 5 月浙江康恩贝药物研究院和 2013 年 9 月天士力集团药物分析研究所都引入了"中药色谱指纹图谱超信息特征数字化评价系统 4.0"软件。

对于本书的出版，首先感谢血脂康胶囊生产厂家的倾力赞助！感谢国家自然基金委项目"铁霜替朱砂消除朱砂安神丸毒性的量-效-毒关系原理研究（81573586）"的资助，感谢国家自然基金委重大项目"中药指纹图谱在线专家系统研究（90612002）"提供的学术基础。感谢沈阳药科大学浓厚的学术氛围及其提供的优秀科研平台！感谢各位同仁的支持及本溪经济技术开发区的鼎力支持，并感谢课题组研究生为整理书稿付出的劳动，同时感谢化学工业出版社诸位编辑的长期支持、信任和鼓励，谢谢你们促成本书的顺利出版。

孙国祥

沈阳药科大学

2024 年 6 月 20 日

目 录

第6章　血脂康多维指纹规范评价　　　　108

第7章　血脂康胶囊规范化评价软件　　　134

第8章　血脂康胶囊的药效与安全性　　　149

第9章 红曲制备工艺与毒性物质分析方法　163

第10章 红曲与制剂质量控制进展　174

第 1 章

中药计量学

中药学是一个复杂的科学体系，质量稳定可控是中药安全性和有效性的重要保证。一直以来，中药质量分析、评价与控制既是中医药领域的研究热点，同时也是一大难点[1]。为了解决传统化学分析方法不能快速地对中药复杂多组分物质同时进行定性与定量分析的问题，中药计量学应运而生，其利用化学计量学中的应用数学、统计学、计算机技术原理和方法来处理多变量复杂数据。将中药计量学引入中药研究中，中药复杂多成分鉴别和质量与药效控制可转化为数据解析与数字化控制，从而实现对中药进行定性与定量研究的目的[2]。

1.1 中药计量学概念

中药计量学是研究中药计量方法和计量理论的科学。中药计量学是中药质量的计量基础和根据，包括量、重、比、序等方面的测量方法和技术，以及相关计量理论。中药基础计量单位主要包括质量单位（千克、克、毫克等）、体积单位（升、毫升和微升等）、物质的量单位（摩尔和毫摩尔）及浓度单位（千克每升、克每毫升、摩尔每升、毫摩尔每升等）。中药质量计量测定方法包括外观质量检查、理化性质测定、含量测定、特征指纹图谱鉴别与定量分析等。通过对药材和中成药的计量分析，不仅可检测中药的质量与纯度，也为药品规格的制定提供了科学依据。因中成药大多为复方制剂，其药品规格无法直接标明所含成分的量，因此可根据计量测定结果标示单位制剂中所相当的处方药味的剂量（表 1-1）。中药单味药和复方药一般为每袋 30g 或 15g 的粉剂，生产时需要按照严格的比例和工艺处方进行制备。中药各类型制剂计量方法见表 1-1。

表 1-1　中药各类型制剂计量方法与单位

序号	剂型	药品规格	装量规格	一次用量
1	丸剂（大蜜丸）	每丸重＊＊g（相当于饮片＊＊g）	每盒装＊＊丸	一次＊＊丸
	丸剂（小蜜丸、水蜜丸、水丸、浓缩丸）	每＊＊丸重＊＊g（每1g相当于饮片＊＊g）；每＊＊丸重＊＊g（相当于饮片＊＊g）	每瓶装＊＊g；每盒装＊＊丸	一次＊＊g；一次＊＊丸
	丸剂（滴丸）	每＊＊丸重＊＊g（每1g相当于饮片＊＊g）	每瓶装＊＊g；每瓶装＊＊丸	一次＊＊g；一次＊＊丸
2	颗粒剂	每1g相当于饮片＊＊g	每袋装＊＊g	一次＊＊袋
3	片剂	每片重＊＊g（相当于饮片＊＊g）；糖衣片：每片心重＊＊g（相当于饮片＊＊g）	每瓶装＊＊片	一次＊＊片
4	胶囊剂	每粒装＊＊g（相当于饮片＊＊g）	每瓶装＊＊粒	一次＊＊粒
5	合剂（口服液）	每1ml相当于饮片＊＊g；每支相当于饮片＊＊g	每瓶装＊＊ml；每支装＊＊ml	一次＊＊ml；一次＊＊支
6	糖浆剂	每1ml相当于饮片＊＊g	每瓶装＊＊ml（有刻度）	一次＊＊ml
7	散剂	每1g相当于饮片＊＊g	每袋装＊＊g	一次＊＊g
8	注射液	每支＊＊ml；相当于饮片＊＊g	每支装＊＊ml	一次＊＊ml
9	注射用无菌粉末	每瓶＊＊g；相当于饮片＊＊g	每瓶装＊＊g	一次＊＊瓶
10	煎膏剂	每1g相当于饮片＊＊g	每瓶装＊＊g	一次＊＊g
11	酒剂、酊剂	每1ml相当于饮片＊＊g	每瓶装＊＊ml	一次＊＊ml
12	贴膏剂、膏药、贴敷剂	每贴相当于饮片＊＊g（标明尺寸）	每盒装＊＊贴	一次1贴
13	软膏剂、乳膏剂	每1g相当于饮片＊＊g	每支装＊＊g	一次＊＊g
14	凝胶剂	每1g相当于饮片＊＊g	每支装＊＊g	一次＊＊g
15	栓剂	每粒相当于饮片＊＊g	每盒装＊＊粒	一次＊＊粒
16	流浸膏与浸膏剂	每1g相当于饮片＊＊g	每瓶装＊＊g	一次＊＊g
17	气雾剂、喷雾剂	定量：＊＊ml相当于饮片＊＊g（＊＊mg饮片×＊＊揿或喷）；非定量：每1ml相当于饮片＊＊g	每瓶装＊＊ml	定量：一次＊＊ml；非定量：一次＊＊揿或喷
18	滴眼剂	每1ml相当于饮片＊＊g	每瓶装＊＊ml	一次＊＊ml
19	锭剂	每锭相当于饮片＊＊g	每盒装＊＊锭	一次＊＊锭
20	灸熨剂	每1g相当于饮片＊＊g	每盒装＊＊袋	一次＊＊袋
21	涂膜剂	每1ml相当于饮片＊＊g	每瓶装＊＊ml	一次＊＊ml
22	膜剂	每片相当于饮片＊＊g（标明尺寸）	每盒装＊＊片	一次＊＊片
23	茶剂	每1g相当于饮片＊＊g	每袋装＊＊g	一次＊＊袋
24	其他半固体及固体制剂（糊剂、胶剂等）	每1g相当于饮片＊＊g	每支（袋、盒）装＊＊g	一次＊＊g
25	其他液体制剂（露剂、搽剂、灌肠剂、洗剂、灌注液等）	每1ml相当于饮片＊＊g	每瓶装＊＊ml	一次＊＊ml

1.1.1 指标成分计量

中药成分含量测定需采用不同方法，其中比色法、滴定法、电化学方法、色谱分析法（液相色谱法和气相色谱法等）为主要方法，光谱分析法［可见光谱法、紫外光谱法、红外光谱法、X射线衍射光谱、核磁共振（NMR）法和质谱法］为辅助手段。光谱分析法主要通过吸光度来鉴别和测定不同药材所含化学成分总量与特征成分含量，以及用高选择性方法测定中药所含特殊指纹化合物的含量。根据质量可转化为能量并作用于生物体的理论，高含量物质对中药药性有重要贡献。高效液相色谱法可用于测定中药中有紫外吸收的化学成分，而气相色谱法可测定中药中的挥发性成分，二者常用于监测和判断中药原料药与中成药的品质及制备过程中有效成分的转移率，是中药有效成分进入治疗用制剂中的主要监测工具。

中药生产工艺需确保药效物质恒定转移、良好储存，以实现中成药产品在保质期内质量稳定均一，即要实现中药原料药熟化和加工后保持恒定药效物质在保质期内具有高持续性和高度均一稳定性。一般而论，中药材的安全水分为13%。因此，把中药材含水量控制在13%以下，即可防止药材霉变[3]。

中药有效成分提取是指从中药原料药中分离出具有药理活性的物质，以进行药物质量标准研究和制剂工艺研究。提取中药原料药中有效成分的主要方法包括以下几种[4]。

（1）溶剂提取法

溶剂提取法是一种常见的中药原料药有效成分提取方法，其原理是利用溶剂的物理化学性质，将中药原料药中的有效成分溶解并提取出来，即"相似相溶"原理[5]。该方法通常采用甲醇、乙醇、氯仿、乙醚、丙酮等有机溶剂或其混合溶剂作为提取剂，通过反复浸泡、煮沸、微波加热或超声等方式提取有效成分。中药提取后对残留溶剂的测定及控制应符合《中华人民共和国药典》（后文简称《中国药典》）相关要求。

（2）超声提取法

采用超声波辅助溶剂进行提取，超声波产生高速、强烈的空化效应和搅拌作用，破坏植物药材的细胞，使溶剂渗透到药材细胞中，缩短提取时间，提高提取率。这种方法具有的优点包括：①提取效率高，超声波独具的物理特性能促使植物细胞破壁或变形，使中药有效成分提取更充分，提取率比传统工艺显著提高50%~500%；②提取时间短[6]，超声提取法通常在24~40min即可获得最佳提取率，提取时间较传统方法缩短2/3以上，药材原材料处理量大；③提取温度低，超声提取中药材的最佳温度在40~60℃，对药材中遇热不稳定、易水解或易氧化的有效成分具有保护作用，同时大大节约能耗；④适应性广，超声提取中药材不受成分极性、分子量大小的限制，适用于绝大多数种类中药材和各类成分的提取；⑤提取药液杂质少，有效成分易于分离、纯化；⑥提取工艺运行成本低，综合经济效益显著；⑦操作简单易行，设备维护、保养方便；⑧适合中药工业化提取。

（3）回流提取法

回流提取法是用乙醇等易挥发的有机溶剂提取中药有效成分，将浸出液加热蒸馏，其中挥发性溶剂馏出后又被冷却，流回容器浸提原料，周而复始直至有效成分回流提取完全的方法[7]。回流提取法中提取液在蒸发容器中受热时间较长，故不适用于受热易遭破坏的原料成分的浸出。中药工业化提取工艺采用热回流法提取较多，但该法会消耗大量热能，使用的压力容器也易存在安全问题。

（4）超临界流体萃取法

超临界流体萃取法是一种以超临界流体代替常规有机溶剂对目标组分进行萃取和分离的技术，其原理是利用超临界流体对物质的渗透、溶解和扩散作用，从中药原料药中提取出有效成分，常用超临界流体有二氧化碳、氨、丙酮等。其优点是操作简便、提取速度快、产物纯度高，常用的CO_2超临界萃取技术适合提取亲脂性、分子量小的物质[8]。但因其可选择的超临界流体种类有限，这种方法具有一定局限性。

（5）亚临界流体萃取法

亚临界流体萃取法是利用亚临界流体作为萃取剂，在密闭、无氧、低压的压力容器内，依据有机物"相似相溶"的原理，通过萃取物料与萃取剂在浸泡过程中的分子扩散过程，使固体物料中的脂溶性成分转移到液态的萃取剂中，再通过减压蒸馏过程将萃取剂与目标产物分离，最终得到目标产物的一种新型萃取与分离技术[9]。亚临界流体萃取相比其他提取方法有许多优点：无毒、无害、环保、无污染、非热加工、保留提取物的活性、产品不被破坏、不氧化，产能大、可工业化大规模生产，节能、运行成本低，易于和产物分离[10]。

（6）离子液体提取法

离子液体提取法是一种新型的绿色提取技术，其原理是利用离子液体对中药原料药中有效成分的溶解能力和选择性，从中药原料药中提取出有效成分。离子液体具有低挥发性、良好的稳定性和可调性的优点，适用于多种中药原料药有效成分的提取。

（7）微波辅助提取法

微波辅助提取法是利用微波场的加热作用，使中药原料药中的有效成分溶解到溶剂中从而实现提取的方法。该方法通过离子迁移和偶极子转动对萃取溶剂和物料进行内外同时加热，从根本上改变了传统提取方法所遵循的加热—渗透进入基体—溶解或夹带—渗透出的模式，解决了传统提取方法萃取时间长、选择性差的问题[11]。微波辅助提取法具有快速、高效、节能、环保等特点，适用于一些难提取的有效成分。

总之，中药原料药有效成分的提取原理是利用不同物质之间的相互作用，通过不同提取方法将中药原料药中的有效成分分离出来，以实现药物制备和应用。

1.1.2　药材宏观计量

药材的质量与计量直接影响中药的药效。中药材的质量受到多种因素影响，如药材产地、采收季节、生长环境等，为保障药材质量，应综合考虑最佳采收期。为了确保患者用药的安全性和有效性，中药原料药进入市场销售前须符合相应国家标准，并确定其保质期。药效与药材存储时间长短相关，因此不仅需要严格控制存储时间，在存储期间还应保持药材品质稳定，充分考虑药材熟化和保鲜问题。中药药材蒸制过程中，需要严格控制温度和湿度，避免过度或不足对药材质量产生影响。

中药药效主要由其有效成分含量决定，对中药药效的研究除测量有效成分含量外，还应充分考虑不同药材的药用部位、生长阶段和最佳采收制备方法等方面。中药配方在选择和组合药材时需要根据适应证、药效和配伍关系进行。不同种类的药材在配伍时，药味间可能会具有明显地协同或拮抗作用，因此要选择正确的配伍关系，达到增强药物疗效的目的[13]。中药配伍需要遵循中医药学科的相关理论和规范，注重相互作用和药味特性，以达到取长补短、相辅相成的效果。

为进一步完善针对中医临床汤剂特点的中药饮片基本质控指标（性状、水分、灰分、杂质、浸出物），针对不断发展的产地直接加工中药饮片和机械切制中药饮片，《中国药典》（2020年版）在保障中药饮片质量的前提下，强调完善和规范产地加工中药饮片、机械切制中药饮片片形的规格及性状。

1.1.3　中药水分计量

中药水分最好控制在13%以下，以防霉变或其他问题发生。《中国药典》（2020年版）规定饮片水分通常不得过13%。在中药制剂制备的过程中，烘干过程是保持药剂品质的重要环节，需要控制温度、湿度和通风等因素[14]，以确保药材质量的稳定性和长期性。中药制剂可以通过辐射灭菌和气体灭菌技术得到消毒处理。很多制剂除了本身的成分外，还有许多其他附加原料，需要存放在干燥且不受阳光直射的地方，防潮、低温以保持药物质量稳定，否则会引起有效性、安全性及稳定性问题，使其疗效和安全性降低[15]。

1.1.4　有害物质计量

根据《中国药典》（2020年版）〈0212　药材和饮片检定通则〉，药材和饮片的检定包括"性状""鉴别""检查""浸出物测定""含量测定"等。"检查"一项要求对药材和饮片中有害或有毒物质进行限量检查，其中葛根等植物类药材或饮片要求所含重金属及有害元素的限度为铅不得过 5mg/kg、镉不得过 1mg/kg、砷不得过 2mg/kg、汞不得过 0.2mg/kg、铜不得过 20mg/kg。除另有规定外，药材和饮片（矿物类除外）的二氧化硫残留量不得过 150mg/kg，药材及饮片（植物类）禁用的 33 种农药不得过定量限。经调查，山东省平邑县、山东省费县、安徽、河南等地均发生过金银花铅超标情况（与药材部位对重金属易于富集有关），黄连、白芷、连翘、山药等多种药材易发生铅超标。中药有害物质实施限量检查和检测，禁止使用不合格药材。

▶ 1.2　中药过程计量学

中药过程计量学致力于运用化学计量学原理和方法，以科学、精确的方式对原料药、制备工艺、设备操作等方面进行测量与监控，优化中药生产工艺过程，以确保中药质量安全性和有效性。其综合运用计量学、中药学和中药制药学理论与技术，通过量化手段确保中药生产过程符合标准，从而实现药效物质量值传递的有效性和恒定性，对确保中药质量可控、安全性和均一性具有重要意义。中药过程计量学常涉及以下方面。

1.2.1　原料药计量

中药过程计量学从源头开始，对中药原料药的采集、储存和运输等环节进行数字化质量控制。通过监控原料药的质量，确保其符合国家和内控标准，为后续制备提供可靠的基础物料。中药指标成分的提取率和量值传递的计量方法直接涉及药物质量的恒定性和连续性，二者是原料药计量的重要指标。

1.2.2　工艺参数计量

在中药加工过程中，温度、压力、时间等工艺参数对于成品质量至关重要，基于"质量源于设计（QbD）"理念，应对工艺过程的质量关键点设置关键工艺参数。中药过程计量学通过实时监控这些关键参数，保障生产过程的稳定性和重现性，确保每个批次产品的一致性和均一性。其主要目标是确保主要药效物质以固定提取率和恒定的量值传递到制剂中，使主要药效指纹化学物质持续、连续且恒定地保存在制剂中。

1.2.3　设备操作计量

该过程对生产设备运行状态进行监测，以确保设备性能和运行条件符合规定标准，保证经过计量认证的设备能以正常参数运行，为工艺过程做好设备运行基础。

1.2.4　质量控制计量

中药过程计量学利用现代先进分析技术，如高效液相色谱（HPLC）、气相色谱（GC）、液相色谱-质谱联用（LC-MS）等，定量测定中药关键加工步骤、半成品和成品的关键指标成分量值传递和其最终结果，同时通过特征指纹图谱等方法，对中药整体质量特征进行全面评估与控制，以保证产品质量符合规定标准〔内控标准操作规程（SOP）和国家标准〕。

利用数据分析和统计方法，中药过程计量学能够识别生产过程中的潜在问题，并为质量改进提供科学依据，进而推动中药生产的标准化和规范化。中药过程计量学有助于企业建立明确的生产流程和操作规程，为不同企业间的合作奠定了基础，并强调行业内质量标准的一致性。总体来说，中药过程计量学通过精确的数据分析和监控，可提高中药生产的质量、可控性和标准化以及自动化水平，这不仅有助于实现更高效的生产管理，还有助于确保中药的安全性和有效性。在不断推进中药现代化的进程中，中药过程计量学的不断发展将为中药产业的可持续发展提供坚实的支撑。

▶ 1.3　《中国药典》计量方法

1.3.1　《中国药典》宏观总计量

【来源】是规定中药材所用植物或动物（矿物）的物种（种类）、药用部位和加工方法。

【性状】是指凭借人类感官能够感知或测定的中药材的特征，如形态、形状、大小、折断面或切断面特征、气味等，也包括某些传统的经验鉴别。

【鉴别】是鉴定中药真伪的检测项目，包括显微鉴别、理化鉴别和 DNA 条形码分子鉴定等。随着中药品种混乱，提取后药材再上市销售，以及人为掺杂、染色、造假等违法现象的不断出现，中药的理化鉴别尤其是色谱鉴别在中药鉴别中发挥着至关重要的作用。DNA 条形码分子鉴定是中药材及基原物种鉴别的有效方法，主要用于目前尚无有效鉴别方法的动物药以及部分贵细或来源复杂、伪品较多的植物药的鉴别。

【检查】是对中药材非药用部位、外源性杂质、水分、外源性和内源性有毒或有害物质的检测，以保障中药材净度和安全性。

【浸出物】是根据中药所含主要成分的化学性质和溶解性，采用相应的溶剂进行提取，测定总提取物的得率。浸出物的测定一定程度上控制了中药所含化学成分的含量，与"含量测定"项形成互补。

【指纹图谱和特征图谱】是近 20 年来发展起来的针对中药整体成分或主要特征成分的检测方法。随着人们对"中药整体成分发挥作用"认识的加深，定量指纹图谱在中药整体成分控制中发挥着越来越重要的作用。孙国祥等提出，质量良好的中药应满足宏定性相似度不低于 0.9 且宏定量相似度处于 80% 到 120% 之间。目前，定量指纹图谱是保障中药质量和疗效一致性的关键有效方法。特征图谱本质上属于"鉴别"内容，主要用于薄层色谱法（TLC）尚难鉴别或来源复杂、伪品较多的中药材及其中药饮片的鉴别。鉴别只是指纹图谱最基础的功能，而定量指纹图谱对于控制中药整体质量和疗效稳定具有先决作用，指纹图谱的进一步发展应聚焦于控制整体药效物质的恒定性和均一稳定。基于中药指纹学学科基础的中药定量指纹图谱技术将是中药质量控制发展的未来。

【含量测定】是对中药材中主要有效成分或指标成分的定量控制，是保障中药材有效性的最重要的指标，也是评价中药材质量优劣的重要指标。由于中药材是一个化学成分复杂、功能主治广泛的复杂体系，完全阐明中药材的功效物质或药效物质是非常困难的（质量标志物很难找到）。中药材质量标准或质量控制旨在保障中药材质量的相对一致，即保障每批药材所含成分及其含量相对一致。大量研究尤其是近 20 年指纹图谱研究表明，多数植物次生代谢产物的含量之间具有相关性，一般而言，优质药材所含各种成分的含量都较高，反之，劣质药材所含各种成分的含量都较低，因此，控制数个主要成分的含量，实际上也相对地控制了其他成分的含量。因此《中国药典》对于药效或有效成分明确的中药材，建立了药效或有效成分的含量测定；对于药效或有效成分尚未明确的中药材，建立了指标成分的含量测定。随着《中国药典》标准的不断提升与完善，将多成分含量测定与定量指纹图谱技术紧密结合，构建中药整体成分质量控制体系，已成为中药质量标准的发展方向。指标成分与药效成分的定量限度控制应紧密结合定量指纹图谱，以实现对中药化学物质的恒定化和均一稳定化控制。然而，指标成分的定量控制无法代表定量指纹图谱的有效性和科学性。

1.3.2 取样量计量方法

《中国药典》规定了试验中供试品等取样量的准确度，其中称量重量相关内容如表 1-2 所示。

表 1-2 《中国药典》称量项目的含义

序号	项目	内容
1	称取	(1) 称取 0.1g，系指称取重量可为 0.06～0.14g
		(2) 称取 2g，系指称取重量可为 1.5～2.5g
		(3) 称取 2.0g，系指称取重量可为 1.95～2.05g
		(4) 称取 2.00g，系指称取重量可为 1.995～2.005g
2	称定	称取重量应准确至所称重量的百分之一
3	精密称定	称取重量应准确至所称重量的千分之一
4	约	取用量不得超过规定量的 ±10%
5	恒重	除另有规定外，系指供试品连续两次干燥或炽灼后称重的差异在 0.3mg 以下的重量

1.3.3 中药指纹计量学

中药指纹计量学是一门综合利用现代分析技术和数学统计方法，基于中药定量指纹图谱对中药原料药与制剂进行系统、全面、定量的解析并评价中药质量与药效的学科。它通过对多参数、多组分的复杂分析，构建中药的"数字化指纹图谱"，从而全面、系统地评估和确保中药质量的一致性和真实性。中药指纹计量学强调通过多元多维分析手段，包括高效液相色谱（HPLC）、气相色谱（GC）、液相色谱-质谱联用（LC-MS）等，对中药原料药物和制剂进行全面的多维分析。通过这些分析方法，可以获取中药数字化定量指纹图谱，从而揭示其复杂的化学成分数量、含量与分布比例及对应综合药效。

中药及其制剂均为多组分复杂体系，因此评价其质量应采用与之相适应的、能提供丰富鉴别信息的多元多维检测方法，但现行显微鉴别、理化鉴别和含量测定等方法都不足以解决这一问题，中药指纹图谱是国内外公认的中药质量控制方法，其能显著鉴别不同产地、不同品种、不同采收期的中药原料药，检测掺杂或伪劣品，能够尽可能多地反映中药内在化学成分，宏观表征中药化学信息，具有信息量大、特征性强、专属性高、整体性强和模糊性好等特点[16-17]。建立多维中药定量指纹图谱将能全面且多侧面地综合反映中药中所含化学成分的种类与数量、含量与综合药效，进而对药品质量与相关药效进行整体描述和数字化评价。通过比较不同样本的定量指纹图谱，可以评估中药整体质量的一致性与均一性。任何与标准指纹图谱不符的数字化差异都可能表明出现质量问题或掺杂等情况。

中药指纹计量学被广泛应用于中药材、中药制剂以及功能食品等领域，为中药产业的高端质量控制提供了强有力的支撑。中药指纹计量学的发展将进一步促进中药现代化和国际化，提高中药的国际地位与竞争力。未来研究应致力于优化定量指纹图谱和对应活性指纹图谱的建立方法，拓展应用领域，以更好地服务中药产业和人民健康事业。

中药定量指纹图谱的计量过程包括整体指纹的宏观定性（定性相似度）鉴别和整体指纹的宏观定量（定量相似度）评价，即中药指纹计量学基本方法是采用两类相似度描述和刻画中药整体化学指纹特征，常用相似度评价方法见表 1-3。

表 1-3　中药定量指纹图谱相似度的常用数字化计量评价方法

方法名称	基本定义	基本公式模型	应用范围
相关系数法（r 为测度）	以指纹图谱的两组向量的相关系数来反映样品间相似性，大峰占比权重大	$r = \dfrac{\sum\limits_{i=1}^{m}(X_i - \overline{X})(Y_i - \overline{Y})}{\sqrt{\sum\limits_{i=1}^{m}(X_i - \overline{X})^2 \sum\limits_{i=1}^{m}(Y_i - \overline{Y})^2}}$	适用于同属不同种的药材分析，鉴别样品真伪优劣，大峰权重大
夹角余弦法（相似度测度）	以两组向量的夹角余弦大小来反映两种样品之间的相似性，大峰掩蔽小峰	$S_F = \dfrac{\sum\limits_{i=1}^{m} X_i Y_i}{\sqrt{\left(\sum\limits_{i=1}^{m} X_i^2\right)\left(\sum\limits_{i=1}^{m} Y_i^2\right)}}$	此法能很好地评价指纹图谱间相似性，但大指纹峰权重太大
系统指纹定量法	从宏观定性和宏观定量两个方面来整体科学地评价中药指纹，其使用两个相似度参数评价指纹图谱，更具科学性	$S_m = \dfrac{1}{2}(S_F + S'_F)$ $P_m = \dfrac{1}{2}(C + P)$	最佳中药质量均一性控制系统方法，具有普遍性和普适性，包容性强，精准快捷
线性指纹定量法	用最小二乘法获得标准曲线，以样品 X 为函数，以标准指纹 Y 为自变量，建立中药指纹图谱整体线性评价方法	$X = a + bY$ ① 定性用 r，② 定量用 b	利用最小二乘法对多元指纹进行量化评价，思路新颖创新
欧式定量指纹	欧式定量指纹，实用用欧式距离百分定量评价，把绝对欧式距离变为相对百分比	① $S_{ED} = \dfrac{1}{2}(S_{ed} + S_{red})$ ② $P_{ED} = \dfrac{1}{2}(P_{ed} + P_{red})$	把欧式距离进行了百分数值的量化计量，使其百分意义明确
RFP 可靠度评价法	标准指纹图谱生成后的可靠度评价方法，是对标准指纹图谱可靠度的二次评价		对形成对照指纹图谱的各批次指纹图谱产生的误差进行叠加计算，累计到 RFP 中
数字化指纹图谱评价	将多维多息色谱指纹数字化、紫外指纹数字化和红外指纹数字化评价方法用于中药评价	色谱指纹指数理论，分离量指数理论、复杂度理论，清晰度理论	实现不看图谱只读数字的定量化鉴别
欧氏距离、欧式距离百分比法	欧式距离百分比测度，以解决欧式距离百分定量评价问题，是相异度的准确表达方法	$d = \sqrt{\left[\sum\limits_{i=1}^{n}(X_i - Y_i)^2\right]}$ $d\% = \dfrac{d_{ij}}{\sqrt{\left(\sum\limits_{i=1}^{m} Y_i^2\right)}} \times 100\%$	d 用于中药材质量差异化评价；$d\%$ 能定量评价中药质量差异度和区分度
Nei 系数法	是以两图谱峰重叠比率来反映二者的相关性，信息少，灵敏度低	$S = \dfrac{2n_0}{n_1 + n_2} \times 100\%$	用于遗传规律评价，为现有评价方法考虑的因素之一，具单一、不灵敏、评价方法落后的特点
改进 Nei 系数法	同 Nei 系数法，有效性仍不够明显，误差大	$f = \dfrac{2n_0}{n_1 + n_2} - \dfrac{2}{n_1 + n_2}\sum\left|\dfrac{X_i - Y_i}{X_i + Y_i}\right|$	判断中药真假、优劣，不灵敏，偏颇大

对于中药总体药效物质的质量控制和中药一致性评价，主要推荐和建议使用系统指纹定量法，这一方法被视为中药相似度评价的科学化与标准化的典范。

1.4 中药药效理论计量

1.4.1 君臣佐使理论

君臣佐使定量计量是采用垂直四维坐标系来定量描述君臣佐使的药效计量方法。

方剂由君药、臣药、佐药、使药四部分组成，即"君臣佐使"配伍法。"君臣佐使"最早出现于《黄帝内经》，在《素问·至真要大论》中有"主病之谓君，佐君之谓臣，应臣之谓使。"的记载。中医配方中针对病因或主症的主治药物为君药，辅助主药发挥作用的药物为臣药，治疗兼症或消除主药副作用的药物为佐药，引药直达病所或起调和诸药作用的药物为使药[18]。君臣佐使各司职守，协同作用，达到治疗疾病的效果。

其中，佐药包括：①佐助药，即协助君、臣药以加强治疗作用，或直接治疗次要兼证的药物；②佐制药，即制约君、臣药的峻烈之性，或减轻、消除君、臣药毒性的药物；③反佐药，即根据某些病证之需，配伍少量与君药性味或作用相反而又能在治疗中起相成作用的药物。使药则包括：①引经药，能引方中诸药以达病所的药物；②调和药，即具有调和诸药作用的药物。君臣佐使说明方中药物的位置和治疗中的主次，以及药物之间协同拮抗的关系，是药物配伍的基本原则，方剂中君药是必备的。

孙国祥教授提出君臣佐使理论可以被定量描绘在一个四元正向坐标系中，其中 OX、OY、OZ、OS 均为正轴方向，大小分别代表四种主要药效特征

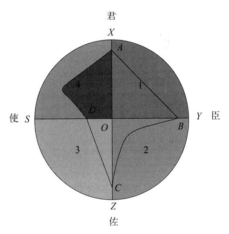

图 1-1 君臣佐使量化计算坐标系

的贡献，各坐标都为正值（图 1-1）。四个三角形 $\triangle XOY$、$\triangle YOC$、$\triangle COS$、$\triangle SOX$ 分别构成 1、2、3、4 区，圆代表被治疗的生命体，理论上所构成的矩形 $ABCD$ 面积越大则药效越佳。

1.4.2 寒热温凉理论

中药指纹图谱很好地反映了中药整体质量信息，因而成为国内外公认地评价中药质量的有效手段之一[19]。目前国内外的中药指纹图谱轮廓控制原理有多种。例如，王丹等[20] 利用 83 份黄芩样品建立了黄芩 HPLC 指纹图谱，利用 LC-MS 技术对 29 个共有峰中的 27 个化合物进行指认和鉴定，其建立的黄芩 HPLC 指纹图谱方法可用于黄芩药材的化学轮廓研究，进而评价黄芩的质量。南京中医药大学刘卉等[21] 采用超高效液相色谱（UPLC）法测定了 9 个厂家和其中 1 个厂家的 10 批香丹注射液的 UPLC-UV 指纹图谱，再用基线校正、色谱峰匹配等数据预处理方法对指纹图谱进行处理，校正处理后比较了 1 个厂家 10 个批次香丹注射液样品的色谱图轮廓考察相似度，发现采用色谱指纹图谱轮廓能在一定程度上反映出注射液的质量变化信息。肖文等[19] 采用三维中药指纹图谱的轮廓投影进行相似性分析，

将其应用于不同产地的铁筷子中药材的相似性分析并获得了满意结果。董文江等人[22] 对 84 个紫苏叶样品的全轮廓色谱数据进行迭代加权最小二乘法和相关优化翘曲法校正后，采用主成分分析进行解析，进而对紫苏叶样品的分类进行识别和预判。孙国祥等[23] 采用定量指纹图谱控制技术，以宏定性相似度 S_m 和宏定量相似度 P_m 联合评价中药质量。指纹图谱相似度评价的过程本质是一个轮廓控制模型和多元指纹复线性的幅度范围控制过程，合理地构建指纹图谱和客观评价两类性质的相似度是中药定量指纹图谱轮廓控制的关键。孙国祥等通过系统指纹定量法对不同批次指纹峰波动进行监测，实现定量指纹图谱轮廓控制，以 HPLC 指纹图谱的系统指纹定量法评估复方丹参滴丸质量[23]。

成分决定药效，寒热温凉成分的分布会产生重要且独特的药效。中药定量指纹图谱构成了同心圆形轮廓线（也可以是不规则曲线），如图 1-2，它是限定指纹含量比例的同心圆。多指标定量成分按照含量和寒热温凉性质分布在坐标轴上，一个指标构成一维坐标轴（可以有 n 个）。把中药寒（$-Y$）、热（Y）、温（X）、凉（$-X$）定量、系统、清晰地刻画在此坐标系中，可按照同类指纹功效相近的效能大小描绘在不同坐标轴上。按照热为 100，寒为 -100，温为 50，凉为 -50 的数值，孙国祥教授认为可把化学指纹成分描绘在如表 1-4 中的 8 个小区和 4 个大区的温热区间中，XOY、$YO-X$、$-XO-Y$ 和 $-YOX$ 是代表不同类药效成分的分布区间，其药效功能需结合具体试验结果来标定。中药寒热温凉是一种能量效应谱，到底属于哪种结果则取决于四种指纹类成分的总效价叠加结果。中药寒热温凉理论可以用中药定量指纹图谱轮廓分布控制与寒热温凉原理图来揭示和表达，见图 1-2。

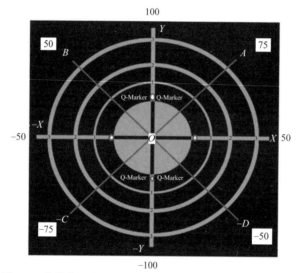

图 1-2　中药定量指纹图谱轮廓分布控制与寒热温凉药性图

表 1-4　中药寒热温凉药性的计量分布区间

No.	8 小区名称	温热区间	No.	4 大区名称	温热区间
1	XOA	50～75	WR	XOY	50～100
2	AOY	75～100			
3	YOB	50～100	RL	$YO-X$	-50～100
4	$BO-X$	-50～50			
5	$-XO-C$	-75～-50	LH	$-XO-Y$	-100～-50
6	$-CO-Y$	-100～-75			
7	$-YO-D$	-100～-50	HW	$-YOX$	-100～50
8	$-DOX$	-50～50			

1.4.3 等位等价理论

中药传承的计量包括质量与药效两个方面，其本质遵循"等位等价"理论。孙国祥教授提出中药药效要想等价，需要满足两个条件：①化学指纹组成和各指纹成分含量与比例完全一致（等位）；②固体制剂必须达到化学溶出指纹等位，即化学指纹溶出曲线一致（f_2 不低于 50，溶出指纹定量相似度 $70\% \leqslant P_m \leqslant 130\%$）。只要中药化学指纹达到等位则中药药效必然等价。中药要达到原制剂（标准制剂或者经标准化研究的参比制剂）药效必须达到化学等位，这是中药药效一致性评价的出发点和本质要求，为此开展中药制剂标准化研究就变得十分重要。任何中药自诞生起就存在着标准制剂模型；其标准制剂化学指纹模型可用 $\boldsymbol{Y}_{SP} = (Y_1 + Y_2 + Y_3 + \cdots + Y_n)$ 表达。中药质量一致性评价的最终目标就是与中药制剂发明时的标准制剂完全一致，实现等位等价目标。

中药的药效基于药效物质基础，只有定量描述好药效物质的特性，才能更好地解析中药，研制出高质量的中成药。基础理论的繁荣一定能加快中药高质量地研制。

（孙国祥）

参 考 文 献

[1] 熊婧，李慧勇，李广生，等. 化学计量学在中药色谱分析中的应用探讨 [J]，药物分析杂志，2021，41（10）：1681-1689.

[2] 于洋，李军，李宝国. 化学计量学在中药质量控制研究中的应用 [J]，中成药，2018，40（05）：1139-1142.

[3] 傅泉炎. 中药含水量与中药仓储质量的关系 [J]. 中国药业，2002，（05）：70.

[4] 赵启铎，舒乐新，何永志. 中药化学课程中的一般方法教学设计探讨——以第二章"提取分离"为例 [J]. 黑龙江教育（理论与实践），2019，（09）：67-69.

[5] 王艳芳，刘亚林，李世财，等. 中药有效成分提取方法的衍变与发展 [J]. 中兽医学杂志，2014，（10）：38-40.

[6] 郭孝武，杨锐. 不同频率超声提取对益母草总碱提出率的影响 [J]. 中国医院药学杂志，1999，（08）：17-18.

[7] 白波，徐明月. 中药提取工艺技术分析 [J]. 黑龙江科技信息，2012，（19）：76.

[8] 叶陈丽，贺帅，曹伟灵，等. 中药提取分离新技术的研究进展 [J]. 中草药，2015，46（03）：457-464.

[9] 郭婷婷，万楚筠，黄凤洪，等. 亚临界流体萃取油脂及微量成分研究进展 [J]. 中国油料作物学报，2020，42（01）：154-160.

[10] 辉国钧，葛发欢，土海波，等. 超临界 CO_2 萃取工艺在紫苏子脂肪油提取中的应用研究 [J]. 中国医药工业杂志，1996，（02）：51-53.

[11] 卢彦芳. 微波辅助萃取技术在中药质量控制中的研究与应用 [D]. 河北医科大学，2011.

[12] 孟宪成，袁文广，李杰. 中药煎剂的科学制备 [J]. 中国药物与临床，2011，11（11）：1310-1312

[13] 罗宇，宋芳. 浅谈中药药效的影响因素 [J]. 黑龙江医药，2010，23（02）：236-237.

[14] 张丹丹. 中药材储存中存在的问题及管理措施 [J]. 中国民康医学，2021，33（07）：123-125.

[15] 朱永恒. 浅析中药制剂和饮片质量管理存在的问题与对策 [J]. 中外医疗，2011，30（32）：120.

[16] 孟宪生，罗曦，贾梦楠，等. 中药质量评价研究现状及"质-量"双标评价方法探讨 [J]. 中草药，2023，54（22）：7281-7286.

[17] 巨珊珊，李耀磊，林志健，等. 中药质量控制模式的现状分析与思考 [J]. 中国实验方剂学杂志，2022，28（18）：269-274.

[18] 卓玛措，顿珠. 传统藏药与中药复方配伍方法"君臣佐使"的比较研究 [J]. 中华中医药杂志，2022，37（10）：6062-6064.

[19] 肖文，杨鸿，翟红林，等. 基于轮廓投影法的中药相似性分析 [J]. 兰州大学学报（医学版），2014，40（2）：30-34.

[20] 王丹，张秋燕，徐风，等. 中药黄芩 HPLC 指纹图谱的化学轮廓及其影响因素的研究 [J]. 中国医药导报，2013，10（5）：96-102.

［21］ 刘卉，姚卫峰，张丽，等．基于超高效液相色谱指纹图谱轮廓的香丹注射液相似度快速评价［J］．中国实验方剂学杂志，2010，16（12）：48-50.

［22］ 董文江，倪永年．高效液相色谱全轮廓指纹图谱结合化学计量学区分不同地区的紫苏叶［J］．分析测试学报，2014，33（05）：506-511.

［23］ 孙国祥，宋宇晴．基于HPLC指纹图谱的系统指纹定量法评估复方丹参滴丸质量［J］．中南药学，2009，7（04）：297-300.

第 2 章

标准制剂计量模式

中药标准制剂计量模式是一种新的中药质量计量模式。自 2015 年与沈阳药科大学孙国祥教授合作以来，血脂康胶囊产品应用中药标准制剂控制模式进行质量控制研究。通过引进孙国祥教授开发的"中药色谱指纹图谱超信息特征数字化评价系统 4.0"计算机评价软件，目前已形成了特色鲜明的血脂康胶囊标准制剂控制模式，按照要求，软件可计算 4D 定性相似度和宏定性相似度 P_m，适用于中药质量一致性评价，拟应用于血脂康胶囊 HPLC 指纹图谱评价]。该标准制剂计量模式以定量指纹图谱为基础，将宏定性相似度 $S_m > 0.90$ 及宏定量相似度 P_m 在 $80\% \sim 120\%$ 作为整体控制方法的标准，以充分保证血脂康胶囊整体质量的一致性。血脂康胶囊基于中药质量平衡（TCM-MB）、中药能量平衡（TCM-EB）和中药药效平衡（TCM-AEB），以等位等价理论为指导，产品始终以恒定化学组成和等价药效的标准制剂和定量指纹图谱来控制产品的安全、稳定、质量均一，实现等位等价药效的生产控制。

中药品种繁多，来源复杂，既有植物，又有动物、矿物；既有野生，又有家种家养。其中同名异物，异物同名也很多见。中药是以中医药理论为指导，有着独特的理论体系和应用形式，用于预防和治疗疾病并具有康复与保健作用的天然药物及其加工代用品，包括药材、饮片、单方制剂和成方制剂，具有化学成分多样性、药理活性多样性、作用机制与靶点多样性等特点。任何一种中药的化学成分都有几百种甚至上千种，由几味以至几十味药组成的复杂中药制剂所含成分更为复杂，化学成分数量都在几千种以上，并且中药制剂的疗效不是某单一成分或几个成分的作用结果，也不是某些成分简单作用的加和，是各成分之间的协同或拮抗作用。中药药效可简单理解为万物精华组方后，协调作用起效并重点突出君药药效，按照一定治疗目标以臣药增强药效目标，以佐药辅助发挥核心药效，以使药送达病灶位置最终完成成方治疗目标。中药成分复杂性及多样性，杂质（引起副作用的物质）来源的多途径性，使中药在质量控制上与单一成分化学药相比难度增大，需要测定多种有效成分，才能更加科学、客观地评价中药质量。中药系统从属于复杂性科学系统，须用定量指纹图谱理论与技术才能完成对中药的整体质量控制。

2.1　中药质量标准现状

　　中药质量标准走过漫长的单指标和多指标定量之路，但都未能真正控制好中药质量，也未有效地解决中药药效物质波动性极大的问题。近年来，我国中药质量标准体系取得了较大进展，中药质量控制和评价模式日趋多元化，在质量标准中已广泛采用生物效价检测方法、并重点发展以分离和表征为主的关键中药质量控制技术，从而构建具有中药特色的过程控制和产品质量控制标准。这些举措均为中药整体质量标准体系的构建与完善提供了科学、新颖的思路。但理想的中药质量标准计量模式应科学、合理、简便、可行，同时更需要在实际应用中具有可操作性，所以很多新方法应用到质量标准中还需要大量的实践与验证。

　　先进技术手段和科学评价模式是质量标准体系完善的基石，孙国祥教授二十多年来研发的"基于中药标准制剂的定量指纹图谱和数字化指纹图谱技术与评价软件"，尤其是"系统指纹定量法"，对构建完善的中药整体质量标准体系提供了科学评价的理论模式与计算机评价软件。自 2007 年以来，孙国祥教授在多篇论文中提出中药指纹对照品概念和中药标准制剂概念，从理论上建立和规定了中药整体化学物质与标准制剂模式的上下变动限度应在 70％～130％。从实质上讲中药指纹对照品或中药标准制剂指纹图谱就是标准指纹图谱。

　　中药标准制剂计量模式是中药质量控制最为科学、最为合理和最符合中药工业现实的质量控制模式，其以定量指纹图谱来表达，结合多个质量标志物的精准定量控制，为中药获得国际认可提供了唯一可行的路径。

2.2　现代质量控制模式

　　《中国药典》一部（包括中药材、中药饮片、提取物和中成药）质量标准是一个整体的标准体系，不是独立的某一项检测项目。以中药材为例，其质量标准由名称、来源、性状、鉴别、检查、指纹图谱/特征图谱、含量测定等组成，列入标准中的各项内容都必须符合规定，才能建立起完整的质量标准。检测内容涵盖鉴别、含量测定和检查等三方面的要求，三者的综合结果决定中药的安全性、有效性和质量可控性，中药基本质量控制模式见表 2-1。中药质量标准体系中设置的各项内容对中药质量控制和保障临床用药安全有效均有其特有的目的和意义。

　　《中国药典》一部深入研究了中药独特性，在确保科学性和规范性前提下，探索并完善了符合中药特点的质量标准控制体系和控制模式，提高了中药质量标准的控制水平。在《中国药典》引领下，中药质量控制逐渐形成了完整的控制体系，并进一步得到完善与提高。但我国中药质量标准体系仍然存在以下问题：①定量指标成分过少，限度不尽合理（如《中国药典》中，甘草的甘草苷含量规定过高，导致饮片因甘草苷含量不合格就被判定为劣品，无任何科学依据）；②未充分使用定量指纹图谱技术，虽然引入中药指纹图谱检查项，但只停留在夹角余弦定性相似度鉴别检查阶段，所用夹角余弦相似度很容易达到 0.9 以上，其不能充分反映中药整体质量（只能反映大指纹峰间的比例关系）；③薄层色谱鉴别使用过多（其费时、试剂污染大)，建议用 HPLC 指纹图谱或 GC 指纹图谱取代薄层色谱鉴别，只要指纹图谱中能鉴别 TLC 斑点对应的化学成分，免去薄层色谱鉴别是科学合理的，这符合现代仪器分析的突出优点。因此《中国药典》质量控制模式亟待改革与提高。

表 2-1　《中国药典》常用中药质量控制模式

序号	检测项目	基本内容	方法特点和建议
1	基源鉴别	采用分类学方法,对中药材的来源进行鉴定,确定学名和药用部位,包括本草考证、动植物研究及标本形态研究三个方面	该法以形态学物理方法为主,建议引入 DNA 和 RNA 鉴别技术,ITS-DNA 鉴别,18S rDNA 和 5.8S rDNA 及 26S rDNA 区分属间和种间差异
2	显微鉴别	利用显微镜来观察药材的组织构造、细胞形状、内含物等特征,对中药材及其粉末、中成药进行分析鉴定方法	该法利用生物物理指纹图谱鉴别,建议引入计算机判别技术,形成标准显微图谱库,人工智能自动鉴别技术可提高鉴定效率和准确度
3	色谱鉴别	多采用薄层色谱法,在定性鉴别中发挥了重要作用,能同时分离多种样品、易于比较区分,分析结果以直观的彩色图像表达,图像能给出多层面的信息。缺点为:①制备样品费时;②试剂有污染;③色谱图像干扰多、不清晰、方法不灵敏;④重现性、稳定性欠佳	薄层色谱法是在我国经济发展水平比较低时为达到鉴别药味化学成分而普遍设置的鉴别方法。目前中国药检仪器的分析水平大幅度提高,建议用 HPLC 指纹图谱和 GC 指纹图谱取代 TLC 鉴别,也可用其他仪器分析技术取代 TLC 鉴别,将质量控制标准做到与时俱进
4	有毒物质检查	提出针对所有植物类药材及饮片的 33 种禁用农药残留限量要求,对中药材外源性和内源性有毒有害物质进行检测,全方位加强中药安全性质量控制,对重金属、黄曲霉素严格限量控制	LC-MS、GC-MS、ICP、原子荧光、迁移质谱等现代技术广泛应用于有毒物质检查。利用高灵敏现代仪器分析技术进行农药残留检查和有害物质检查
5	指纹图谱	建立在中药化学成分系统研究的基础上,主要用于评价中药材以及中药制剂产品质量的真实性、优良性和稳定性。缺点为:①夹角余弦相似度突出大指纹峰贡献,忽视含量低的指纹成分;②没有与指标成分定量完美结合;③处于指纹图谱控制的定性阶段,非整体控制	应升格为全定量指纹图谱检查,建立统一化色谱条件,满足所有药味质量控制的使用。以标准制剂的标准指纹图谱为计量模式,综合分解全方位地控制原料、中间体和制剂的量值传递,以宏观定量相似度为指标控制均化投料。按照宏定性相似度 S_m 不低于 0.9,宏定量相似度 P_m 在 80%～120% 控制,科学合理
6	指标成分定量	对主要药效成分或指标性成分的定量控制,是评价中药材质量优劣、保障中药材有效性的重要指标。对于药效或有效成分明确的中药材,建立药效或有效成分的含量测定;对于药效或有效成分尚未明确的中药材,建立指标性成分的含量测定	①Q-Marker 评价法;②一测多评法(误差大、无校正技术);③一线多评法(误差小、方法稳定、双标校正技术);④在统一化色谱条件下使用定量指纹图谱＋指标成分测定(高效、可靠、双标校正技术),对每味药最少测定一个成分含量;⑤叠加对比法(复杂基质时使用),建议一般饮片用 4～6 个成分定量控制

2.3　中药标准计量模式

2.3.1　基准样品模式

经典名方的基准样品一般为浓缩膏，干燥品，无辅料，采用低温浓缩、冷冻干燥技术或其他适宜方法获得的不低于 15 个批次的样品，是建立经典名方物质基准和质量标准的基础。基准样品应满足：①基准样品应是沿用标准汤剂概念和工艺获得的浓缩膏或膏粉，无辅料影响；②鼓励用优质药材制备，但不反对在兼顾药效前提下考虑资源优势问题；③基准样品应是获得经典名方物质基准的直接来源；④基准样品的标准制剂（平均模式）是制剂质量对照物和药效对照物；⑤基准样品平均模式涵盖在标准制剂范畴内，是经典名方提取物（中间体）的标准制剂；⑥基准样品的提取工艺可以有创新（水以外溶剂提取），但需要辅以整体定量指纹图谱对比和药效试验对照；⑦经典名方质量标准来源于对 15 个批次以上的基准样品研究结果的平均模式，用基准样品的标准制剂质量标准（就是中间提取物标准制剂）恒量三批注册用制剂样品应该在优秀以上（$S_m \geqslant 0.95$ 和 $80\% \leqslant P_m \leqslant 120\%$）；⑧依据基准样品和三批注册用经典名方制剂获得的生产产品的质量标准应该满足 $S_m \geqslant 0.90$ 和 $80\% \leqslant P_m \leqslant 120\%$，经典名方制剂在保质期内全部符合此范畴；⑨基准样品的质量标准不等同于经典名方的制剂标准；⑩经典名方标准制剂的质量标准是在遵循基准样品的物质基准基础上，综合考虑辅料对稳定性和药效影响结果后制定的质量标准；⑪经典名方标准制剂的质量标准⊑物质基准⊑基准样品标准，因此标准制剂的质量标准是最为现实的；⑫中药一致性评价可测定基准样品模式，即按照待评价制剂生产工艺条件制备基准样品模式以作为质量对照和药效对照物，但通常其质量过高；⑬把经典名方的基准样品概念推广到使用任何中药制备工艺可得到非水煎煮工艺之外的基准样品，称为非水提基准样品，这是一种创新思路；⑭非水提基准样品是获得中药标准制剂的一种重要方式，但要辅以定量指纹与水提准样品的定量比较和必要的药效试验。

2.3.2　物质基准模式

基准物质（primary standard）　是分析化学中用于直接配制标准溶液或标定滴定分析中操作溶液浓度的物质。基准物质的定义越来越准确，分类明确，在许多领域有着重要应用，其含量在 $99.95\% \sim 100.05\%$ 之间。基准物质是分析化学计量的基础标准，经典名方中物质基准概念虽然在词序上发生变化，但仍然具有标定经典名方药效物质与药效效价的度量性质。

物质基准（material primary standard）　是经典名方研究中提出的重要药效物质的基准，简称物质基准，见式(2-1)，对汤剂而言就是标准汤剂或其浸膏、浸膏粉，中药复方物质基准控制是一个带幅度变动值的药效组分分布范畴，见式(2-2)，按照中药作用特点，药效物质在这个范畴内药效一致且等价。物质基准的含义：①物质基准是建立经典名方质量标准的对照系；②物质基准是通过不同产地各单味药组方制备不低于 15 批的基准样品后，测定而得到的平均模式，从这个意义上来说，物质基准概念基本就是标准汤剂的标准；③因古今计量单位不同，物质基准应该配合药效试验验证；④物质基准可用几个主要药效指标成分量值范围限定其基准幅度范围，也可根据多维定量指纹图谱的宏定量相似度变动范畴来控制；⑤物质基准建立在各单味药定量指纹图谱研究基础上（每味药 3 产地 15 批以上药材），使用优化后工艺按经典名方组成，依据药材定量指纹图谱标准选择合格以上的优良原料药材或优良饮片进行均匀设计获得 $15 \sim 30$ 批次经典名方的基准样品，以定量指纹图谱大数据获得物质基准的标准指纹图谱；⑥物质基准概念超越了标准汤剂，即提取工艺非水提时，仍然存在物质基准概念；⑦物质基准不是经典名方制剂质量标准，是经典名方起药效等价作用的一个动态控制范畴，药品在保质期内其质量要落在物质基准内；⑧中药物质基准在药品保质期内是保证发挥药效的基准控制范畴，其下限含量是保证药物质量的最低标准；⑨它是标定经典名方药效物质范畴与药效作用的度量标尺；⑩物质基准是 15 批以上基准样品的平均模式，就是基准样品的标准制剂控制范畴；⑪物质基准是从 15 批以上的基准样品定量指纹大数据中获得的平均模式；⑫中药一致性评价可创新建立待评制剂物质基准模式，即按照待评价制剂工艺制备获得基准样品模式以形成物质基准，作为质量对照和药效对照物。

$$X = (\overline{x}_1 + \overline{x}_2 + \overline{x}_3 + \cdots + \overline{x}_n) \tag{2-1}$$

$$X_R = \left[(\overline{x}_1 \pm t_1 \frac{s_1}{n_1}) + (\overline{x}_2 \pm t_2 \frac{s_2}{n_2}) + (\overline{x}_3 \pm t_3 \frac{s_3}{n_3}) + \cdots + (\overline{x}_n \pm t_n \frac{s_n}{n_j}) \right] \tag{2-2}$$

2.3.3　标准制剂模式

中药标准制剂[1-2]也称中药本底制剂，是在中药研制和创新过程中用药效学和毒理学试验证明为最佳组方（药效最优、毒性最小）和具有恒定化学成分含量和分布比例的规范制剂，中药标准制剂的全成分含量固定不变。标准制剂是实物质量标准，是理想化并契合中药生产现实的标准模型——中药标准制剂模式，可作为中药质量标准和药效标准物质对照物。经典名方从诞生那天起就存在经典名方的标准制剂概念。经典名方的控制目标是实现等位等价药效，就是以标准制剂控制模型进行质量和药效一致性控制。经典名方结合药效试验的深入研究可以使用水提以外的制剂工艺。标准制剂的数学期望见式(2-3)，标准制剂是一个多元指纹向量的唯一模型，其控制药物质量按照定量指纹图谱的幅度控制方法：① $S_m \geq 0.90$；② $80\% \leq P_m \leq 120\%$，药品在保质期内全部符合此范畴，也就意味着新生产的制剂基本控制在 $P_m \geq 105\%$，以便留足保质期内的总量下降问题，用双标谱校正和确定标准制剂的数学模型无定量误差。

经典名方标准制剂研究过程：①首先建立各单味药材的定量指纹图谱（3 产地 15 批药材），原料药物质量研究在建立经典名方标准制剂的色谱条件的基础上，建议采用与制剂相同的色谱条件；②优化提取工艺，建立中间体（基准样品）定量指纹图谱，找到关键药效指纹成分的量值传递规律；③使用优化后工艺按经典名方组成，依据药材定量指纹图谱标准选择合格以上的高、中、低原料药材或饮片进行均匀设计获得 15～30 批次经典名方基准样品，以定量指纹图谱大数据获得符合物质基准的标准制剂的标准指纹图谱；④标准制剂是药物实物标准和综合考虑原料与辅料资源现实的药效最优、毒性最低的制剂，可纳入国家标准物质库范畴；⑤标准制剂模式用定量指纹图谱来表达，物质基准服务于标准制剂，物质基准从属于标准制剂概念；⑥物质基准是标准制剂的基础概念，经典名方标准制剂的物质基准基本就是经典名方的基准样品的质量标准限度；⑦经典名方的标准制剂工艺不限于水煎煮提取，可以有创新工艺（水以外提取溶剂），但需要辅以整体定量指纹图谱对比和药效试验对照；⑧经典名方标准制剂符合经典名方的物质基准控制范畴，但标准制剂考虑了药效一致性与原料药物的资源现实；⑨基准样品无辅料，标准制剂存在辅料对稳定性和药效的影响，物质基准是描述基准样品质量特征的一个标准概念；⑩从药物原料到基准样品，再到标准制剂，要用物质基准来度量三者间量值传递规律，基准样品和物质基准都没有进入标准制剂的最终层次；⑪基于系统指纹定量法，依据从基准样品定量指纹大数据获得的物质基准和基准样品的标准制剂是制定经典名方标准制剂质量标准的对照系标准，以宏定量相似度控制最为简捷且效果最为显著；⑫概念的从属顺序为中药标准制剂的质量标准⊆物质基准⊆基准样品标准，因此标准制剂的质量标准最为现实且最为科学。

$$Y_{SP} = (Y_1 + Y_2 + Y_3 + \cdots + Y_n) \tag{2-3}$$

2.3.4　经典名方标准制剂的质量标准

中药质量标准的实质是对中药质量及检验方法所作的技术规定，其贯穿于中药种植、加工、生产、经营、使用、检验和监督管理等过程，以保证药品的安全性、有效性、稳定性和可控性（表 2-2）。经典名方制剂质量标准来源对 15 批以上的基准样品的研究结果，用其定量指纹大数据首先获得平均模式，据此得到基准样品的物质基准，结合制剂工艺稳定性可获得制剂质量标准。即从中间体质量标准出发，始终为保证达到与经典名方标准汤剂的等位等价药效。经典名方制剂质量标准应满足：①采纳标准汤剂概念和传统水煎工艺，把获得的 15 批以上的基准样品的平均模式作为物质基准；②鼓励用优质药材或饮片制备基准样品来研究制剂质量最高标准，但不反对在兼顾药效等价前提下考虑资源优势问题，提倡使用标准制剂概念；③符合经典名方物质基准的范畴，即落在药效基本等价的物质基准幅度范围内；④基准样品的平均模式（实质就是无辅料标准制剂，也称为提取物中间体的标准制剂）是制剂质量标准的对照物和药效对照物；⑤基准样品的平均模式（以物质基准来描述）涵盖在标准制剂概念范畴内，是经典名方提取物的标准制剂；⑥基准样品的提取工艺可以有创新，但需要辅以整体定量指纹图谱对比和药效试验对照；⑦经典名方质量标准来源于对 15 批次以上的基准样品研究的平均模式研究的结果，用基准样品的平均模式所形成的物质基准来恒量三批注册用制剂样品应该在优秀以上；⑧依据基准样品平均模式和三批注册用经典名方制剂样品获得的制剂质量标准应该满足 $S_m \geqslant 0.90$ 及 $80\% \leqslant P_m \leqslant 120\%$，经典名方制剂在保质期内全部符合此标准；⑨根据基准样品（15 批以上）的平均模式得到的经典名方基准样品的标准构成了经典名方的物质基准，参考制剂工艺纳入辅料后的影响而最终形成经典名方制剂的质量标准；⑩基准样品和其物质基准都是为制剂质量标准服务的准则，制剂质量标准禁止低于基准样品的物质基准；⑪物质基准是用来描述基准样品平均模式的，是标准汤剂的质量标准，用物质基准保证经典名方制剂质量标准不低于标准汤剂；⑫基准样品 $\xrightarrow{产生}$ 物质基准 $\xrightarrow{产生}$ 经典名方标准制剂 $\xrightarrow{产生}$ 制剂质量标准。

表 2-2　中药标准制剂控制模式的类型及本质含义

序号	名称	主要意义	不同点
1	标准汤剂	全部采用优质道地药材水提制备，质量远远超越现实中药和植物药质量，可作质量对照物和药效对照物，概念源于日本	① 其是经典名方复方制剂的物质基准起源和度量中药配方颗粒质量对照物和药效对照物,受原料药物资源限制不支撑广泛使用 ② 标准汤剂是一个相对的动态标准,化学指纹没有稳定化和固定化 ③ 没有系统定量指纹大数据筛选后的恒定量值固化、带有不稳定化 ④ 其是基于对道地药材复方制剂药效的源信任,是中药复方的直接临床 ⑤ 不同实验室、不同人、不同基源药材所得标准汤剂差异很大
2	对照制剂	全部采用优质道地药材制备，质量远远超越现实中药和植物药的质量，只作为质量对照物，不能作为药效对照物。概念起源于中检院专家，作为制剂物质组成最佳情况对照	① 用于中药质量研究的对照控制,评价产品投料真实性和投料量的可靠性 ② 需使用对照药材进行标定,包括:品种确定、原料收集与初验、原料生物药鉴定、原理粉碎、成品的理化标定等,以确定其原料真实可靠,外源性杂质可控,组分分布均匀 ③ 首批研制时需制备 3 批以上候选样品进行以上所有项目的研究 ④ 对照制剂使用原料质量过高,无法作为药效对照物,只具有质量参照的意义,及制剂稳定性研究对照用

序号	名称	主要意义	不同点
3	参比制剂	凡是工艺优良且质量稳定的中药制剂经过标准化自证研究后可申请作参比制剂，经审批后生效，可作质量对照物和药效对照物。原研不具代表性	① 用于中药制剂质量和疗效一致性评价的对照制剂 ② 必须进行自证和标准化研究后申请，批准后生效 ③ 中药参比制剂又不完全等同于中药标准制剂，按照参比制剂的定义，只要质量达到良好或者良好以上即可以作为参比制剂，参比制剂可以通过行政审批指定，但标准制剂需要定量指纹大数据筛选试验验证且必须是药效最优化和毒性最小化的规范制剂 ④ 中药参比制剂容易引起行业内的激烈矛盾，原研不具有代表性
4	标准制剂	为最佳组方（药效最优、毒性最小）和具有恒定化学成分含量和分布比例的规范制剂，中药标准制剂的全成分含量固定不变，可作质量对照物和药效对照物。标准制剂是质量标准对应的实物制剂标准，其对应的质量就是制剂质量标准	① 建立中药标准制剂实质是构建一个化学指纹成分的含量和比例恒定不变的理想化并切合中药生产现实的标准模型——中药标准制剂模式 ② 经过药效学和毒理学试验证明为最佳中药组方（药效最佳、毒性最低） ③ 具有恒定化学成分含量和分布比例的规范制剂，其全成分含量固定不变，具有组成固定化，满足等位条件，可实现等价药效 ④ 需鉴定制剂中主要化学成分和标定主要成分含量比例 ⑤ 建立定量指纹图谱标准，有基本的谱效定量关系 ⑥ 制定双标谱：有固定浓度双参照物标定系统指纹适用性（双标参照物峰），来标定系统基本定量度量系数 ⑦ 必须有可靠的制剂量值的等位等价复原方法 ⑧ 一旦建立，需要由定点厂家生产，由法定检验单位检验标定后发放
5	物质基准	全部采用优质道地药材制备，质量超越现实中药质量，可作为经典名方制剂质量对照物和药效对照物。实质是标准汤剂的质量标准。特殊情况可用非水溶剂提取，则诞生中药现代制剂新的质量控制的物质基准标准	① 物质基准是包含了基准样品中饮片质量、制备工艺稳定性等信息的标准，通过对15批以上基准样品的研究来制定 ② 物质基准是经典名方复方制剂生产的化学药效物质基准和生物效应基准 ③ 物质基准是后续复方制剂生产及质量控制的对照系标准 ④ 物质基准可根据量值传递转移率确定，转移率在其均值70%~130%时，可确定为物质基准 ⑤ 不同实验室或人做出的物质基准可能出现差异 ⑥ 物质基准是水提取中间体的标准制剂的质量标准概念，用于控制经典名方制剂的质量与药效一致性 ⑦ 用现代工艺制备新型中药制剂的15批以上的基准样品，会获得非水提工艺的物质基准，因此物质基准可外延至全部中药
6	基准样品	全部采用优质道地药材制备，远超越现实中药质量，用15批以上的平均模式可作为经典名方制剂质量对照物和药效对照物，是产生经典名方物质基准的基础。可衍生为非水提现代工艺的制剂	① 15批以上基准样品平均模式是制剂质量标准对照物和药效对照物 ② 基准样品的质量标准是经典名方制剂质量标准的物质基准 ③ 基准样品是标准汤剂的干浸膏或浸膏粉，是制剂中间体，也称中间体的标准制剂 ④ 提取工艺可用非水提取的现代工艺制剂，但需要定量指纹大数据对比和药效对比，则诞生新的中药质量控制模式 ⑤ 基准样品 $\xrightarrow{产生}$ 物质基准 $\xrightarrow{产生}$ 经典名方标准制剂 $\xrightarrow{产生}$ 制剂质量标准

序号	名称	主要意义	不同点
7	质量标准	其是对中药质量及检验方法所作的技术规定，其贯穿于中药种植、加工、生产、经营、使用、检验和监督管理等过程	包括：①基源鉴定；②纤维鉴别和色谱鉴别；③有害物质检查；④建立统一色谱条件下的定量指纹图谱检查，对各单味原料药物和中间体也能用相同色谱条件进行定性定量检查；⑤指标成分的上下限含量控制；⑥用"中药色谱指纹图谱超信息特征数字化评价系统 4.0"软件控制原料药物、中间体和制剂的质量一致性和相关性及量值传递；⑦质量标准是药物的最低上下限度标准，药物质量的最佳状态是标准制剂
8	对照药模式	对照药是原研中药厂家按《药品生产质量管理规范》生产的正常药品。一般给出三个批次做质量对照用，在同名同方中药研发时用于产品质量对比和稳定性对比	在同名同方中药研发时，对仿制目标厂家需要对 20 批次原研对照药进行定量指纹图谱的考察和研究，以获得对照药的特征标准指纹图谱和质量标准限度

2.4　标准制剂控制模式

中药标准制剂也称中药本底制剂，是在中药研制和创新过程中经过药效学和毒理学试验证明为最佳中药组方（药效最佳、毒性最低）和具有恒定化学成分含量和分布比例的规范制剂，其全成分含量固定不变（或在一定微小范围变化）。中药原料药和中药制剂要建立一个恒定不变、理想化并切合中药生产现实的标准模型——中药标准制剂模式，以此对中药原料药和制剂采取整体定性和整体定量的双重质量鉴别评价。

标准制剂以系统指纹定量法控制化学指纹归属和药效物质总量转移，明确指认各重要指纹并标示含量，以数学方法解析药效活性和标示毒性量值大小，从而使其显著超越标准汤剂的内涵与外延，因此中药标准制剂是中药的理想模型和现实实物制剂统一的最佳模式。标准制剂涵盖标准药材、标准饮片、标准提取物、标准配方颗粒、标准超微粉和中药标准制剂，如以上每个都能得到标准物，中药将拥有一个理想的质量控制模式。

对于中药质量控制，采取中药标准制剂作为中药质量和疗效控制的基础模板，系统且科学地建立中药标准制剂来实现中药原料和中药制剂质量的高度一致性，以及实现中药药效等价性的方法称为中药标准制剂控制模式。用中药标准制剂控制模式实施中药质量标准布局战略改革，增设"指纹图谱检查项"，鉴定中药品质真伪用 $S_m \geqslant 0.9$ 控制；对整体组分含量用 $80\% \leqslant P_m \leqslant 120\%$ 控制（依具体情况而定）。此模式不排除对中药指标成分的精准控制，因为指标成分的定量控制有其科学道理，在中药质控中十分必要，是确保中药质量的不可缺少的必要措施，建议对含量较高的指标成分实施重点幅度范围控制。

2.4.1　标准制剂的来源

通过中药定量指纹图谱大数据来筛选中药标准制剂，按以下方法基本能够筛选出合格的中药标准制剂：①在新药创制过程建立，研制中药时首先要建立标准制剂和对应标准，方可批准其工业化生产。②寻找中药原料标准制剂（药材、饮片、提取物、超微粉、配方颗粒）方法，根据有代表性的 2 或 3 个以上主产地（或厂家），总批次应不低于 15 批次的研究结果来建立。建立原料标准制剂时还应考虑中药制剂生产工艺技术和中药标准制剂的具体量值。③从工业化生产的中药制剂中寻找标准制剂，采取分层抽样方法，样品要有代表性，标准制剂指纹图谱要给出指纹峰稳定性情况，这是确定标准制剂保质期的科学依据。标准制剂一旦建立，需要由定点厂家生产，由法定检验单位检验标定后发放。④中药原料标准制剂（药材、饮片、提取物、配方颗粒、超微粉）和中药标准制剂可以用双标校正的标准图谱法固定下来。⑤中药标准制剂必须有临床数据支撑药效为最优，否则不构成标准制剂。⑥中药标准制剂必须有安全性数据支撑毒性为最小，否则不构成标准制剂。

2.4.2 标准制剂条件

中药标准制剂应具备如下条件：①已鉴定制剂中主要化学成分（必要时全指认）；②已准确标定主要成分含量（必要时全标定）；③主要化学指纹成分含量分布比例量值已确定为恒定值；④建立定量指纹图谱标准；⑤有基本谱效定量关系；⑥有固定浓度双参照物标定系统指纹适用性（双标参照物峰），来标定系统基本定量度量系数；⑦中药标准制剂必须有临床有效性和安全性大数据支撑；⑧对于来源于工业化的中药标准制剂，必须经过大数据定量指纹筛选；⑨必须有可靠的制剂量值的等量等价复原方法；⑩必须制定好确定条件下的标准制剂的标准指纹图谱（双标谱）。

2.4.3 标准制剂复原

在过保质期后，需要通过科学方法重新找到和复原中药标准制剂。寻找中药标准制剂的方法是：主要指标成分含量要求变动范围应在±5%之内，其色谱指纹图谱满足 $S_m \geq 0.95$，P_m 在 95%～105%，即为等级极好的中药制剂或原料药（针对新找到的中药标准制剂的定量指纹图谱需要对照原标准指纹图谱进行科学数值校正，尽量校正到误差最小，一般不超过2%），同时要满足体外溶出度和重要指标绝对生物利用度合格，符合该条件的制剂可作为中药标准制剂。

2.4.4 量值传递控制

量值传递是药材或饮片提取到中间体或成品制剂中的有效成分的百分比，也可以说是有效成分的转移率，基于恒定药效物质组成的前提，我们提出了等位等价理论。药物中化学指纹成分含量比例固定时，称其为等位。固体制剂溶出前后化学成分含量比例不变时，称其为基本等价。那么当药物的化学指纹成分含量比例固定，固体制剂的药效成分含量和比例均固定时，即满足化学等位条件，如果溶出做到一致，就可以判定药是等效的。等位等价理论应用到中药指纹图谱中，就是药材或饮片的指纹成分进入制剂的比例以及成品制剂中有效成分的比例始终恒定不变时，必然获得一个等价的药效。固体制剂涉及溶出指纹图谱，化学成分的等位及固体制剂溶出指纹的一致时，药效等价。中药化学质量达到一致性，则其药效基本是等同的，即生物效价等价。中药标准制剂经过定量指纹大数据筛选后恒定量值并固化，有充分的药效和毒理学数据支撑。以系统指纹定量法（SQFM）控制化学指纹归属和药效物质总量转移，明确指认各重要指纹并标示含量，以数学方法解析药效活性并标示毒性量值大小，具有科学性。

2.4.5 标准制剂计量

中药标准制剂涵盖标准药材、标准饮片、标准提取物、标准配方颗粒、标准超微粉和中药标准制剂。中药标准制剂通常用中药标准指纹图谱（RFP）来等价表达。中药整体质量一致性评价时中药标准制剂和控制模式构建要完成以下几点：①中药标准制剂应以临床疗效为首要基础；②鉴定制剂中主组分化学成分并建立质量平衡（MBE），准确测定主成分含量并固化恒定量值；③建立标准主组分图谱（指认大多数指纹），对 RFP 分区控制；④测定指纹系统的单标或双标校正绝对定量系数，作为系统定量指纹计算的校正基础；⑤测定标准指纹图谱的可靠度并进行 RFP 频度分析；⑥公布测试 RFP 所具有的质量浓度（指纹图谱具有质量概念）；⑦公布 RFP 的特征技术参数；⑧阐明 MARKERs 定量指标的选择依据和与制剂药效相关性说明；⑨阐明 MARKERs 指标含量与宏定量相似度（P_m）的限度制订依据和与制剂药效的相关说明，以及指标含量与宏定量相似度的相关程度；⑩制订样品的 n 个主组分指纹，用 RFP 计算时应满足宏定性相似度（S_m）$\geqslant 0.9$ 和 $80\% \leqslant P_m \leqslant 120\%$（视具体情况而定）；⑪中药标准制剂复原要满足 MARKERs 含量变动在 $\pm 5\%$，指纹图谱满足 $S_m \geqslant 0.95$，$95\% \leqslant P_m \leqslant 105\%$ 为极好等级并进行零误差校正，同时要满足体外溶出度和 MARKERs 绝对生物利用度合格。

2.4.6　标准制剂控制

中药标准制剂控制模式采用 3 种控制方法：①标准指纹图谱控制法——单标谱法；②标准指纹图谱控制法——双标谱法；③标准制剂随行对照控制法。增设"定量指纹检查项"，制订样品标准的 n 个指纹主组分与 RFP 计算时满足 $S_m \geqslant 0.90$ 和 $80\% \leqslant P_m \leqslant 120\%$（视具体情况而定）。①②控制模式使用三固色谱柱和系统定量校正因子，而③需要对复原标准制剂进行零误差校正，需要使用随行标准制剂检测指纹图谱后的零误差校正文件。双标谱法符合当前《中国药典》指纹图谱检查项，并在此基础上加入了 P_m 的幅度控制。因此双标谱法更易被接受，使用方便，效果好，建议推广使用。

2.4.6.1　单标谱法

① 把建立 RFP 的系统称为第一色谱系统（the first chromatographic system，FCS），也称初系统。在指纹图谱中部位置选择一个参照物峰称作单标，测定固定浓度参照物溶液浓度（C）对应峰面积（A）得绝对定量校正因子 f_{d1}，见式(2-4)。f_{d1} 越大，表明灵敏度越大，其值类似吸光系数。建立 RFP 时对应称样量用 m_{RFP}（g）［或浓度为 $C_{RFP} = \dfrac{m_{RFP}}{V}$（mg/mL）］表示，这是定量指纹图谱的重要特征质量参数。②把发生显著变动后的色谱系统称为第二色谱系统（the second chromatographic system，SCS），也称新系统。测定固定参照物溶液浓度（C'）对应峰面积（A'），计算新系统绝对定量校正因子 f_{di}，见式(2-5)，f_{di} 越大，表明灵敏度越大。测定样品指纹谱时，对应称样量用 m_i(g)［或样品浓度为 $C_i = \dfrac{m_i}{V}$(mg/mL)］表示，这是样品定量指纹的重要特征质量参数。③把新系统与初系统的绝对定量校正因子之比称为相对定量校正因子（f_{qi}），见式(2-6)，一般在 $0.97 \sim 1.03$，说明两个系统定量误差基本在 $\pm 3\%$ 以内，f_{qi} 越接近 1 越好。设立相对定量校正因子的初衷是考虑把 RFP 系统的定量性质平移到新色谱系统。④单标相对定量校正因子（f_{qi}）与样品称样质量（m_i）相乘，即实现把 RFP 建立时的初系统定量度量性质平移到新系统的校正，见式(2-7)。实际上是各系统绝对定量校正因子与称样量直接相乘即实现彻底校正。各系统绝对定量因子与各自称样量直接相乘的校正，本质上是每个系统都分别乘以自身的灵敏度参数 A/C。

$$f_{d1} = \frac{A}{C} \tag{2-4}$$

$$f_{di} = \frac{A'}{C'} \tag{2-5}$$

$$f_{qi} = \frac{f_{di}}{f_{d1}} \tag{2-6}$$

$$P_m = \frac{1}{2}(C+P)\frac{m_{RFP}}{m_i f_{qi}} \times 100\% = \frac{1}{2}(C+P)\frac{m_{RFP} f_{d1}}{m_i f_{di}} \times 100\% \tag{2-7}$$

2.4.6.2 双标谱法

在研制标准制剂时形成的标准指纹图谱称为双标谱，测定固定浓度双参照物混合溶液（C_1，C_2）对应色谱峰面积（A_1，A_2）来标定系统度量值。①在第一色谱系统中，在强极性区和弱极性区各选择一个参照物峰称为双标，测定固定浓度双参照物混合溶液浓度（C_1，C_2）对应指纹峰面积（A_1，A_2）来计算第一色谱系统绝对定量校正因子（f'_{d1}），见式(2-8)。f'_{d1}越大表明灵敏度越大，其值不随浓度的改变而改变，基本是一个常数，双标 f'_{d1} 校正误差比单标校正误差大。建立 RFP 时对应称样量用 m_{RFP}（g）[或浓度为 $c_{RFP} = \frac{m_{RFP}}{V}$（mg/mL）]表示，这是定量指纹图谱的重要特征质量参数。②在第二色谱系统中，测定固定浓度双参照物混合溶液 f'_{di}（C'_1，C'_2）对应指纹峰面积（A'_1，A'_2）来计算新系统绝对定量校正因子 f'_{di}，见式(2-9)，f'_{di}越大表明灵敏度越大。测定样品标准图谱对应称样量用 m_i（g）[或样品浓度为 $C_i = \frac{m_i}{V}$（mg/mL）]表示。③把新系统与初系统的绝对定量校正因子之比称为双标相对定量校正因子 f'_{qi}，见式(2-10)，一般在 $0.97\sim1.03$，说明两个系统定量误差基本在 $\pm3\%$ 以内，f'_{qi}越接近 1 越好。④把 RFP 建立时的初系统定量度量性质平移到新系统可通过相对定量校正因子 f'_{qi} 与样品称样质量（m_i）直接相乘实现校正，见式(2-7)。实际上是各系统绝对定量校正因子与称样量直接相乘即实现彻底校正（图 2-1）。

$$f'_{d1} = \sqrt{\frac{A_1 A_2}{C_1 C_2}} \tag{2-8}$$

$$f'_{di} = \sqrt{\frac{A'_1 A'_2}{C'_1 C'_2}} \tag{2-9}$$

$$f'_{qi} = \frac{f'_{di}}{f'_{d1}} \tag{2-10}$$

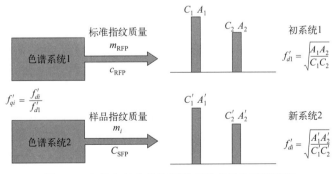

图 2-1　中药主组分指纹图谱双标定量校正原理图

2.4.6.3　随行对照控制法

以实物标准——中药标准制剂替代标准指纹图谱模式，采用随行对照模式对样品指纹图谱进行整体定量，能避免各种系统误差。该方法的前提条件是标准制剂恒定准确且易于复原，即保持标准制剂在质和量上的等值传输。对于新复原的标准制剂要进行标准制剂指纹图谱的零误差校正。精密吸取中药标准制剂供试液适量测定 2 次指纹图谱的平均模式作为 RFP，另精密吸取等量中药待检制剂的供试液测定 2 次指纹图谱的平均模式作为样品指纹图谱，采用系统指纹定量法，用 $S_m \geqslant 0.90$ 整体监测化学指纹数量和分布比例一致性，完成是与不是的定性鉴别；用 $80\% \leqslant P_m \leqslant 120\%$（依据具体品种稳定性制订这一幅度值）整体监测化学指纹整体含量一致性。国际植物药关于定量指纹图谱的基本要求是：$S_m \geqslant 0.90$；$85\% \leqslant P_m \leqslant 115\%$。

2.5　中药溶出度计量

中药固体制剂溶出度测定是中药整体质量控制体系和工艺一致性评价的重点内容之一，因为溶出度反应工艺稳定性，同时对其在体内起效有一定程度的相关预测性。中药溶出度测定包括：①药效指标成分溶出度测定法；②紫外自身对照法；③紫外全指纹溶出度测定法。

2.5.1　药效指标成分溶出度测定法[3]

中药选择重点指标成分作为测定溶出度监控指标，有其科学意义。测定指标成分溶出度有如下意义：①对生物等效性评估具有参考价值，当供试制剂与参比制剂在体外的溶出很快（15 分钟内溶出度不低于 80%）时，可利用体外溶出试验结果来推测药物在体内的生物等效性；②体外溶出试验常用于指导药物制剂的研发、评价制剂批内批间质量一致性、评价药品处方工艺变更前后质量和疗效的一致性等；③通过比较待评价中药制剂与中药标准制剂体外多条溶出曲线相似性的方法，评价普通口服固体制剂的质量；④筛选制剂处方与工艺；⑤评价口服固体制剂体内生物利用度；⑥通过溶出度试验，可以从"物质基础"和"药效"两个方面来控制中药固体制剂质量，中药成分复杂，在人体内起主要作用的往往是某几个主要成分或者某几类主要组分，因此选择溶出度指标成分困难。

然而，测定指标成分溶出度存在以下问题：①常需要选择梯度洗脱条件，导致分析速度很慢（30～60min），有时甚至分析时间超出了收集溶出点样品化学成分的稳定区间；②指标成分溶出度的全面性意义不足，复方中药是整体起效，非几个重点指标成分作用；③指标成分溶出度高不代表全成分溶出效果好；④测定指标成分溶出度时采用化药质量控制思路；⑤用指标成分溶出度控制制剂工艺必然导致只顾重要指标成分溶出而忽视中药整体成分的溶出，可能导致药效降低；⑥中药溶出度测定宜采用快速分析法，采用 HPLC-MS 是一种很好地选择。中药药效指标成分溶出度测定法对中药复方中主要指标成分用色谱方法定量测定溶出度，该方法重点关注被考察指标成分的溶出速率。这种方法可反映指标成分溶出速率，但其受到其他整体组分溶出速率的影响，因此指标成分溶出速率基本在一定程度上表征了整体组分溶出的速率。该方法最符合化药溶出度研究思路，测定结果有代表性，也易于被接受。一般以指标绝对溶出量表征指标溶出度，或者以指标标示量计算溶出度来表征。

2.5.2 紫外自身对照法[4]

用 10 个样品研细混匀,称取适量来代替对照品。其优点如下:①针对性强且与含量无关,自身对照法只与药物的晶型、粒度、处方、辅料和生产工艺有关,能更真实地反映药物在制剂中的溶出情况;②可消除辅料本底产生的系统误差;③减少干扰,自身对照法减少了辅料和杂质对测定结果的干扰;④不需对照品或标准品即可检验,非常适合企业、药品检验机构对药物质量的监督检验;⑤自身对照法不仅适用于单一组分的药物制剂溶出度测定,对多组分的药物也有很重要的应用价值。其缺点如下:①减弱了药品质量评价各项间的关联性;②辅料有吸附作用,影响药物溶出时将影响溶出度结果;③操作稍繁琐;④对照物为10 个样品的平均含量,有一定的变数而非恒定值,重现性相对较差。事实上,自身对照是中药固体制剂溶出度测定的简便易行方法,但自身对照法采用紫外线波长测定时经常只检测某类成分,监测化学成分范围有限,加之在检测波长处各化学组分吸光度贡献不均衡,常出现评价误差。

2.5.3 紫外全指纹溶出度测定法[5]

紫外全指纹溶出度测定法(见图 2-2)测定中药在 $190\sim400$ nm 的紫外光谱,突出反映主组分的 $\pi\rightarrow\pi^*$、$n\rightarrow\pi^*$ 及饱和键 $n\rightarrow\sigma^*$ 的紫外光谱信息,依据 $190\sim400$nm 紫外光谱的 211 个指纹点来监测中药固体制剂中整体主组分的溶出度。测定时采用自动进样和 DAD 检测的 HPLC 系统,测定中药样品在 5000 mm 长、内径约 0.18 mm 的空心 PEEK 管内的非分离色谱图,通过记录中药混合主组分的在线紫外光谱来获得整体化学物质在 $190\sim400$ nm 紫外光谱指纹图谱。其包括两种测定方法:①2 h 溶出标准谱法,以 2 h 取样点为整体主组分全溶出紫外标准指纹图谱来定量测定其他取样点的溶出度;②全溶出标准谱法,取 10 片样品,精密称定,研细后,再精密称取细粉适量(约 1 片重),溶于 900 mL 溶出介质中,超声 30 min 至全溶出(有过度溶出现象),以期测定全溶出紫外标准指纹图谱。以上 2 种方法均需扣除溶剂紫外光谱,采用系统指纹定量法对 211 个紫外指纹点形成的紫外光谱(190~400 nm),分别以上述 2 种标准指纹图谱计算比对各溶出点紫外光谱的 S_m 和 P_m,以 P_m 为指标按式(2-11)计算累积溶出度。紫外全指纹溶出度测定法能够监测整体化学指纹全紫外波段(190~400 nm)溶出度,实现全化学指纹成分的溶出检测。用补液法以 P_m 为指标按式(2-12)计算累积溶出度(溶出介质体积为 900 mL,每次取样为 2.0 mL,补液体积为 2.0 mL),其结果科学性和可靠性均优于自身对照法。若以溶杯体积为 V(mL) 来测定溶出度,在不同时刻每次取样均为 V_0(mL)。补液法在不同取样点的表观溶出度即校正累积溶出度分别为 P_{as1},$P_{as2}\cdots$,P_{asi} 的计算公式见式(2-12),其中 P_{mi} 为测定各点的 P_m。对于补液法和非补液法的计算结果会出现 P_{as1},$P_{as2}\cdots$,P_{asi} 有大于 100 的情况,所以按式(2-13)重新校正计算。

补液法

$$P_{asi} = P_{mi} + \frac{2}{900}\sum_{i=2}^{n-1}P_{m(i-1)} \tag{2-11}$$

非补液法

$$P_{asi} = P_{mi} + \sum_{i=2}^{n-1}\frac{V_0}{V-(i-1)V_0}P_{m(i-1)} = P_{mi} + \sum_{i=2}^{n-1}\frac{2}{900-2\times(i-1)}P_{m(i-1)} \tag{2-12}$$

校正法

$$P_{si} = \frac{P_{asi}}{P_{as(max)}}\times100\% \tag{2-13}$$

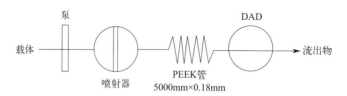

图 2-2　紫外全波段（190～400 nm）监测中药全化学指纹成分的溶出度装置图

2.6　标准制剂计量模式[6]

中药系统指纹定量法是控制中药质量均一性的核心方法，是用定量指纹图谱简捷控制中药质量的新方法，也是从宏观定性和宏观定量角度出发，以定量指纹图谱监测中药整体化学物质，得到中药整体评价的新方法。中药指纹图谱具有系统性、模糊性、整体性的特点，并且同类中药原料药与制剂的化学指纹具有线性规化特征。因此该方法既可鉴别中药类属，又能定量整体化学指纹。从宏观整体上鉴别中药种间与种内特征差异，兼顾对中药整体指纹的定量控制，是一种先整体定性，后整体定量全指纹的质控方法。中药标准制剂控制模式本质上属于化学模式识别，即中药原料药和中药制剂首先要建立一个恒定不变的理想化并切合中药现实的标准化模式，以此标准制剂模式对中药样品（原料药和制剂）实施宏定性相似度（S_m）和宏定量相似度（P_m）双重质量鉴别评价。中药定量指纹控制功能是中药指纹图谱的高级功能，是实现中药整体质量控制的基本手段。中药标准制剂以 SQFM 控制化学指纹归属和药效物质总量转移，明确指认各重要指纹并标示含量，以数学方法解析药效活性和标示毒性量值大小，从而使其显著超越标准汤剂的内涵与外延，因此中药标准制剂是中药的理想模型和现实实物制剂统一的最佳模式。

2.6.1　系统指纹定量法

系统指纹定量法是在对中药指纹系统宏观定性分析合格的基础上，直接对中药系统指纹进行整体定量分析，是对系统的宏观量化评价，具有实用性和可操作性。定性相似度 S_F 能清晰反映样品化学成分与对照指纹图谱反映的化学成分在含量与分布比例方面的相似程度，但受大峰影响严重，很难反映小指纹峰丢失。比率定性相似度 S'_F 对所有指纹峰具有等权性，但反映大峰变动不灵敏。综合以上两种定性性质，将双定性相似度（S_F 与 S'_F）均值 S_m 称为宏定性相似度，见式(2-14)，用其整体监测化学指纹数量和分布比例。投影含量相似度 C 能清晰反映供试品化学成分与对照指纹图谱反映的化学成分在总体含量上的相似程度，但受大峰影响严重，难以反映小峰丢失而具片面性。定量相似度 P 对所有峰积分值等权对待，能准确地反映大、小峰对应化学成分的含量变动。综合以上两种定量性质，将双定量相似度（C 与 P）均值 P_m 称为宏定量相似度，见式(2-15)，其能够整体监测化学指纹整体含量。指纹信号均化系数 γ 能清晰反映化学指纹信号分布的均化程度，γ 越接近 1，则各指纹信号大小越趋于相等。样品的 γ_x 和对照指纹图谱的 γ_y 越接近，则样品与对照指纹图谱越相似。根据 γ_y 比较标准，定义样品 γ_x 的相对偏差 α 为指纹均化性变动系数，见式(2-16)。用 S_m、P_m 和 α 相结合来鉴定中药质量的方法称为系统指纹定量法（systematically quantified fingerprint method，SQFM）[7-8]，据此将中药质量划分为 8 级列于表 2-3 中。当 S_m 满足表 2-3

值时，认为中药化学成分数量、分布比例满足相应等级要求。根据指纹系统模糊性降低情况，可决定是否进行整体指纹定量鉴别评价。

$$S_m = \frac{1}{2}(S_F + S'_F) = \frac{1}{2}\left[\frac{\sum\limits_{i=1}^{n} x_i y_i}{\sqrt{\sum\limits_{i=1}^{n} x_i^2}\sqrt{\sum\limits_{i=1}^{n} y_i^2}} + \frac{\sum\limits_{i=1}^{n}\frac{x_i}{y_i}}{\sqrt{n\sum\limits_{i=1}^{n}\left(\frac{x_i}{y_i}\right)^2}}\right] \qquad (2-14)$$

$$P_m = \frac{1}{2}(C + P) = \frac{1}{2}\left[\frac{\sum\limits_{i=1}^{n} x_i y_i}{\sum\limits_{i=1}^{n} y_i^2} + \frac{\sum\limits_{i=1}^{n} x_i}{\sum\limits_{i=1}^{n} y_i} S_F\right] \times 100\% \qquad (2-15)$$

$$\alpha = \left|1 - \frac{\gamma_x}{\gamma_y}\right| = \left|1 - \frac{P}{C}\right| \qquad (2-16)$$

表 2-3　系统指纹定量法划分中药质量等级

等级	G1	G2	G3	G4	G5	G6	G7	G8
S_m	≥0.95	≥0.90	≥0.85	≥0.80	≥0.70	≥0.60	≥0.50	<0.5
P_m/%	95~105	90~110	85~115	80~120	70~130	60~140	50~150	0~∞
α	≤0.05	≤−0.10	≤0.15	≤0.20	≤0.30	≤0.40	≤0.50	>0.50
质量	极好	很好	好	良好	中	一般	次	劣
Quality	Best	Better	Good	Fine	Moderate	Common	Inferior	Defective

采用定量指纹图谱的控制检查项，有两种方法：①限度幅度控制法，S_m 不低于 0.90，P_m 依据品种质量特点来确定范围，如 85%≤P_m≤115%，80%≤P_m≤120%，75%≤P_m≤125%，70%≤P_m≤130% 等；②分级控制法，按照系统指纹定量法分级来控制质量，见表 2-3。规定产品控制等级在第 1~5 级范围内的某级以内为合格产品，级数越低质量越好。S_m 和 P_m 控制设在质量标准中的检查项，不影响质量标准中对指标成分的含量测定，且方法宽容度高、耐用性强，不注重个别或几个组分含量的变动，而是对整体含量进行控制。此方法与西药有关物质的限量检查项相似（对微量组分含量进行定量限度控制），所不同的是中药定量指纹图谱是对所有药效物质采取宏观总量的幅度控制。

2.6.2　标准制剂计量意义

标准制剂计量模式是中药质量一致性控制的最佳方法和中药国际化发展的基础，因为药材标准指纹对照物、饮片标准指纹对照物、提取物标准指纹对照物、配方颗粒标准指纹对照物、超微粉标准指纹对照物、各类型中药标准制剂指纹对照物在中药工业化质量控制过程中，都会起到不可替代的作用。用中药化学对照品进行的多指标定量分析显然无法有效解决中药原料、中药提取中间体和中成药的质量控制问题，而且成本太高，方法昂贵浪费。标准制剂控制模式包含的标准指纹系列对照物可采用道地药材和符合 GAP 规范要求栽培的优质中药材，经过严格鉴定和标定后作为国家法定的药品检验用标准指纹对照物。其对国家药品标准实施、中药原料和中成药检验规范化和化学指纹物质的稳定性和均一性都具有十分重要的意义。中药标准制剂计量模式是最经济、最准确、最科学的中药质量控制模式，是实现中药整体准确定量控制的最佳方法和必由之路。

中药质量均一性控制离不开中药标准制剂，中药标准制剂控制模式是中药质量均一性控制和药效一致性评价的首选方法。中药化学质量达到一致性，则其药效基本是等同的，即生物效价等价。中药质量均一性控制实质就是中药标准的统一化整体定量化过程。以质量平衡（TCM-MBE）、能量平衡（TCM-EBE）和药效平衡（TCM-AEBE）为质控目标，以具有恒定化学组成和等价药效的中药标准制剂系列对照物来实现对中药质量的安全、稳定、均一和等价等效控制。中药质量均一性控制迫切地需要中药标准制剂控制模式，因为其适应中药复杂性科学特征，能整体、动态、辩证、有效地控制好中药质量。

（孙国祥）

参 考 文 献

[1] 孙国祥，陈新新，孙万阳，等．中药标准制剂控制模式发展历程和构建全质量关控制中药质量模式［J］．中南药学，2014，12（1）：1-10.

[2] 孙国祥，张玉静，孙万阳，等．中药一致性评价关键问题——中药标准制剂控制模式和定量指纹图谱检查项［J］．中南药学，2016，14（10）：1026-1032＋1025.

[3] YANG L P，XIE X M，ZHANG J，et al. Microemulsion electrokinetic chromatography in combination with chemometric methods to evaluate the holistic quality consistency and predict the antioxidant activity of Ixeris sonchifolia (Bunge) Hance Injection［J］．PLoS One，2017，11（6）：e0157601.

[4] 朱希荤．浅议溶出度自身对照法［J］．安徽医药，2001，5（02）：157.

[5] 孙国祥，孙丽娜，毕开顺．基于整体化学键振动和价电子跃迁的光谱指纹定量法鉴定麻黄质量［J］．中南药学，2010，8（01）：52-57.

[6] 孙国祥，智雪枝，张春玲，等．中药色谱指纹图谱超信息特征数字化评价系统［J］．中南药学，2007，（06）：549-555.

[7] 孙国祥，胡玥珊，毕开顺．系统指纹定量法评价牛黄解毒片质量［J］．药学学报，2009，44（04）：401-405.

[8] 孙国祥，张静娴．系统指纹定量法鉴别龙胆泻肝丸质量［J］．分析化学，2009，37（08）：1183-1187.

[9] 谢元超，巩丽萍，徐晓洁，等．自身对照法测定复方黄连素片溶出度［J］．药物分析杂志，2012，32（8）：1486-1489.

[10] 赵红占，王俊杰．中药外用制剂剂型选择及生物等效性研究现状［J］．世界最新医学信息文摘，2015，15（54）：34-35.

[11] 谢沐风，张启明，陈洁．国外药政部门采用溶出曲线评价口服固体制剂内在品质情况简介［J］．中国药事，2008，22（3）：257-261.

[12] 杨荣平，杨明，刘小彬．中药固体制剂及其溶出度的研究概况［J］．世界科学技术，2005，7（2）：45-49＋139.

[13] 霍智平．药物溶出度自身对照法应用的研究［J］．临床和实验医学杂志，2006，5（2）：172-173.

[14] 谢元超，巩丽萍，徐晓洁，等．自身对照法测定复方黄连素片溶出度［J］．药物分析杂志，2012，32（8）：1486-1489.

[15] 聂延君，巩丽萍，谢元超．溶出度自身对照在药品检验中的应用［J］．齐鲁药事，2012，31（3）：168-170.

[16] 王庆全，匡佩琳，李绍吉．试论溶出度测定中的自身对照法［J］．中国药师，2001，4（4）：273-274.

[17] 孙国祥，杨婷婷，车磊．UV-IR光谱指纹定量法鉴定六味地黄丸质量［J］．中南药学，2010，8（10）：766-771.

[18] Sun GX，Song YQ，Li LF，et al. Quickly quantifying the dissolution fingerprints of compound Danshen dropping pill by HPLC［J］．Ann Transl Med，2013，1（2）：16.

[19] 孙国祥，任培培，毕雨萌，等．双定性双定量相似度法评价银杏达莫注射液的高效液相色谱指纹图谱［J］．色谱，2007，25（4）：518-523.

[20] 孙国祥，王玲娇．基于双波长HPLC指纹谱的一级系统指纹定量法鉴定木香顺气丸质量［J］．化学学报，2010，68（18）：1903-1908.

[21] 孙国祥，侯志飞，张春玲，等．色谱指纹图谱定性相似度和定量相似度的比较研究［J］．药学学报，2007，42（1）：75-80.

[22] Sun GX，Zhi XZ，Bi KS. Overall qualitative and overall quantitative assessment of compound liquoric tablets using HPLC fingerprints［J］．Anal Sci，2009，25（4）：529-534.

[23] 孙国祥，史香芬，张静娴，等．指纹定量法测定中药复方指纹归属度和药效物质工艺收率［J］．药学学报，2008，43（10）：1047-1052.

［24］ Liu Y，Liu Z，Sun G，et al. Monitoring and evaluating the quality consistency of compound bismuth aluminate tablets by a simple quantified ratio fingerprint method combined with simultaneous determination of five compounds and correlated with antioxidant activities ［J］. PLoS One，2015，10（3）：e0118223.

［25］ Yang L，Sun G，Guo Y，et al. Holistic evaluation of quality consistency of Ixeris sonchifolia（Bunge）Hance Injectables by quantitative fingerprinting in combination with antioxidant activity and chemometric methods ［J］. PLoS One，2016，11（2）：e0148878.

［26］ 孙国祥，孙万阳，张晶，等. 中药质量均一性控制体系-基于定量指纹图谱检查的中药标准制剂控制模式的解析 ［J］. 中南药学，2018，16（1）：1-13.

［27］ 孙国祥，高雅宁，侯志飞，等. 色谱特征指纹定量法和多标定量指纹法评价血府逐瘀丸质量 ［J］. 中南药学，2015，12（1）：1-7.

［28］ 孙国祥，吴玉，杨婷婷，等. 基于5组分测定和6波长高效液相色谱指纹谱的双标定量指纹法建立六味地黄丸对照指纹图谱动态技术标准研究 ［J］. 中南药学，2012，10（5）：385-392.

［29］ 孙国祥，孙万阳，闫慧，等. 中药整体质量控制标准体系构建和中药一致性评价步骤 ［J］. 中南药学，2019，17（3）：321-331.

第 3 章

红曲和红曲酒

红曲在中国的应用已有几千年的历史，据考证，红曲酒在浙江、福建等多个地区都有生产。

红曲为曲霉科真菌红曲霉的菌丝体寄生在粳米上而成。其色彩鲜艳，宛如朱丹。红曲可产生莫纳可林类、多糖类、红曲色素等多种活性代谢产物，具有降压降脂、活血化瘀、健脾消食的功效。如今，红曲被广泛应用于医药、食品、生物催化等领域。本章主要介绍红曲的药效物质基础和红曲在现代药学中的应用。

▷ 3.1 红曲的药效物质

红曲霉属真菌界子囊菌门子囊菌纲散囊菌目红曲菌科红曲霉属[1]。其大米发酵的产品称为红曲米，在中国、日本及一些东南亚国家已有几千年的药用和食用历史[2]。20 世纪 70年代，日本的研究者首次从红曲霉中分离得到了具有抑制胆固醇合成活性的代谢产物莫纳可林 K，此后，中国、日本的科学家对红曲霉代谢产物进行了更广泛深入的研究[3]。红曲霉可以产生多种次级代谢产物，包括莫纳可林类化合物、红曲色素、γ-氨基丁酸、麦角甾醇、氨基多糖等[3,4]，具有降血脂、降血压、抗肿瘤以及抗糖尿病和治疗骨质疏松等多种功效[5]。现对红曲的药效物质基础及其在药学中的应用进行综述。

3.1.1 莫纳可林类化合物

20 世纪 70 年代，日本科学家远藤章（Endo）教授等从红曲霉发酵培养的红曲米中提取到聚酮类化合物莫纳可林 K（MK），MK 是首个被报道的红曲霉活性化合物，具有抑制胆固醇合成的活性[6]。MK（分子式 $C_{24}H_{36}O_5$，分子量 404，熔点 157～159 ℃）在常态下为白色针状晶体，易溶于甲醇、乙醇、丙酮、氯仿、苯等有机溶剂，不易溶于水、正己烷、石油醚[7]。MK

有两种存在形式，分别为酸型和内酯型（图 3-1），其中酸型 MK 降低胆固醇水平的能力大约是内酯型 MK 的 2 倍，并且内酯型 MK 需要羟基酸酯酶的作用才能转化为酸型，酸型 MK 的结构与人体内胆固醇合成途径中 HMG-CoA 还原酶的结构相似，是 HMG-CoA 还原酶的竞争性抑制剂，可抑制胆固醇的合成[8]。酸型 MK 结构对 HMG-CoA 还原酶的抑制效果比内酯型 MK 结构的抑制效果更好。MK 还可以增加低密度脂蛋白受体表达，从而降低体内低密度脂蛋白的含量[9]。LIU B Y 等[10] 从红曲米的乙酸乙酯提取物中得到了六种新的莫纳可林类似物，即莫纳可林 V1～V6（1～6），结构见图 3-2，六种类似物的理化性质见表 3-1。MK 被认为是红曲降血脂作用的主要活性物质。Zhang Bo 等[11] 从红曲发酵大米的乙醇提取物中分离出四种新的莫纳可林类似物，即莫纳可林 T(7)、莫纳可林 U(8)、6α-O-甲基-4,6-二氢莫纳可林 L(9) 和 6α-O-乙基-4,6-二氢莫纳可林 L(10)，结构如图 3-3 所示。

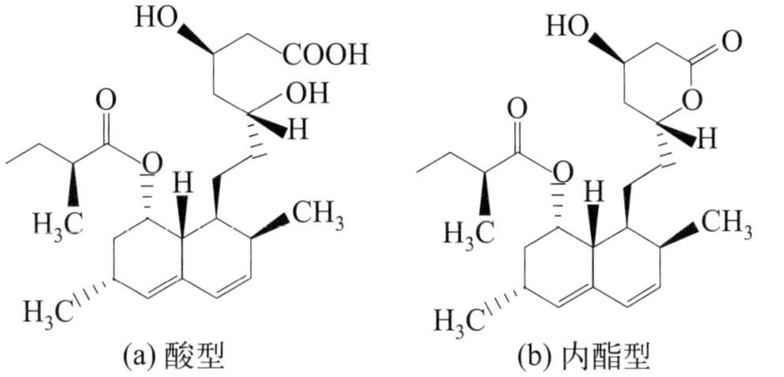

图 3-1 莫纳可林 K 酸型和内酯型结构图

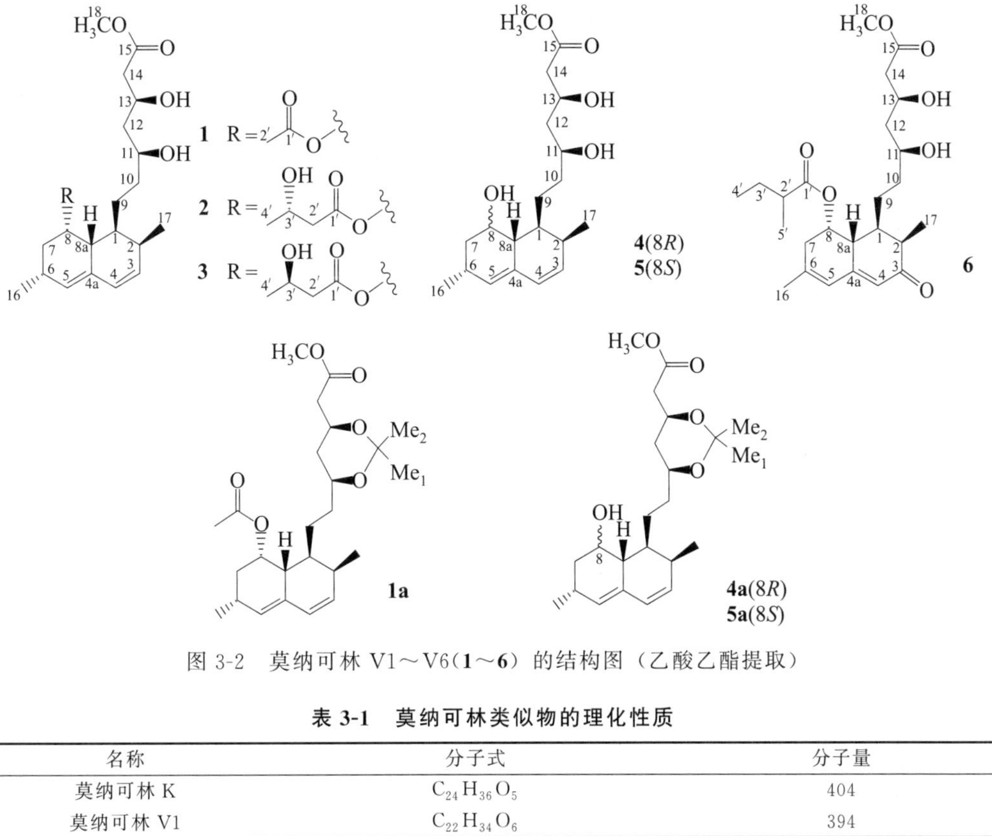

图 3-2 莫纳可林 V1～V6（1～6）的结构图（乙酸乙酯提取）

表 3-1 莫纳可林类似物的理化性质

名称	分子式	分子量
莫纳可林 K	$C_{24}H_{36}O_5$	404
莫纳可林 V1	$C_{22}H_{34}O_6$	394

名称	分子式	分子量
莫纳可林 V2	$C_{24}H_{38}O_7$	438
莫纳可林 V3	$C_{24}H_{38}O_7$	438
莫纳可林 V4	$C_{20}H_{32}O_5$	352
莫纳可林 V5	$C_{20}H_{32}O_5$	352
莫纳可林 V6	$C_{25}H_{38}O_7$	450

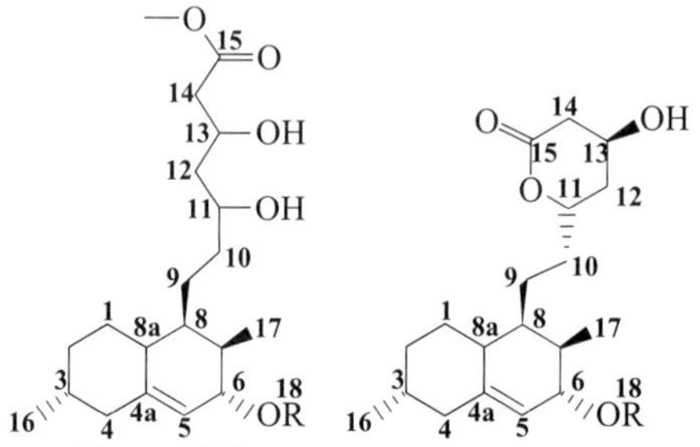

图 3-3　四种新莫纳可林类似物结构图（乙醇提取）

3.1.2　红曲色素

红曲色素是红曲霉的次级代谢产物，本质是酮类化合物。红曲色素是红曲霉利用糯米中蛋白质、糖类在不同发酵阶段产生的生物活性物质，目前发现的代表物有 110 多种，按其溶解性可分为醇溶性和水溶性，其中醇溶性色素（胞内色素）占 70%～80%、水溶性色素（胞外色素）占 20%～30%[12]。红曲色素是多种色素的混合物，经光谱和波谱解析鉴定，其是化学结构不同的一系列聚酮类化合物，主要由红、橙、黄 3 类色素组成[13]。主要研究的醇溶性红曲色素有 6 种，分别为紫红色的红曲玉红胺（monascorubramine）与红斑红曲胺（rubropunctamine）、橙色的红曲红素（monascorubrin）与红斑红曲素（rubropuncta-tin）、黄色的红曲素（monascin）与红曲黄素（ankaflavin），其中红色色素、橙色色素和黄色色素各两种（表 3-2）[14]。而醇溶性橙色色素与胺类或糖类物质作用可生成水溶性色素，其中典型的例子为以谷氨酸盐为氮源发酵产生的 N-谷氨酰红斑胺素和 N-谷氨酰红曲红胺素以及以葡萄糖为碳源发酵产生的 N-葡萄糖基红斑胺素和 N-葡萄糖基红曲红胺素，理化性质见表 3-3，结构如图 3-4 所示[12]。红曲色素具有抑菌、降血脂、抗氧化和降血糖等功能特性[15]。例如，屈炯等[16] 研究发现，红曲色素在 20～100 mg/L 范围下对大多数革兰氏阳性菌有显著抑制作用，60 mg/L 红曲色素对李斯特菌的抑制率可达到 34.37%～38.49%。红曲色素能降低血清中的总胆固醇和低密度脂蛋白胆固醇水平，增加高密度脂蛋白胆固醇含量从而达到缓解动脉粥样硬化的作用[17]。

表 3-2　醇溶性红曲色素理化性质

名称	颜色	分子式	分子量
红斑红曲胺	紫红色	$C_{21}H_{23}NO_4$	353
红曲玉红胺		$C_{23}H_{27}NO_4$	381
红曲黄素	黄色	$C_{23}H_{26}O_5$	386
红曲素		$C_{21}H_{26}O_5$	358
红斑红曲素	橙色	$C_{21}H_{22}O_5$	354
红曲红素		$C_{23}H_{26}O_5$	382

表 3-3　水溶性红曲色素理化性质

名称	颜色	分子式	分子量
N-谷氨酰红斑胺素	红色	$C_{26}H_{29}NO_8$	483
N-谷氨酰红曲红胺素		$C_{28}H_{33}NO_8$	511
N-葡萄糖基红斑胺素	黄色	$C_{27}H_{33}NO_9$	515
N-葡萄糖基红曲红胺素		$C_{29}H_{37}NO_9$	543

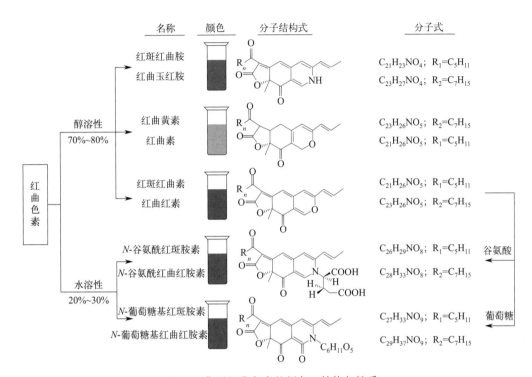

图 3-4　典型红曲色素的颜色、结构与性质

3.1.3　红曲多糖

红曲霉可产生多种活性物质，红曲多糖是其中之一，其由甘露糖、葡萄糖和半乳糖组成（摩尔比 1∶2∶4），该多糖分子以 $1 \rightarrow 3$ 位糖苷键为主，同时亦含有 $1 \rightarrow 6$ 和 $1 \rightarrow 2$ 位糖苷键。红曲中存在大量的红曲多糖[18,19]。红曲多糖为粉红色粉末，经相应纯化处理后颜色为白色，水溶性较好且具有较高的黏度，pH 在 6 左右，无臭无味[20]。红曲多糖在高浓度的乙醇（CH_3CH_2OH）、乙醚（$C_4H_{10}O$）、丙酮（CH_3COCH_3）、乙酸乙酯（$C_4H_8O_2$）等有机溶剂中不溶解，与其他真菌多糖相类似。丁红梅[21]通过动物试验发现，低、中、高浓度下红曲多糖的抑瘤率分别达到 24.70％、31.03％和 39.82％，高浓度组免疫器官质量显著增加，表明红曲多糖对 S180 肉瘤生长有明显的抑制作用并可能是通过提高免疫效应来发挥抗癌效应。

3.1.4　γ-氨基丁酸

红曲米发酵过程中还能产生 γ-氨基丁酸（gamma-aminobutyric acid，GABA），GABA 广泛存在于自然界中[22,23]。GABA 的性质见表 3-4，结构如图 3-5 所示[24]。在哺乳动物中，GABA

是一种重要的中枢神经系统抑制性神经递质，其拥有良好的水溶性与热稳定性。它作为一种广泛存在的氨基酸，还具有改善睡眠和降血压等生理功效[25]。另外，谢芳等[26] 用富含 GABA 的水牛乳酸奶对大鼠连续灌胃 6 周后，发现 GABA 水牛乳酸奶组中 SHR 大鼠的收缩压、舒张压和平均动脉压显著下降，并且大鼠的血清甘油三酯、高密度脂蛋白、低密度脂蛋白和总胆固醇水平出现不同程度的降低，证明 GABA 可能具有降血压与降血脂的作用。

表 3-4   GABA 的理化性质

名称	熔点	分子式	分子量
γ-氨基丁酸	203℃	$C_4H_9NO_2$	103.20

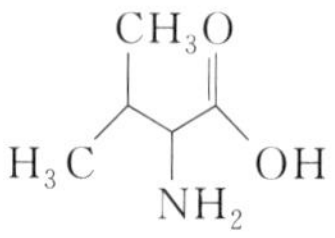

图 3-5   GABA 的结构式

3.1.5   桔霉素

桔霉素（CIT）是一种真菌毒素，在 1931 年首次从柑橘青霉发酵产物中被分离出来[27,28]，其理化性质见表 3-5，结构如图 3-6 所示。1995 年，法国学者 Blanc 等[29] 首次报道了红曲霉菌株也可以产生桔霉素。桔霉素是一种颜色为柠檬黄的针状菱形结晶，分子式为 $C_{13}H_{14}O_5$，部分溶于水，可完全溶于丙酮、甲醇等有机溶剂。桔霉素可以与金属离子螯合，但形成的螯合物不稳定，遇到酸碱溶液、加热等情况都容易发生分解[30]。桔霉素因对革兰氏阳性菌有较强的抑制作用，所以早期它被作为抗生素进行研究，后来发现它能够引发动物肾小管扩张和上皮细胞变性坏死等[31]。我国和世界上其他国家与地区先后规定了红曲产品中 CIT 的最大允许含量。杨海韫[32] 发现通过在红曲菌发酵过程中添加天麻素可以使桔霉素含量降低。

表 3-5   桔霉素的理化性质

名称	熔点	分子式	分子量
桔霉素	170～173℃	$C_{13}H_{14}O_5$	250.25

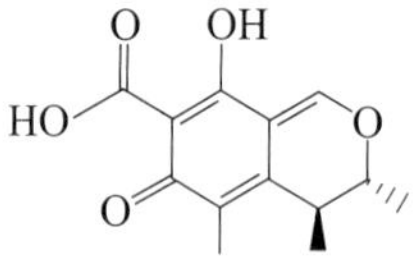

图 3-6   桔霉素的结构式

3.1.6   甾醇类化合物

麦角甾醇又称麦角固醇，是红曲发酵过程中产生的主要维生素类化合物，也是微生物细胞膜的主要成分之一[33]。其不仅是维生素 D_2 的前体化合物，还是真菌细胞膜的重要组成部分，对饱和膜磷脂具有排列和凝聚功能，参与调节细胞膜的流动性和选择透过性[34]。据研究，麦角甾醇可显著降低糖尿病肾病模型小鼠的血糖水平[35]。

豆甾醇又称豆固醇，是一种植物甾醇，广泛存在于多种植物种子中。葛锋等[36] 经薄层色谱、氧化铝柱色谱和硅胶柱色谱等分离纯化手段首次从红曲中分离出了具有降血脂活性的豆甾醇。现代药理学研究发现，豆甾醇具有抗炎、抗氧化、抗癌、降低胆固醇等多种药理学作用[37]。麦角甾醇和豆甾醇的性质如表 3-6 所示，结构如图 3-7 所示。

表 3-6　甾醇类化合物的理化性质

名称	熔点	分子式	分子量
麦角甾醇	156～158℃	$C_{28}H_{44}O$	396.66
豆甾醇	165～167℃	$C_{29}H_{48}O$	412.70

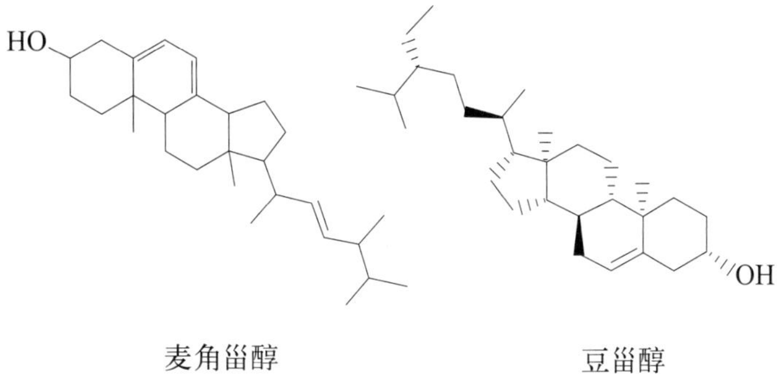

麦角甾醇　　　　　　　　　豆甾醇

图 3-7　麦角甾醇和豆甾醇的结构式

3.2　红曲的药理作用

3.2.1　降血脂

降低人体甘油三酯和总胆固醇水平目前被认为是有效的降血脂手段。最早从红曲中分离得到的具有降血脂作用的活性成分为莫纳可林类化合物[38]。莫纳可林类化合物的结构与体内 β-羟基-β-甲戊二酸单酰辅酶 A（HMG-CoA）还原酶相似。莫纳可林 K 是一类天然的 HMG-CoA 还原酶抑制剂，因此能显著抑制体内胆固醇的合成，达到调节血脂水平的目的[39]。莫纳可林类化合物抑制胆固醇的机制如图 3-8 所示[39]，红曲提取物中的莫纳可林 K 相对于精制洛伐他汀，生物利用度更高，降低总胆固醇水平作用更有效[40]。有研究表明某些患者在使用他汀类药物时，会出现横纹肌溶解等副作用，但当红曲作为食物补充剂时，其副作用明显降低。2019 年有文章报道，口服红曲黄、红、橙色素可以显著减轻高脂饮食大鼠的脂质代谢紊乱、改善血脂水平、抑制肝脏脂质的积累并促进胆固醇的排泄。其主要作用机制与机体负责脂质和胆固醇代谢基因的 mRNA 表达水平的上调有关，如图 3-9 所示。

3.2.2　降血压

红曲有降低血压的作用。经实验分析，降压物质为红曲霉所产生的 γ-氨基丁酸（GABA），该物质溶于水，耐 180℃ 高温[41]。有实验表明，红曲可降低患有先天性高血压病的 SHR 大鼠的血压[42]。有研究表明，红曲的降压机制可能为：红曲能有效降低肺组织内血管紧张素转换酶（ACE）活性，减少缩血管物质血管紧张素 Ⅱ 的生成量；可以明显地提高胸主动脉的一氧化碳合酶（NOS）活性，释放出大量的舒张血管活性物质 NO；减少血浆中缩血

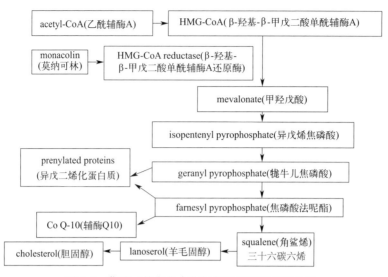

图 3-8 莫纳可林类化合物抑制胆固醇形成的机制

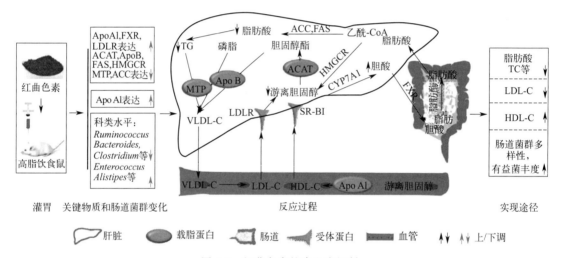

图 3-9 红曲色素的降血脂机制

管物质内皮素（ET）的含量，增加血浆中舒血管物质降钙素基因相关肽的含量。红曲中降压的成分复杂，其降压机制可能也是多种途径的，还需进一步研究[43]。郭俊霞等[40]发现在离体血管环上加入去甲肾上腺素和吲哚美辛，红曲的舒血管作用未受影响，而加入左旋硝基精氨酸（L-NNA）阻断 NO 的合成，可明显抑制红曲的舒血管作用，表明红曲可抑制细胞膜外钙引起的收缩，可通过刺激平滑肌细胞产生 NO 和抑制钙通道而引起血管舒张，这可能是其降血压的主要血管机制。

3.2.3 抗肿瘤

红曲中分离得到的一些次级代谢产物在体外具有一定的抗肿瘤活性。目前已知红曲中富含多种抗肿瘤活性物质，如莫纳可林 K、红曲色素（红曲橙色素、红色素、黄色素等）、酶类、多糖类化合物等，其能多靶向地防御并治疗肿瘤的发生及转移[44]。研究表明，洛伐他汀及其类似物对多种癌细胞有明显抑制作用。其主要机制包括抑制肿瘤细胞增殖及诱导细胞凋亡、降低肿瘤细胞侵袭与转移能力、抑制肿瘤血管生成的调控因子、放化疗增敏、逆转耐药等。陈成群等[44] 合成了 3 种红曲色素的衍生物，其抗癌及毒性测试结果表明，三者均具有较好的体外抗癌活性，与紫杉醇相比，红曲色素类物质的代谢产物毒性更小，价格便宜，是一种潜在的抗癌新药物。

3.2.4 抗糖尿病

糖尿病是一种由胰岛素作用不足引起的慢性疾病，有研究发现，红曲霉发酵产物可以显著降低高脂诱导和链脲酶素诱导的糖尿病大鼠的血糖水平[45]。2020 年的一项研究发现，口服红曲米提取物可使胰岛素缺乏小鼠的血糖水平下降，此外，红曲米提取物降低了腹膜内葡萄糖耐受试验中胰岛素抵抗小鼠的血糖和胰岛素水平，可能与口服红曲米提取物增加了骨骼肌中的 GLUT4 水平有关[46]。玛合沙提·努尔江等[12] 经研究发现，红曲色素降血糖活性通过 2 个方面来完成：一方面保护胰岛 β 细胞，促进胰岛素分泌；另一方面，通过改善胰岛素抵抗，增加靶细胞对胰岛素的敏感性，从而增加靶细胞对葡萄糖的摄取，达到降血糖效果，如图 3-10 所示。

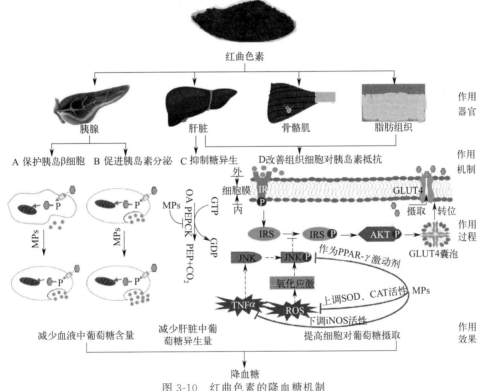

图 3-10　红曲色素的降血糖机制

3.2.5 抗骨质疏松

有研究指出[47]，红曲中的麦角甾醇及他汀类成分为抗骨质疏松的活性物质，红曲醇提取物可明显增加骨形态发生蛋白，增加骨量和骨小梁数量，降低骨小梁分离度，提高骨密度，有效预防骨质疏松。冷明昊等[48] 采取双侧卵巢切除手术构建骨质疏松症大鼠模型，与假手术组相比，加入红曲的组别大鼠体质量增加，骨密度显著增加，骨小梁排列有所改善，骨小梁数目增加且连接增强，骨代谢的生物标志水平显著降低，激活腺苷一磷酸活化蛋白激酶信号通路并上调重组人骨形态发生蛋白质-2 的表达，表明红曲对去卵巢大鼠的骨质疏松症具有改善作用。杨栋等[49]采用去势骨质疏松的动物模型，以鲑鱼降钙素作为阳性对照，分析红曲对大鼠骨密度及体重的影响。结果表明红曲对去势大鼠骨密度值有一定的提高作用，可以有效降低去势大鼠的骨转换率、减缓由于雌激素分泌减少而造成的骨量减少，骨质疏松的预防和治疗值与血清护骨因子（OPG）含量存在正相关关系，说明大鼠骨密度下降与血清 OPG 含量降低有关，推测红曲的作用可能是通过改变血清 OPG 含量来实现的。

总之，红曲作为一种药食两用的宝贵传统中药，在中国的应用历史悠久。红曲可产生多种代谢产物，包括莫纳可林类、红曲色素、γ-氨基丁酸和桔霉素等多种活性物质。传统中医药认为，红曲具有健脾消食、温中止痢、活血化瘀等功能，主要用于治疗消化系统的疾病、妇科疾病、跌打损伤等伤科疾病。现代药学研究表明，通过红曲霉代谢产生的活性物质，使红曲具有降血压、降血脂、降血糖、抗骨质疏松、抗肿瘤等多种药理作用。利用红曲制成血脂康片及血脂康胶囊等优秀降血脂产品，使红曲能更广泛地发挥出其药效作用。同时，还应该不断完善红曲药理作用和安全性方面的研究，充分认识和开发红曲的药用价值，将红曲这一伟大发明更好地应用于人类的健康事业。

▶ 3.3 红曲酒与分类

黄酒与啤酒、葡萄酒齐名，被认为是世界上最古老的三大酿造酒[50]。其中黄酒已至少有 9000 年的历史，有人将其誉为我国的"国酒"。按照用曲和原料，黄酒可分为小麦酒、麦曲酒和红曲酒，分别以山东即墨老酒、浙江绍兴黄酒、福建红曲黄酒为典型代表。其中红曲酒是最具特色的中国黄酒，多产于福建、浙江、台湾等地。红曲酒是以红曲作为糖化发酵剂酿造的，酒体呈现棕红色，并具有独特的醇厚香味。

红曲作为我国黄酒生产中一种特有的糖化发酵剂，具有丰富的酶系、独特的曲香以及产红曲色素的能力。红曲本身的特性赋予了红曲酒区别于其他品种黄酒的特殊保健功能。《本草纲目》中记载，"红曲【气味】甘，温，无毒。【主治】消食活血，健脾燥胃，治赤白痢下水谷。酿酒，破血行药势，杀山岚瘴气，治打扑伤损，治女人血气痛，及产后恶血不尽，擂酒饮之，良。"红曲酒在民间一直被认为是传统保健酒。现代研究表明，红曲酒中含有红曲霉发酵代谢所产生的多种功能物质，包括酶（淀粉酶、糖化酶、蛋白酶等）、脂肪酸等初级代谢产物以及红曲色素、莫纳可林 K、γ-氨基丁酸等次级代谢产物（表 3-7），这些功能物质有降血压、降血脂、降血糖、抗肿瘤、抗菌、抗氧化等作用[51-55]。

表 3-7　红曲黄酒中的功能物质

功能物质	基础化学物质	基本功能
红曲色素	橙色素、红色素以及黄色素	抗疲劳、调节脂质代谢、清除羟自由基、防癌抑菌
莫纳可林 K（monacolin K）	开环型 monacolin K 闭环型 monacolin K	抑制胆固醇合成
γ-氨基丁酸（GABA）	—	扩张血管促进血压降低、改善脑功能、抗焦虑
酚类物质	酚酸、黄酮、鞣酸以及花青素	抑制、清除自由基；显著降低机体患心血管疾病、糖尿病以及一些癌症和其他疾病的风险
多糖	葡萄糖、阿拉伯糖和木糖	参与机体的免疫调节、抗癌、抑制血液凝固、抗病毒、降低血液中的胆固醇和甘油三酯
生物活性肽及氨基酸	—	具有丰富的营养价值、降低小鼠机体内血脂含量

3.3.1 红曲酒的类型

红曲酒是我国的一种传统发酵酒，具有几千年的历史和独特的工艺，被誉为"中华国粹"，是我国最具民族特色的酒精饮料之一[56]。它通常使用稻米、小麦、糯米或其他谷物作为主要原料，并采用红曲霉进行发酵。在多种微生物共同作用下其不仅富含营养成分，又因添加红曲进行发酵而具有独特的功效。目前，红曲酒的主要产地是福建、浙江和湖北等省，其中较为典型的有福州青红酒、乌衣红曲酒、龙岩沉缸酒、福建老酒[57]。红曲酒的类型可以根据不同的因素来分类，包括发酵时间、原料、生产地点和酿造工艺等（图3-11）。传统黄酒主要分为麦曲发酵酿造的海派黄酒（浙江、上海）、黍米和麦曲（简称黄曲）发酵酿造的北宗黄酒（山东即墨）以及红曲发酵的红曲黄酒（闽派黄酒或红曲黄酒）。福建红曲黄酒以糯米主要原料，添加红曲糖化发酵，配以山泉精酿而成，酒液呈琥珀色，具有醇香与红曲香的幽雅混合香，具有广阔的市场前景[58]。

根据现行标准 QB/T 5334—2018[59]《红曲酒》，红曲酒按工艺可分为红曲酒、单一（本色）红曲酒、特型红曲酒。红曲酒（hongqujiu）是以稻米和/或其他淀粉质原料、水为主要原料，以红曲为主要糖化发酵剂酿制而成的发酵酒；单一红曲酒（pure hongqujiu）也称本色红曲酒，是指以稻米、水为主要原料，仅以红曲为糖化发酵剂，经蒸煮、糖化发酵、固液分离（压榨、过滤）、杀菌（煮酒）、贮存、勾兑，不添加非自身发酵物质的红曲酒；特型红曲酒（special type hongqujiu）是指由于原辅料和/或工艺有所改变，具有特殊风味且不改变红曲酒风格的，或以含有功能性红曲米（粉）的红曲为主要糖化剂的红曲酒。按总含糖量（以葡萄糖计）可将红曲酒分为干型红曲酒（≤15.0 g/L）、半干型红曲酒（15.1~40.0 g/L）、半甜型红曲酒（40.1~100.0 g/L）和甜型红曲酒（＞100.0 g/L）。按产地分类有福建红曲黄酒、浙江金华红酒和台湾红酒，尤以福建红曲黄酒历史悠久、种类丰富。福建红曲黄酒的代表有：（1）甜型——龙岩沉缸酒；（2）半甜型——福建老酒（福州）；（3）半干型——惠泽龙酒（屏南）、连江元红（连江）；（4）干型——青红酒（闽侯）。

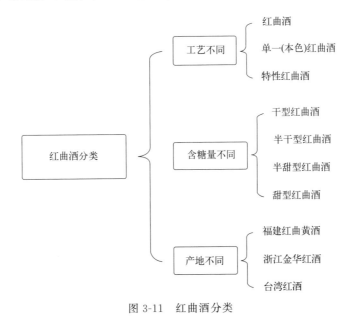

图 3-11 红曲酒分类

3.3.2 红曲酒的质量控制

原料控制是基础，红曲质量对红曲酒终产品的品质具有重要影响。原料应经过严格的筛选和处理，以确保其质量。此外，不同类型的红曲酒使用不同种类的原料，因此原料选择也是关键因素之一。《中国药典》规定了血脂康片和胶囊的指纹图谱检查，并制定了洛伐他汀的含量测定项，红曲酒用红曲药材的质量控制可参考此方法。

胡均亮[60] 通过使用安卡红曲霉（*Monascus anka*）纯种发酵红曲酒，研究 *Monascus anka* 对红曲酒发酵过程中的挥发性风味物质和抗氧化活性的影响。采用纯种红曲发酵红曲酒，通过单因素实验对红曲酒的发酵参数（中温酶添加量、加曲量、料水比、发酵温度）进行了优化，发现在 0.72% 中温酶添加量，10% 加曲量，1∶2 料水比，发酵温度为 30℃ 时，得到最优化的红曲酒。

为对不同系列红曲酒进行综合、科学的区分和评价，目前的研究以红曲酒为研究对象，大多利用气相色谱法或高效液相色谱法对风味成分或有效物质进行定性定量分析，并构建各系列红曲酒指纹图谱，结合药物评价方法对不同系列红曲酒进行区分和评价。不同系列红曲酒风味成分的指纹图谱差异显著，各系列指纹图谱具有独立性和代表性；通过因子分析或聚类分析对各系列红曲酒指纹图谱进行降维分析，建立评分模型，为不同类型红曲酒综合打分，从而有效、准确地对不同系列红曲酒进行评价和鉴别。

孔芳等[61] 对不同窖藏时间丹溪红曲酒的活性成分及抗氧化能力进行了评价。选取窖藏 3 年、5 年、8 年、15 年和 20 年的丹溪红曲酒，参照 GB/T 13662—2018《黄酒》的方法对酒精度、总酸、pH、总糖和非糖固形物含量进行测定，采用 3,5-二硝基水杨酸比色法对还原糖进行测定，采用福林酚法对总多酚和总黄酮含量进行测定，利用 1,1-二苯基-2-苦肼基（DPPH）自由基清除能力和氧自由基吸收能力（ORAC）评价红曲酒的体外抗氧化能力，并且运用高效液相色谱法（HPLC）测定红曲酒中洛伐他汀的含量。结果表明：①总糖含量随着窖藏时间的增加先降低后升高，窖藏 20 年的红曲酒总糖和还原糖的质量浓度最高，分别为 46.92g/L 和 22.35g/L；非糖固形物的含量随着窖藏时间的增加先升高后降低，窖藏 8 年红曲酒非糖固形物的质量浓度最高，为 33.95g/L；②总多酚及总黄酮含量随着窖藏时间的增加先小幅升高后降低，窖藏 5 年红曲酒总多酚及总黄酮质量浓度最高，分别为 6.49mg/mL 和 4.23mg/mL；③各窖藏时间红曲酒均具有很强的抗氧化能力，其中窖藏 3 年的红曲酒对 DPPH 自由基的清除能力最强，8 年红曲酒具有最高的 ORAC 值；④各窖藏时间红曲酒中洛伐他汀含量较为稳定。窖藏时间能够一定程度上增加红曲酒中总多酚的含量，提高 ORAC 能力，且不会引起洛伐他汀含量的减少。

张庆庆等[62] 采用柱前衍生化毛细管电泳法（CE）测定红曲酒中 γ-氨基丁酸的含量，对缓冲液类型、缓冲液浓度、缓冲液 pH、分离电压、柱温进行了优化。在熔融石英毛细管柱 50μm×60cm（有效长度 50cm）、异硫氰酸苯脂（PITC）为柱前衍生化试剂、80mmol/L 硼砂（pH9.5）为运行缓冲液、分离电压 25kV、柱温 20℃、检测波长 250nm 时测定 γ-氨基丁酸最佳。检测限为 0.296μg/mL，相对标准偏差（RSD）为 1.25%，回收率为 99.9%～100.9%。苏昊等[63] 测定乌衣红曲黄酒基酒的挥发性物质组成，并进行方法学研究。用气相色谱检测出 10 年陈红曲黄酒中的挥发性物质成分 48 种，其中包含酯类 22 种、醇类 5 种、酸类 5 种、醛类 3 种，主要成分有苯乙醇、苯甲醛、丁二酸二乙酯、2-羟基丙酸乙酯、糠醛、3-甲基-1-丁醇、2-辛酮、2-甲基 1-丙醇。方法学考察表明基酒中含量前 10 的挥发性物质的色谱峰相对保留时间和相对峰面积的相对标准偏差分别小于 0.2% 和 5%。孟资宽等[64] 对红曲酒中红曲色素的稳定性进行了研究，以紫外、自然光照、瓶子颜色、温度等因素为研究对象，使用紫外分光光度计测定红曲酒的吸光度并计算保存率。结果表明，紫外照射 160 min 后红曲酒吸光度保存率为 91.5%；自然光下储存 120 天吸光度保存率仅为 24%，而避光保存组吸光度保存率为 70%。绿色瓶子最有利于红曲酒中色素保存，在太阳光照射下 7h 后绿色瓶中的红曲酒吸光度保存率为 74.2%，而无色瓶仅为 50%；温度对红曲酒中红曲色素影响不大，4℃和室温（20～30 ℃）下保存 4 个月的红曲酒颜色和吸光度保存率相差不大，煎酒温度和时间条件下红曲酒中色素吸光度基本没有变化。

红曲酒作为中国传统的发酵酒，具有悠久的历史和独特的风味，一直备受欢迎。红曲酒的类型多样，每种类型都有其独特之处。为了确保产品的质量，质量控制至关重要，包括原料质量控制、红曲霉的培养和管理、发酵和蒸馏控制，以及储存和陈酿[65]。未来，红曲酒产品应根据现有的菌种、原料及生产技术，并参照国内外有关标准继续发展和改进，包括高科技应用、持续质量改进、持续监测和检测，以及国际标准和认证[66]。功能性红曲酒中含有桔霉素[67]、生物胺、氨基甲酸乙酯等对人体健康有害的物质，因此需要对其进行安全控制，目前缺乏相关方法，筛选出不产或低产这些有害物质的红曲霉菌株对红曲酒业的安全发展具有重大意义。通过不断的努力和创新，红曲酒产业可以更好地满足国内外消费者的需求，促进产业的可持续发展。

3.3.3　红曲酒生产工艺

酿酒行业中历来有"曲为酒之骨"的说法，酒曲的主要作用是加速将谷物中的淀粉、蛋白质等转变成糖、氨基酸，以便后续酵母发酵。红曲酒中所用的红曲产地不同，制法各异。最著名的是福建古田县的"古田红曲"和建瓯市所产的"乌衣红曲"。古田红曲产量占世界红曲产量 80%以上，在 2018 年福建古田县被授予"中国红曲之乡"的称号。建瓯市所产的"乌衣红曲"，是两种霉菌共生的散曲，米粒被黑曲霉孢子覆盖，红曲霉的红孢子如斑点般散落，因此得名[68]。福建红曲传统制法如图 3-12 所示。

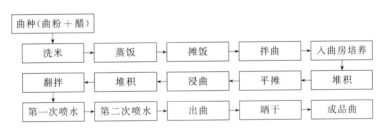

图 3-12　福建红曲传统制法

红曲上所生长的微生物为红曲霉，其生长特点是耐酸。因此在接种时及培养过程中，加入醋酸或明矾水调节酸度，可创造适宜红曲霉生长的环境。温度是红曲制作过程的一大关键因素，故应利用堆积或摊开的方法调节温度。其次湿度和水分含量也很关键，水分太高或太低均不适于红曲霉培养，需要靠喷水、控制浸曲时间等多种方法来控制。现代制曲工艺与传统工艺大同小异，不同之处在于现代制曲工艺可直接用红曲霉菌液接种，由于机械化和产业化发展，生产工艺逐步细化、影响因素控制得更为严格。

（1）传统福建红曲黄酒制作工艺

日本学者花井四郎[69] 曾简明扼要地记述了传统福建红曲黄酒的制作过程（图 3-13）：①红曲及投料水置于缸中浸渍 7～8 小时（浸曲）；②投入冷却的熟糯米饭和白露曲；③发酵

至第 28 天进行初次搅拌后，每 7~10 天再搅拌，到约 120 天发酵期结束进行压榨；④压榨后的糟加水再压榨，榨汁与之前所得榨汁调和；⑤用石灰水中和榨汁到所定的酸度，煎酒、装瓶贮藏 2~3 年。

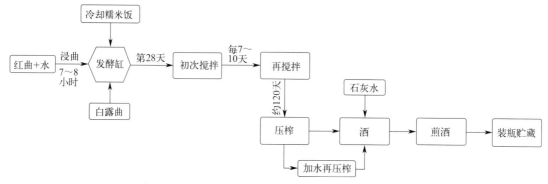

图 3-13　传统福建红曲黄酒制作工艺

其中提到的白露曲为白曲的一种，白曲又称药白曲、药曲，用米粉或米糠为原料，添加中草药，接种曲培养而成，呈白色，故称药白曲。研究表明，药白曲中主要的微生物有霉菌和酵母及少量细菌，这些微生物有着很强的糖化能力和发酵产生酒精的能力，其中的中草药为酿酒菌类提供营养并起到了一定的抑制杂菌作用，使酒产生特殊香味[70,71]。

浸曲这一操作目前仍有应用，任飞等[72] 在红曲酒的研制过程中特别提到了浸曲，其在制作功能性红曲酒时保持温度 25~30℃，时间一般控制在 12h 左右，待多数曲浮起即为浸曲完成，浸曲可使红曲中酶类物质大量溶出，待米饭中加入红曲后，即吸收较浓酶液，糖化速度提高。

（2）现代福建红曲酒工艺

各地的红曲酒制作工艺大致相同，但各有特点。据学者李相友[68] 介绍，福建红曲黄酒制作工艺的特别之处在于采用"一坛式"发酵的方式，前发酵、后发酵在同一只酒坛中进行，且落坛后搅拌五次，有较长的前后发酵期（图 3-14）。陶坛贮存陈酿的方式有利于酒体的氧化还原作用等，生成更多的香气物质与风味物质的同时，还能消除与减少酒体中的有害成分。

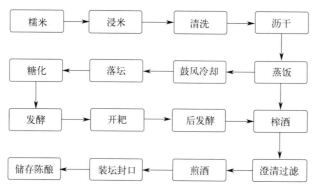

图 3-14　现代福建红曲黄酒制作工艺流程

（3）其他制作工艺

黄媛媛[73] 等开发了一种新型红曲黄酒酿造工艺，工艺流程如图 3-15 所示。

此工艺的主要不同之处在于优化了糖化及发酵菌种，红曲米与大米用量相同，即红曲米

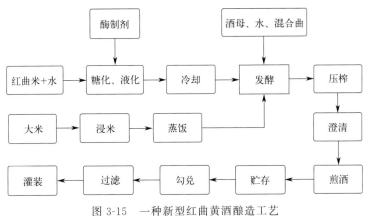

图 3-15　一种新型红曲黄酒酿造工艺

的主要作用为提供红曲及发酵原料，酶制剂及由优选霉菌制成的混合曲则起到糖化的作用。汪建国[74] 等研究了一种五色米养生红曲酒的工艺技术，以五种米（粳米、白糯米、黑糯米、小米、玉米）为主要原料，通过添加红曲制作养生酒。由于原料构成复杂，因此分两次投料，糖化阶段投入白药及粳米饭，糖化后再投入红曲及其余米浆，进行"三边发酵"（边糖化，边酒精发酵，边蛋白质分解），调正原料米组合结构，增加平衡黄酒营养与功能成分。此工艺主要是在发酵原料上创新，与之相似的有孙兆平[75] 对麻山药红曲酒发酵关键技术的研究、邓梦婕等[76] 对沙棘红曲酒发酵工艺的研究、牛小明[77] 对红曲蜂蜜酒生产工艺的研究等。也有通过添加各种辅料开发新型红曲酒的研究，如添加米糠、玫瑰、生姜、蜂蜜等[78,79]。改变原料或添加辅料主要是改变了红曲酒的营养成分，对红曲酒品种的创新起引导作用。左楠楠[80] 对液化法酿造红曲酒进行了初步探究，发现液化酿造法利用淀粉酶液化粉碎大米后再添加红曲及酵母发酵酿酒是可行的，与传统酿造法相比，省去了浸米、蒸饭的过程，节约了大量的水及能量。且液化法对原料的利用更为充分，其酒精度、氨基酸含量等都较传统法高。

3.3.4　红曲酒酿制影响因素

（1）红曲霉种类

在红曲酒的制作过程中，红曲主要起发酵糖化、引入红曲霉活性代谢产物的作用，是决定红曲酒品质的关键。因此许多研究致力于筛选培养具有特定优良性能的红曲霉，如能生产莫纳可林 K 等生理活性物质的菌种，以此制作功能性红曲。吴玉峰[81] 对我国主要产地红曲中的红曲霉进行分离筛选，又通过诱变育种手段选育出酿酒用高产莫纳可林 K、红曲色素的红曲霉菌株，将其应用于红曲黄酒的发酵酿造后，获得了含有较多莫纳可林 K 及较高色价的红曲酒。莫纳可林 K 分为开环和闭环两种结构，开环结构的莫纳可林 K 生理功能较闭环优异。而桔霉素是红曲中一种具有神经毒性、肝毒性和肾毒性，可诱发细胞突变，导致恶性肿瘤的次级代谢产物[82]。因此郑平等[83] 采用不同红曲霉固态发酵制备功能红曲米，采用高效液相色谱法对红曲米中莫纳可林 K、桔霉素等物质的含量进行分析，筛选得到了高产开环型莫纳可林 K 菌株。采用该菌株发酵制备，功能红曲米中的莫纳可林 K 含量达到25.10 mg/g，开环率为 90.5%，且桔霉素未检出。陈豪锋等[84] 为解决功能红曲用于酿酒生产中面临的淀粉酶活力低和桔霉素含量高的问题，开展红曲培养基质、培养温度、pH、初始水分含量等工艺的改进和控制，发现功能红曲的基质中加入 20% 大豆胚芽，酿酒功能红曲产淀粉酶能力及莫纳可林 K 等生物活性物质含量均有提高。

（2）红曲添加量

左楠楠[80]在对红曲黄酒酿造关键技术的研究中提出，红曲的添加量对黄酒的酒精度、色价、风味等都有一定的影响。随着红曲的添加量增加，糖化及发酵作用提高，原料中淀粉、蛋白质等分解加剧，酵母对糖类的利用度增大，使得酒精度、氨基酸态氮含量、色价明显提高，但红曲添加量过多会产生浓重的红曲味，影响酒的风味。陆方菊等[85]研究了红曲米添加量对红曲酒中 5 种酚酸、2 种黄酮成分的影响及其总抗氧化能力、DPPH 自由基、ABTS$^+$ 自由基清除能力和还原力的差异，研究发现各酒样总酚含量与 DPPH 自由基清除能力、ABTS$^+$ 自由基清除能力和 FRAP 法测定酒样的还原力结果相吻合，均随着红曲添加量的增加而增加，说明红曲米是红曲酒中多酚类物质的重要来源，适当增加红曲米的含量有利于提高红曲酒的还原性。

（3）贮藏时间

孔芳等[61]研究了不同窖藏时间对丹溪红曲酒的活性成分及抗氧化能力的影响，研究发现窖藏 20 年的红曲酒总糖和还原糖的质量浓度最高，分别为 46.92 g/L 和 22.35 g/L；非糖固形物的含量随着窖藏时间的增加先升高后降低，窖藏时间能够一定程度上增加红曲酒中总多酚及总糖的含量，提高氧自由基吸收能力，且不会引起洛伐他汀含量的减少。

目前我国红曲酒产业欣欣向荣，前景广阔。近年来随着人们生活水平的提高，人们开始追求健康的生活方式。红曲酒作为一种传统保健酒，有很大的开发潜力。因此，对红曲酒酿造工艺的创新和研究、红曲霉菌的选育培养、红曲酒发酵的过程及影响发酵的因素等的研究必不可少。同时企业也应当加强对红曲酒的重视及开发的力度，可选择与高校合作的方式，增加对红曲酒的科研投入，加大宣传力度，争取打造高端的红曲酒品牌。

（孙国祥）

参　考　文　献

[1] 童群义. 红曲霉产生的生理活性物质研究进展 [J]. 食品科学，2003，24（01）：163-167.

[2] 尤新. 红曲在调节血脂功能方面的应用 [J]. 粮油食品科技，2011，19（03）：52-54.

[3] 潘荣华，方章昀，唐心怡，等. 红曲霉二次代谢产物及其药理作用的研究进展 [J]. 华西药学杂志，2023，38（03）：345-351.

[4] 边秀娟，王瑾，包国荣. 红曲的研究进展 [J]. 福建分析测试，2001，10（04）：1521-1524.

[5] 蔡洁云，欧艺深，刘丽莹，等. 中药红曲降血脂药理作用及其处方制剂（产品）分析 [C] //广东省药学会. 2010 年广东省药师周大会论文集. 广州医学院第三附属医院药剂科；广州市荔湾区第二人民医院信息科；2011.

[6] ENDO A，MONACOLIN K. A new hypocholesterolemic agent produced by a Monascus species [J]. The Journal of Antibi otics，1979，32：852-854.

[7] 张婵，程颖，秦昱晖，等. 红曲霉合成莫纳克林 K 的研究进展 [J]. 食品科学技术学报，2023，41（05）：24-33.

[8] 殷倩倩，左勇. 红曲发酵工艺及相关生物活性物质研究 [J]. 粮食与油脂，2023，36（09）：32-35.

[9] XIONG Z，CAO X，WEN Q，et al. An overview of the bioactivity of monacolin K/lovastatin [J]. Food Chem Toxicol. 2019，131：110585.

[10] LIU B Y，XU F，BAI J，et al. Six new monacolin analogs from red yeast rice [J]. Chinese Journal of Natural Medicines，2019，17（05）：394-400.

[11] ZHANG B LIU T X，WANG A L，et al. Four new monacolin analogs from Monascus purpureus-fermented rice. Journal of Asian Natural Products Research. 2018，20（3）：209-216.

[12] 玛合沙提·努尔江，包天雨，张添琪，等. 红曲色素的生物活性及其作用机制研究进展 [J]. 食品与发酵工业，2023，49（06）：347-356.

[13] 苏东晓，张瑞芬，张名位，等. 红曲色素生物活性研究进展 [J]. 河南工业大学学报（自然科学版），2017，38

（02）：129-135.

[14]　周文斌，贾瑞博，李燕，等．红曲色素组分、功效活性及其应用研究进展［J］．中国酿造，2016，35（07）：6-10.

[15]　余济源．高盐胁迫下红曲色素代谢及抑菌性的初步研究［D］．天津科技大学，2021.

[16]　屈炯．红曲色素组分分离及其功能的初步研究［D］．华中农业大学，2008.

[17]　孙佰申．红曲霉发酵及某些生理活性物质的研究［D］．浙江工业大学，2004.

[18]　田军，李兆兰，沈晓云，等．红曲多糖的化学结构分析［J］．南京中医药大学学报，1998，14（04）：217-218＋68.

[19]　蒋汶．红曲霉发酵产多糖及其性质的初步研究［D］．安徽工程大学，2016.

[20]　贾格格．红曲多糖的结构表征以及免疫活性的研究［D］．天津科技大学，2023.

[21]　丁红梅．红曲多糖抑瘤作用初步研究［J］．菌物研究，2007，5（03）：171-173.

[22]　唐志琴，胡作民，刘芳，等．红曲米：抗癌作用及其分子机制的新进展［J］．现代食品科技，2023，39（07）：344-351.

[23]　后家璋．高产 γ-氨基丁酸红曲霉菌株的筛选及发酵条件优化［D］．浙江师范大学，2008.

[24]　周俊萍，徐玉娟，温靖，等．γ-氨基丁酸（GABA）的研究进展［J］．食品工业科技，2024，45（05）：393-401.

[25]　颜丽，刘秀河，李钰涵．红曲霉代谢产物的研究进展与应用［J］．中国调味品，2020，45（07）：191-193.

[26]　谢芳，杨承剑，唐艳，等．含 γ-氨基丁酸水牛酸奶对 SHR 大鼠血压、血脂及小鼠醉酒的影响［J］．中国酿造，2015，34（09）：97-100.

[27]　李秀利，曹学丽，廖永红．桔霉素检测技术研究现状及展望［J］．分析仪器，2014，（01）：1-6.

[28]　王静．环境因子对红曲霉菌产桔霉素的影响［D］．天津科技大学，2011.

[29]　BLANC P J，LORET M O，GOMA G. Production of citrinin by various species of Monascus［J］．Biotechnology Letters，1995，17（3）：291-294.

[30]　王艳玲．黄酮类化合物对橙色红曲菌 AS3.4384 产桔霉素的影响及相关组学研究［D］．南昌大学，2020.

[31]　李牧，李利，冯艳丽，等．古老而充满魅力的红曲菌［J］．科学通报，2023，68（05）：479-494.

[32]　杨海韫．天麻素对红曲菌发酵产桔霉素的影响及其产品制备［D］．南昌大学，2023.

[33]　程洋洋，惠靖茹，郝竞霄，等．食用菌中麦角甾醇的研究进展［J］．食品工业科技，2021，42（10）：349-354.

[34]　刘鹏，刘雪莲，李金耀．麦角甾醇过氧化物的生物活性及制备进展［J］．中国新药杂志，2023，32（20）：2058-2065.

[35]　LIU C，ZHAO S，ZHU C，et al. Ergosterol ameliorates renal inflammatory responses in mice model of diabetic nephropathy［J］．Biomedicine Pharmacotherapy，2020，128.

[36]　葛锋，王艳，王剑平，等．红曲中主要活性成分的研究［J］．昆明理工大学学报（自然科学版），2012，37（02）：61-64.

[37]　马亚宣，吴垚锌，邵瑞，等．豆甾醇通过抑制钙离子内流抑制大鼠前列腺间质细胞收缩［J］．天津中医药，2022，39（11）：1445-1451.

[38]　周香珍，林书发，何书华．红曲药学评价研究进展［J］．中国现代中药，2016，18（07）：936-941.

[39]　刘永华，徐文生，万邵琥，等．红曲研究的现状与进展［J］．食品与发酵工业，1997，（05）：69-72.

[40]　郭俊霞，郑建全，雷萍，等．红曲降血压的血管机制：抑制平滑肌钙通道并激发其一氧化氮释放［J］．营养学报，2006，28（03）：236-239＋243.

[41]　雷帮星，杨国彬，税小波，等．红曲及其活性物质的研究进展［J］．贵州化工，2004，29（05）：12-15.

[42]　邢旺兴，张梅，方琅，等．中药红曲的药理作用研究进展［J］．药学实践杂志，2006，24（01）：1-3.

[43]　郑建全，郭俊霞，金宗濂．红曲对自发性高血压大鼠降压机理研究［J］．食品工业科技，2007，28（03）：207-209.

[44]　陈成群，熊倩，魏杰．红曲素衍生物的合成及体外抗癌活性研究［J］．化工技术与开发，2019，48（01）：9-12.

[45]　杨树玲，陈冬，孔维宝，等．红曲霉发酵制品中的代谢产物及其生理活性研究进展［J］．生物学通报，2019，54（09）：1-5.

[46]　钱素瑛，汪翼凡，叶杨．醇提红曲对骨质疏松大鼠骨折愈合过程中 BMP-4 mRNA 和蛋白表达的影响［J］．中国中医药科技，2015，22（03）：284-286.

[47]　赵芳芳．红曲调脂疗效和安全性评价及制定血脂管理指南考量因素［D］．中国中医科学院，2023.

[48]　冷明昊，张卫华，陈东，等．红曲通过激活腺甘酸活化蛋白激酶上调骨形态发生蛋白 2 表达对去卵巢大鼠骨质疏松症的改善作用［J］．中国中医骨伤科杂志，2021，29（03）：7-11.

[49]　杨栋．醇提红曲对去势骨质疏松模型大鼠的影响及其作用机制的探讨［D］．山西医科大学，2007.

[50]　徐少华．新酒佳话篇［J］．中国酒，1999，（06）：44-49.

[51] 慕琦，向凌云，赵艳岭，等．纳豆红曲胶囊活性成分及其保健功能研究进展［J］．河南科学，2018，36（10）：1562-1568.

[52] 马美荣，周林艳，李晶晶，等．红曲霉的分离筛选及初步应用研究［J］．酿酒科技，2020，（06）：61-64.

[53] 伍忠玲，刘振民．红曲霉次级代谢产物及其在乳制品中的应用研究进展［J］．乳业科学与技术，2023，46（01）：47-55.

[54] 王明娟，刘静，康帅，等．红曲药材中洛伐他汀含量及指纹图谱的质量评价［J］．中国药事，2018，32（09）：1226-1231.

[55] 唐艳琴．红曲米洛伐他汀对肝癌细胞的抑制功效及其分子机理研究［D］．中南林业科技大学，2023.

[56] 况嘉铀．红曲菌液态发酵产风味物质及成分分析［D］．湖北工业大学，2021.

[57] 郭伟灵，周文斌，蒋雅君，等．不同类型红曲黄酒中挥发性风味组分比较分析［J］．福州大学学报（自然科学版），2018，46（04）：586-592.

[58] 刘淑梅．红曲茶黄酒的酿造技术及寒热性研究［D］．福建农林大学，2014.

[59] QB/T 5334-2018．红曲酒［S］.

[60] 胡均亮，陆方菊，陈功，等．不同来源红曲米多酚类化合物和抗氧化活性的聚类分析［J］．中国酿造，2017，36（3）：39-43.

[61] 孔芳，张南海，荆晓萱，等．不同窖藏时间丹溪红曲酒活性成分及抗氧化评价［J］．中国农业大学学报，2022，27（11）：217-227.

[62] 张庆庆，刘辉，汤斌，等．柱前衍生化毛细管电泳法测定红曲酒中γ-氨基丁酸含量［J］．食品与发酵工业，2009，35（12）：119-122.

[63] 苏昊，梁璋成，李维新，等．乌衣红曲黄酒挥发性物质检测方法学研究［J］．福建农业科技，2022，53（10）：60-65.

[64] 孟资宽，徐延，陈剑，等．红曲酒中红曲色素稳定性的研究［J］．食品科技，2015，40（10）：240-243.

[65] 王正元．黍米黄酒生物活性肽的分离鉴定及功能性研究［D］．河南工业大学，2015.

[66] 白妞妞，付志英，陈丰，等．红曲酒功能性成分及安全控制研究进展［J］．酿酒科技，2023（12）：91-94.

[67] 孙强，马祖兵，李小芳，等．红曲发酵过程中桔霉素和黄曲霉毒素的检测方法及控制对策刍议［J］．中国酿造，2017，36（8）：125-129.

[68] 李相友．赤丹闽酒，福建红曲酒之"六美"［J］．中国酒，2023，（4）：36-41.

[69] 花井四郎，周立平．中国的红曲与红曲酒［J］．酿酒科技，2000（4）：82-84.

[70] 黄志清，郑翠银，龚丽婷，等．福建红曲黄酒产业发展现状及对策［J］．酿酒科技，2013（7）：113-116.

[71] 陈晓华，张雯，方亮，等．福建药白曲中优势菌的筛选及其特性研究［J］．福州大学学报（自然科学版），2007（4）：635-640.

[72] 任飞，韩珍琼，熊双丽等．红曲保健酒的研制［J］．食品科学，2007，28（8）：624-627.

[73] 黄媛媛，胡健，倪斌．新型红曲黄酒酿造工艺的研究［J］．酿酒科技，2019，（06）：41-4348.

[74] 汪建国，冯德明．五色米养生红曲酒工艺技术研究［J］．中国酿造，2015，34（12）：153-156.

[75] 孙兆平．麻山药红曲酒发酵关键技术研究［D］．河北农业大学，2018.

[76] 邓梦婕，李丽，刘庆等．沙棘红曲酒发酵工艺的优化［J］．食品工业科技，2018，39（6）：130-134.

[77] 牛小明．红曲蜂蜜酒生产工艺研究［J］．中国酿造，2011，30（3）：165-167.

[78] 付志英，朱瑛，黄靖等．玫瑰花红曲酒酿造工艺的初步探索［J］．福建轻纺，2022（4）：2-47.

[79] 乐军，汪建国，朱卿．鲜姜红曲酒的生产与研制［J］．江苏调味副食品，2018，35（4）：26-28.

[80] 左楠楠．红曲黄酒酿造关键技术的研究［D］．浙江师范大学，2013.

[81] 吴玉峰．高产洛伐他汀红曲菌的选育及其在黄酒中的应用研究［D］．江南大学，2021.

[82] 蒋沅岐，董玉洁，周福军等．红曲的化学成分、药理作用及临床应用研究进展［J］．中草药，2021，52（23）：7379-7388.

[83] 郑平，覃先武，张彦等．高产开环型 monacolin K 红曲霉菌株的筛选及其在红曲酒酿造中的应用［J］．中国酿造，2023，42（3）：129-134.

[84] 陈豪锋，朱兰琴，朱丹华．提高功能红曲淀粉酶活力的研究［J］．科技创新导报，2010，7（15）：2-35.

[85] 陆方菊，彭斌，何松贵，等．红曲米添加量对红曲酒多酚成分及其抗氧化活性的影响［J］．中国酿造，2019，38（5）：113-118.

第 **4** 章 →→→

红曲指纹图谱规范化评价

▶ 4.1 红曲 HPLC 指纹图谱评价

4.1.1 名称、汉语拼音

红曲（Hóngqū）

4.1.2 来源、制法

本品由红曲霉发酵而得。

4.1.3 指纹图谱标准

指纹图谱 照高效液相色谱法［《中国药典》（2020 年版）四部通则 0512］，结合中药指纹图谱技术规范进行测定。

色谱条件与系统适用性试验 采用十八烷基硅烷键合硅胶色谱柱（型号为 COSMO-SIL 5C18-MS-Ⅱ，柱长为 25 cm，内径为 4.6 mm，粒径为 5 μm）；以 0.2% 磷酸-水溶液（含 0.005 mol/L 庚烷磺酸钠）为流动相 A，以乙腈-甲醇（9:1）溶液为流动相 B，按表 4-1 中的规定进行梯度洗脱；采用 DAD 检测器，检测波长为 237 nm；柱温为 35 ℃，流速为每分钟 1.0 mL，进样量为 10 μL。理论塔板数按洛伐他汀峰计算应不低于 4000。

参照物溶液制备 分别取大豆苷元对照品、染料木素对照品、洛伐他汀对照品适量，精密称定，加入提取溶剂（80% 甲醇溶液）制成每 1 mL 含 10 μg 大豆苷元、19 μg 染料木素、447 μg 洛伐他汀的混合对照品溶液，摇匀，即得。

表 4-1　红曲梯度洗脱程序

时间/min	流动相 A/%	流动相 B/%
0～7	95→86	5→14
7～15	86→67	14→33
15～25	67→45	33→55
25～40	45→35	55→65
40～43	35→33	65→67
43～50	33→32	67→68
50～55	32→23	68→77
55～60	95	5

供试品溶液的制备　取红曲样品约 1.5g，置于 25 mL 容量瓶中，精密加入提取溶剂（80%甲醇溶液）10 mL，精密称定，超声（功率 240W，频率 40kHz）30 min，冷却至室温，再精密称定，用提取溶剂补足减失的重量，摇匀，滤过即得。

测定方法　分别精密吸取参照物溶液与供试品溶液各 10 μL，注入高效液相色谱仪测定，记录色谱图。确定供试品色谱图中的大豆苷元、染料木素和洛伐他汀峰，以染料木素为参照物峰，供试品色谱中应呈现 30 个与对照指纹图谱相对应的特征峰。用"中药色谱指纹图谱超信息特征数字化评价系统 4.0 国际版"软件评价，供试品特征图谱与对照指纹图谱的宏定性相似度不得低于 0.90，宏定量相似度应在 80% 到 120% 之间。红曲在 237 nm 处的 HPLC 对照指纹图谱如图 4-1 所示。

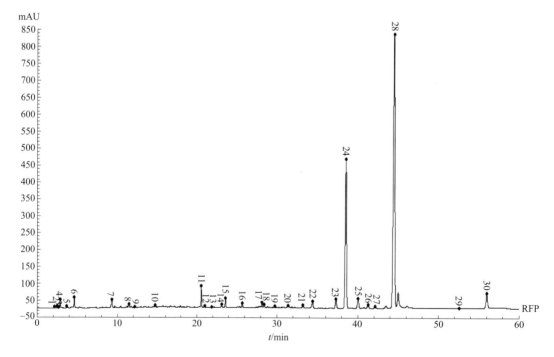

图 4-1　237 nm 处红曲 HPLC 对照指纹图谱

30 个共有指纹峰：峰 11 为大豆苷元；峰 15 为染料木素（参照物峰）；峰 28 为洛伐他汀

注：所用仪器为 Agilent 1260 型液相色谱仪（配有 DAD 检测器、四元泵、在线脱气装置、自动进样器），数据由 Agilent OpenLAB CDS Chemstation（Edition C. 01. 07）网络工作站记录（Agilent 科技有限公司）。

4.2　数字化 HPLC 指纹图谱评价

早在 7000 年前人类就利用指纹当作图章来代替签名，指纹是最早作为身份鉴别的工具。由于指纹终生不变，人各不同，已成为世界公认的最重要的个体特征而被广泛应用于刑事侦探、保密工作。借用"指纹"一词形象鲜明地表述经现代分析仪器检测得到的各种反映中药材、半成品和中成药（或植物药）所含复杂化学物质成分分布的量化比例特征关联药效活性控制为特点，从宏观上整体反映中药材、半成品和中成药（或植物药）中所含化学物质成分的种类、数量、比例和含量特征，并能量化揭示潜在复杂的生物活性信息特征的图谱，称为中药指纹图谱。这里沿用了指纹的特征性和恒定不变性的内涵，它不仅代表中药化学成分复杂性和分布的特征性，更重要的是代表中药化学成分分布比例和含量特征、潜在的生物活性和药效量化特征，满足了天然药物创新实践和生产所必备的基本要求。广泛、丰富和高度自动化的现代分析仪器技术基本能消除环境和操作中各种因素对系统稳定性和重现性的影响，可很容易获得指纹图谱，但其信息评价、获取以及深层次数据挖掘却难以简便、快速、高效地进行。目前，人们在分析中药指纹图谱特征信息时更多采用原始基础性数据评价方法，效率低下且方法单一，获得的有用信息量极少。面对研究中获得的海量数据让人有无所适从、束手无策的感觉，很容易出现对花费大量人力和物力获得的中药指纹图谱检测数据的评价和数据挖掘工作的浅尝辄止而放弃或抛弃有非常重要价值的控制中药质量的重要质量信息数据。中药指纹数字化就是利用数学原理或数学方法对指纹图谱本质特征进行定义、表达、重组、模拟、信息挖掘等处理过程，将检测方法和仪器检测的信号数据转化成易于判别、能揭示潜在复杂的化学和生物活性信息特征的数字化信息。其利用现代信息技术对中药指纹图谱原始信息进行数字化加工处理，与现代分析技术、中药学、中药化学、药理学、化学计量学和虚拟现实技术有机结合，简易化和最大限度揭示指纹图谱隐含的定性、定量的生物活性信息。因此中药数字化指纹图谱是数学原理在中药指纹图谱研究中运用的具体化和最优化，是指纹图谱研究的前沿和核心课题。针对中药数字化指纹标准构建内容，孙国祥等研制的"中药色谱指纹图谱超信息特征数字化评价系统 4.0"软件（支持国内外最常用的 7 种色谱工作站数据），具有便捷、十分利于中药生产线检验评价和中药质量信息化质控应用的特点，有十分重要的经济应用价值并契合中国数字化经济发展。中药数字化指纹图谱是数字中药的核心技术，20 多年来孙国祥课题组系统地建立了一整套中药数字化指纹图谱技术，构建了中药 HPLC 指纹图谱的 100 个特征参数（见表 4-2）。其相关技术和数字化光谱技术总计有 600 多个数学模型。

表 4-2　数字化指纹图谱的 100 个特征参数（软件已递交美国 FDA）

序号	参数	中文名称	数学模型公式	物理含义
1	λ	检测波长	—	是系统紫外检测的波长（默认 200 nm），一般 DAD 检测为 190～400 nm
2	n	指纹峰总数	—	是系统所含指纹峰的总数，须大于参照物的 5%。指纹峰不宜过多，中药质量标准一般不超过 30 个
3	m	分离峰对儿数	$m = n-1$	是系统所含指纹峰的对儿数
4	β	有效分离率	$\beta = \dfrac{m}{n-1}$	是基线分离峰对儿数 m 与 $n-1$ 之比

序号	参数	中文名称	数学模型公式	物理含义
5	γ	均化系数	$\gamma = \sqrt{\sum\limits_{i=1}^{n} A_i \left(n \sum\limits_{i=1}^{n} A_i^2 \right)^{-\frac{1}{2}}}$	是指纹信号的均化性程度大小,越大越好
6	A_{geo}	几何平均峰面积	$A_{geo} = \sqrt[n]{\prod\limits_{i=1}^{n} A_i}$	是系统指纹峰面积的几何平均值,越大越好
7	A_{avg}	算数平均峰面积	$A_{avg} = \frac{1}{n} \sum\limits_{i=1}^{n} A_i$	是系统指纹峰面积的算数平均值,越大越好
8	δ	几平比率	$\delta = \dfrac{A_{geo}}{A_{avg}}$	是几何平均峰面积和算数平均峰面积比,越大越好
9	η	指纹空间利用率	$\eta = \dfrac{\sum\limits_{i=1}^{n} W_i}{T - t_{R1}} \times 100\%$	是系统指纹总峰宽与指纹分布时间的百分比,值越大空间占比高,指纹密集
10	$\sum A_i$	指纹峰面积总和	$\sum A_i = \sum\limits_{i=1}^{n} A_i$	是系统指纹峰面积总和,值越大总信号越大
11	$A_1\%(i)$	第1强峰比 $A_1\%(i)$	归一化百分比为第1(峰号)	寻址第1强峰百分面积 $A_1\%$(指纹峰号)
12	$A_2\%(i)$	第2强峰比 $A_2\%(i)$	归一化百分比为第2(峰号)	寻址第2强峰百分面积 $A_2\%$(指纹峰号)
13	$A_3\%(i)$	第3强峰比 $A_3\%(i)$	归一化百分比为第3(峰号)	寻址第3强峰百分面积 $A_3\%$(指纹峰号)
14	$A_4\%(i)$	第4强峰比 $A_4\%(i)$	归一化百分比为第4(峰号)	寻址第4强峰百分面积 $A_4\%$(指纹峰号)
15	$A_5\%(i)$	第5强峰比 $A_5\%(i)$	归一化百分比为第5(峰号)	寻址第5强峰百分面积 $A_5\%$(指纹峰号)
16	$A_6\%(i)$	第6强峰比 $A_6\%(i)$	归一化百分比为第6(峰号)	寻址第6强峰百分面积 $A_6\%$(指纹峰号)
17	$A_7\%(i)$	第7强峰比 $A_7\%(i)$	归一化百分比为第7(峰号)	寻址第7强峰百分面积 $A_7\%$(指纹峰号)
18	$A_8\%(i)$	第8强峰比 $A_8\%(i)$	归一化百分比为第8(峰号)	寻址第8强峰百分面积 $A_8\%$(指纹峰号)
19	$A_1:A_2:A_3$	三强峰比	$A_1:A_2:A_3 = \dfrac{A_1}{A_3} : \dfrac{A_2}{A_3} : 1$	三强峰面积均除以第3峰面积后作比
20	H_{avg}	平均峰高	$H_{avg} = \frac{1}{n} \sum\limits_{i=1}^{n} H_i$	是系统指纹峰高的均值,越大系统信号越高
21	W_{avg}	平均峰宽	$W_{avg} = \frac{1}{n} \sum\limits_{i=1}^{n} W_i$	是系统指纹峰宽的均值,越小柱效越高
22	N	最强峰柱效	$N = 5.54 \left(\dfrac{t_R}{W} \right)^2$	是第1强峰柱效,应校正到塔板数小于12万
23	$\sum R_i$	分离度总和	$\sum R_i = \sum\limits_{i=1}^{n-1} R_i$	是全指纹峰间分离度之和,越大越好
24	R_{avg}	平均分离度	$R_{avg} = \dfrac{1}{n-1} \sum\limits_{i=1}^{n-1} R_i$	是指纹峰间分离度的均值,越大越好
25	τ	分离度均化系数	$\tau = \sqrt{\sum\limits_{i=1}^{n-1} R_i \left[(n-1) \sum\limits_{i=1}^{n-1} R_i^2 \right]^{-1}}$	描述系统指纹分离度的均化程度,越接近1,各分离度大小越接近
26	T	末指纹保留时间	—	是最后一个出峰的共有指纹峰的保留时间,常规 HPLC 应在 50 min 内,UPLC 应在 30 min 内
27	Q	表观进样质量	—	是绝对进样质量(单位为 g 或 mg),SQFM 可为称量量
28	F	指纹图谱指数	$F = \lg R = n\beta\gamma \lg A_0 = \beta\gamma \sum\limits_{i=1}^{n} \lg A_i$	是有效分离率、均化系数乘各指纹面积常用对数之和,越大则图谱信号越大
29	F_r	指纹谱相对指数	$F_r = \dfrac{50 F_{r(q)}}{T}$	用 50 min 标准时间除以末指纹保留时间来校正 $F_{r(q)}$

序号	参数	中文名称	数学模型公式	物理含义
30	$F_{r(t)}$	校时指纹谱指数	$F_{r(t)} = \dfrac{50F}{T}$	用 50 min 标准时间除以末指纹保留时间来校正 F
31	$F_{r(q)}$	标准指纹谱指数	$F_{r(q)} = \beta\gamma \sum\limits_{i=1}^{n} \lg \dfrac{A_i}{Q}$	是表观进样质量 $Q=1$ mg 时的标准 F 值,越大样品含药效物质的量越多
32	S	指纹图谱信息熵	$S = -\sum\limits_{i=1}^{n} p_i \ln p_i = \sum\limits_{i=1}^{n} S_i$	是系统指纹混乱度大小的度量
33	I	指纹信息量指数	$I = \ln R = \sum\limits_{i=1}^{n} S_i \ln A_i$	是系统全部指纹的熵乘以其面积自然对数之和,越大则指纹信号和熵值都高,信息丰富
34	I_r	相对信息量指数	$I_r = \dfrac{50 I_{r(q)}}{T}$	用 50 min 标准时间除以末指纹保留时间来校正 $I_{r(q)}$
35	$I_{r(t)}$	校时信息量指数	$I_{r(t)} = \dfrac{50 I}{T}$	用 50 min 标准时间除以末指纹峰时间来校正 I
36	$I_{r(q)}$	标准信息量指数	$I_{r(q)} = \sum\limits_{i=1}^{n} S_i \ln \dfrac{A_i}{Q}$	当表观进样质量 $Q=1$ mg 时获得的标准信息量指数
37	ω	两种指纹指数比	$\omega = \dfrac{F}{I}$	是 F 与 I 之比,越大有效分离率和均化系数越大
38	RF	指纹分离量指数	$RF = \tau \left[\sum\limits_{i=1}^{n-1} R_i \lg \dfrac{A_i + A_{i+1}}{2} + \dfrac{TZ}{n-1} \lg \dfrac{A_1 + A_n}{2} \right]$	是分离度乘以相邻峰 A 均值常用对数之和并考虑第 1 峰和第 n 峰的作用,再乘分离度和均化系数
39	RF_r	相对分离量指数	$RF_r = \dfrac{50 RF_{r(q)}}{T}$	用 50 min 标准时间除以末指纹保留时间来校正 $RF_{r(q)}$
40	$RF_{r(t)}$	校时分离量指数	$RF_{r(t)} = \dfrac{50 RF}{T}$	用 50 min 标准时间除以末指纹保留时间来校正 RF
41	$RF_{r(q)}$	标准分离量指数	$RF_{r(q)} = \tau \left[\sum\limits_{i=1}^{n-1} R_i \lg \dfrac{A_i + A_{i+1}}{2Q} + \dfrac{TZ}{n-1} \lg \dfrac{A_1 + A_n}{2Q} \right]$	是表观进样质量 $Q=1$ mg 时的标准分离量指数
42	RI	分离信息量指数	$RI = \tau \sum\limits_{i=1}^{n} \bar{R}_i S_i \ln A_i = \tau \sum\limits_{i=1}^{n} \bar{R}_i I_i$	是指纹信息量指数乘相邻两峰分离度均值之和,再乘分离度均化系数,越大信息和信号越高
43	RI_r	相对分离信息量	$RI_r = \dfrac{50 RI_{r(q)}}{T}$	用 50 min 标准时间除以末指纹保留时间来校正 $RI_{r(q)}$
44	$RI_{r(t)}$	校时分离信息量	$RI_{r(t)} = \dfrac{50 RI}{T}$	用 50 min 标准时间除以末指纹保留时间来校正 RI
45	$RI_{r(q)}$	标准分离信息量	$RI_{r(q)} = \tau \sum\limits_{i=1}^{n} \bar{R}_i S_i \ln \dfrac{A_i}{Q}$	是表观进样质量 $Q=1$ mg 时的标准分离信息量指数
46	$R\omega$	分离量两指数比	$R\omega = \dfrac{RF}{RI}$	是分离信息量指数与分离信息量指数之比
47	TZ	指纹图谱分离数	$TZ = \dfrac{2(t_{Rn} - t_{R1})}{W_1 + W_n}$	指纹分布区间除以首末峰平均峰宽,越大指纹峰越多
48	μ	指纹纵空间利用率	$\mu = -\lg \dfrac{\bar{h}}{h_{max}}$	是指纹平均峰高占最大峰高比的常用负对数,越大纵空间占效越高
49	ψ	F/I 去均化率	$\psi = \dfrac{\omega}{\beta\gamma} = \dfrac{F}{\beta\gamma I} = \dfrac{\sum \lg A_i}{I}$	是指纹分布最佳时的两种指数比值的大小

序号	参数	中文名称	数学模型公式	物理含义
50	ξ	三强衰减率	$\xi = \dfrac{A_1 - A_2}{A_2 - A_3}$	是第 1、2 强峰与第 2、3 强峰间面积的衰减率
51	P_e	8 强峰百分比	$P_e = \dfrac{\sum\limits_{j=1}^{8} A_j}{\sum\limits_{i=1}^{n} A_i} \times 100\%$	是 8 强峰面积占总指纹峰面积的百分比
52	ρ	方均均方比	$\rho = \dfrac{\dfrac{1}{n}\sum\limits_{i=1}^{n} y_i^2}{\left(\dfrac{1}{n}\sum\limits_{i=1}^{n} y_i\right)^2} = \dfrac{\overline{y^2}}{\overline{y}^2}$	是标准指纹平方均值与其均值平方之比,代表均化性,越接近 1 即指纹峰信号越趋于相等
53	ε	均化相似度	$\varepsilon = \sqrt{\dfrac{\rho_y}{\rho_x}} = \dfrac{\gamma_x}{\gamma_y} = 1 - \alpha$	是样品指纹与对照指纹均化系数之比,代表相似度大小,越接近 1 表明样品与对照越相似
54	X	指纹复杂度	$X = \dfrac{RF}{n\beta\gamma\tau\eta\,\mu\omega}$	是指纹分离量指数除以 n 和 6 个均化性系数使其都为最佳条件下的熵值,越小越好
55	X_r	相对复杂度	$X_r = \dfrac{50}{T} X_{r(q)}$	是 50 min 标准时间除以末指纹保留时间校正标准复杂度,越小越好
56	$X_{r(t)}$	校时复杂度	$X_{r(t)} = \dfrac{50}{T} X$	是 50 min 标准时间除以末指纹保留时间校正指纹复杂度,越小越好
57	$X_{r(q)}$	标准复杂度	$X_{r(q)} = \dfrac{RF_{(q)}}{n\beta\gamma\tau\eta\,\mu} \dfrac{I_{r(q)}}{F_{r(q)}}$	是表观进样质量 $Q = 1$ mg 时的复杂度,越小越好
58	Y	指纹清晰度	$Y = \dfrac{\sum\limits_{i=1}^{n} \lg A_i}{X} \times 100\%$	是指纹信号总强度除以复杂度,越大越好
59	Y_r	相对清晰度	$Y_r = \dfrac{50}{T} Y_{r(q)}$	是 50 min 标准时间除以末指纹保留时间,校正标准清晰度,越大越好
60	$Y_{r(t)}$	校时清晰度	$Y_{r(t)} = \dfrac{50}{T} Y$	是 50 min 标准时间除以末指纹保留时间,校正指纹清晰度,越大越好
61	$Y_{r(q)}$	标准清晰度	$Y_{r(q)} = \dfrac{\sum\limits_{i=1}^{n} \lg \dfrac{A_i}{Q}}{X_{r(q)}} \times 100\%$	是表观进样质量 $Q = 1$ mg 时的标准清晰度,越大越好
62	$X\omega$	指纹复清比	$X\omega = \dfrac{X}{Y}$	是指纹复杂度与指纹清晰度之比,越小越好
63	Δ	综合指数和	$\Delta = F + I + \dfrac{100Y}{X} + 0.1RF + 0.5RI$	是四种指数按权重加和并考虑百倍清晰度与复杂度之比的综合指数和,越大越好
64	f_{wi}	称样校正因子	$f_{wi} = \dfrac{m_{RFP}}{m_i}$	标准 RFP 称样质量除以样品称样质量的系数
65	π	指纹积分度	$\pi = \dfrac{\sum\limits_{i=1}^{n} A_i}{H_{max}(T - t_{R1})} \times 100\%$	是总积分面积占色谱最大空间的百分比,与进样量无关,越大越好
66	ζ	指纹时效度	$\zeta = \left(1 - \dfrac{t_{R1}}{T}\right) \times 100\%$	是指纹横向占时与末指纹保留时间的百分比,与进样量无关,越大越好
67	Ω	指纹动能度	$\Omega = \dfrac{\dfrac{1}{2}\sum\limits_{i=1}^{n} A_i \left(\dfrac{L}{t_{R_i}}\right)^2}{\dfrac{1}{2} A_{max}\sum\limits_{i=1}^{n} \left(\dfrac{L}{t_{R_i}}\right)^2} \times 100\%$ $= \dfrac{\sum\limits_{i=1}^{n} \dfrac{A_i}{t_{Ri}^2}}{A_{max}\sum\limits_{i=1}^{n} \dfrac{1}{t_{Ri}^2}} \times 100\%$	是指纹总动能占最大动能百分比,与进样量无关,越大越好

序号	参数	中文名称	数学模型公式	物理含义
68	SX	简复杂度	$$SX = \frac{nS}{50\beta\gamma\tau\pi\omega}$$	是 50 个标准指纹对应系统指纹数 n 的熵除以 5 个均化性系数使其都为最佳条件下的熵值,越小越好
69	SY	简清晰度	$$SY = \frac{\sum\limits_{i=1}^{n}\lg A_i}{SX} \times 100\%$$	是指纹信号总强度除以简复杂度,越大越好
70	$S\omega$	简复清比	$$S\omega = \frac{SX}{SY}$$	是简复杂度与简清晰度之比,越小越好
71	TX	体复杂度	$$TX = \frac{SX}{\Omega\zeta} = \frac{nS}{50\beta\gamma\tau\pi\omega\Omega\zeta}$$	是简复杂度除以指纹动能度和指纹时效度,越小越好
72	TX_r	相对体复杂度	$$TX_r = \frac{50}{T}TX_{r(q)}$$	是 50 min 标准时间除以末指纹保留时间,校正标准体复杂度,越小越好
73	$TX_{r(t)}$	校时体复杂度	$$TX_{r(t)} = \frac{50}{T}TX$$	是 50 min 标准时间除以末指纹保留时间,校正体复杂度,越小越好
74	$TX_{r(q)}$	标准体复杂度	$$TX_{r(q)} = \frac{nS}{50\beta\gamma\tau\pi\omega\Omega\zeta}\frac{I - S\ln Q}{F - n\beta\gamma\lg Q}$$	是表观进样质量 $Q = 1$ mg 时的体复杂度,越小越好
75	TY	体清晰度	$$TY = \frac{\sum\limits_{i=1}^{n}\lg A_i}{TX} \times 100\%$$	是指纹信号总强度除以体复杂度,越大越好
76	TY_r	相对体清晰度	$$TY_r = \frac{50}{T}TY_{r(q)}$$	是 50 min 标准时间除以末指纹保留时间校正标准体清晰度,越大越好
77	$TY_{r(t)}$	校时体清晰度	$$TY_{r(t)} = \frac{50}{T}TY$$	是 50 min 标准时间除以末指纹保留时间校正的体清晰度,越大越好
78	$TY_{r(q)}$	标准体清晰度	$$TY_{r(q)} = \frac{\sum\limits_{i=1}^{n}\lg \dfrac{A_i}{Q}}{TX_{r(q)}} \times 100\%$$	是表观进样质量 $Q = 1$ mg 时的标准体清晰度,越大越好
79	$T\omega$	体复清比	$$T\omega = \frac{TX}{TY}$$	是体复杂度与体清晰度之比,越小越好
80	θ	高低比度	$$\theta = \frac{m}{l} \times 100\%$$	是 $r_i > 1$ 的 m 个峰与 $r_i < 1$ 的 l 个峰数之比,$\theta > 1$ 说明样品多数化学指纹含量高于对照指纹
81	Φ	正负增比度	$$\Phi = \frac{\sum\limits_{i=1}^{m}(r_i - 1)}{\sum\limits_{i=1}^{l}(1 - r_i)} \times 100\%$$	是大于对照比率指纹与小于对照比率指纹之比,$\Phi > 1$ 正增益,$\Phi < 1$ 负增益
82	φ	正负增均比度	$$\varphi = \frac{\Phi}{\theta} \times 100\%$$	是指纹峰的正负增益的均比的百分比
83	Θ	积分波动度	$$\Theta = \frac{1}{n}\left(\frac{\left|\ln \dfrac{A_1}{A_n}\right|}{t_{R1}} + \sum\limits_{i=1}^{n-1}\frac{\left|\ln \dfrac{A_{i+1}}{A_i}\right|}{t_{Ri+1} - t_{Ri}}\right) \times 100\%$$	是单位时间内相邻峰积分比的自然对数的平均变化率
84	j	峰同态系数	$$j = \frac{\overline{\sigma}_S}{\overline{\sigma}_{RFP}} = \frac{\overline{W}_S}{\overline{W}_{RFP}}$$	是样品指纹平均宽度与对照指纹平均宽度之比,越接近 1 越好

序号	参数	中文名称	数学模型公式	物理含义
85	$j\gamma$	峰同态均化系数	$j\gamma = \dfrac{\sum\limits_{i=1}^{n} j_i}{\sqrt{n \sum\limits_{i=1}^{n} j_i^2}}$	是峰同态率向量的均化系数,越接近 1 峰同态均化性越好
86	H	峰等高度	$H = \dfrac{\overline{H_S}}{\overline{H}_{RFP}} \times 100\%$	是样品平均指纹峰高与对照指纹的平均峰高之比,越接近 1 样品指纹总含量越接近 100%
87	r	平均分离度比	$r = \dfrac{(\tau_S \overline{R})_S}{(\tau_{RFP} \overline{R})_{RFP}} \times 100\%$	是样品指纹与对照指纹的平均分离度之比,并用分离度均化系数 τ 校正,越接近 1 则样品指纹分离度与 RFP 越相似
88	MI	弹性定量因子	$MI = nS_F' \lg M$	是比率定量相似度的常用对数乘比率定性相似度和指纹数 n,越接近 0 则各指纹含量越趋向 100%
89	$SR1$	第 1 强比峰 r 值(峰号)	为 $r_i = \dfrac{x_i}{y_i}$ 的最大比值 (i)	为最大峰的比值,定量计算应限比在 2 以内
90	$SR2$	第 2 强比峰 r 值(峰号)	为 $r_i = \dfrac{x_i}{y_i}$ 第 2 大比值 (i)	为第 2 大峰比值,定量计算应限比在 2 以内
91	$SR3$	第 3 强比峰 r 值(峰号)	为 $r_i = \dfrac{x_i}{y_i}$ 第 3 大比值 (i)	为第 3 大峰比值,定量计算应限比在 2 以内
92	$SR4$	第 4 强比峰 r 值(峰号)	为 $r_i = \dfrac{x_i}{y_i}$ 第 4 大比值 (i)	为第 4 大峰比值,定量计算应限比在 2 以内
93	$WR1$	第 1 弱比峰 r 值(峰号)	为 $r_i = \dfrac{x_i}{y_i}$ 的最小比值	为比率指纹 r 的最小比值,有限比和约比法
94	$WR2$	第 2 弱比峰 r 值(峰号)	为 $r_i = \dfrac{x_i}{y_i}$ 第 2 小比值	为比率指纹 r 第 2 小比值,有限比和约比法
95	$WR3$	第 3 弱比峰 r 值(峰号)	为 $r_i = \dfrac{x_i}{y_i}$ 第 3 小比值	为比率指纹 r 第 3 小比值,有限比和约比法
96	$WR4$	第 4 弱比峰 r 值(峰号)	为 $r_i = \dfrac{x_i}{y_i}$ 第 4 小比值	为比率指纹 r 第 4 小比值,有限比和约比法
97	$A_1 : A_{1r}$	第 1 强峰比 r 值(峰号)	$r_1 = \dfrac{A_1}{A_{1r}}$,峰号对应	为样品与 RFP 的第 1 强峰比值
98	$A_2 : A_{2r}$	第 2 强峰比 r 值(峰号)	$r_2 = \dfrac{A_2}{A_{2r}}$,峰号对应	为样品与 RFP 的第 2 强峰比值
99	$A_3 : A_{3r}$	第 3 强峰比 r 值(峰号)	$r_3 = \dfrac{A_3}{A_{3r}}$,峰号对应	为样品与 RFP 的第 3 强峰比值
100	$A_4 : A_{4r}$	第 4 强峰比 r 值(峰号)	$r_4 = \dfrac{A_4}{A_{4r}}$,峰号对应	为样品与 RFP 的第 4 强峰比值

注:数字化指纹图谱的 100 个特征参数,需要先运行系统指纹定量法,进行称样量校准。孙国祥教授开发的计算机软件具有对不同批次样品 HPLC 指纹图谱的 100 个参数的报表输出功能,输出表格数据的最右侧能给出该参数的平均值、最大(编号)、最小(编号)、$RSD\%$。该方法系统地形成了中药数字化指纹图谱评价方法体系,有中英文国际版软件 4.0 版和中文 6.0 智能版。这些参数在 2010 年~2014 年发明,经历 5 年时间。4.0 中文版和 4.0 国际英文版软件在 2015 年 6 月定版并递交 FDA。这些技术最早是北大维信生物科技有限公司因血脂康胶囊指纹图谱在 FDA 注册的资料发补(FDA 要求把保留时间、峰面积、相对保留时间和相对峰面积等参数纳入指纹图谱的相似度评价中),北大维信生物科技有限公司委托孙国祥课题组单独按照 FDA 发补要求设计一款新的定量指纹图谱评价软件并递交美国 FDA 审核。6.0 智能版开发完成于 2019 年 10 月,所开发的数字化指纹图谱软件,对我国中药信息质量控制方法的诞生提供了有力工具。中药信息质量控制方法是中药数字化的核心技术,代表了一个创新概念和方法。

在红曲 HPLC 指纹图谱的研究过程中，研究人员逐渐采用了独特的指纹图谱超信息特征数字化评价理论，从多侧面、多角度、全方位挖掘红曲 HPLC 指纹图谱的超信息特征，利用计算机技术和化学计量学手段对大量信息进行提取、加工、精炼，用 100 多个数字化指标揭示红曲 HPLC 指纹图谱的多维多息特征。在红曲原料 HPLC 指纹图谱控制系统中也采用了数字化指纹图谱控制方法。

由于中药色谱指纹图谱结果是一个巨大的潜信息库，一张二维 HPLC 指纹图谱的数据量低者 6500 多个，一张 3D 色谱光谱图数据点多达 14 万个。以 HPLC、GC、HPCE、TLC 等色谱方法为主要手段，获得包括质谱和光谱等多方面的大量信息，必须采用多维数据处理的方法和理论，对大量信息进行提取、加工、精炼和挖掘，才能从多维数据角度揭示中药指纹图谱所具有的潜信息特征。中药数字化指纹图谱判据参数是从大量的、分散的、多侧面的色谱基础数据中挖掘出的对中药创新研究和质量控制十分有效的、新颖的、潜在有价值的特征数据。结合不断发展的计算机技术和化学计量学手段，通过指纹图谱变异研究追溯产生变异的中药质量控制研究，最终构成了中药数字化指纹质控方法。表 4-2 给出了 100 个从整体上描述中药数字化指纹图谱的特征参数，在此基础上加入 18 个指纹系统特征物理参数，可将参数划分为 5 类（见表 4-3）：Ⅰ. 数字化指纹图谱的系统特征参数（20 个），描述系统的简单性固有特征；Ⅱ. 数字化指纹图谱的均化性和空间率参数（20 个），描述系统的均化性和空间占有率的特征；Ⅲ. 数字化指纹图谱的图谱指数、复杂度和清晰度参数（40 个），描述峰信号大小、分离量、含量分布特征和均化性，以及指纹复杂性和图谱的清晰度特征；Ⅳ. 数字化指纹图谱的寻址参数（20 个），描述系统总信号强弱、均化性、分离率以及信息量综合大小；Ⅴ. 数字化指纹图谱的系统基础物理参数（18 个），描述系统的基本物理参数量的大小、系统定量度量性质特征。用此 118 个中药指纹数字化参数可判断不同种类药材或制剂的指纹图谱差异，也可比较同种药材或制剂批间质量差异，可实现从多维数据角度、多侧面、全方位揭示色谱指纹图谱的特征性与变异性，其中多数指标可作为试验条件的优化目标函数。通过此 100 个指标能清晰反映中药质量的微小变异，也能为进行中药组方与配伍研究提供重要的信息参量变化晴雨表。中药指纹数字化参数有效地考虑了单位质量药材或制剂含有的化学信息量。通过对大量数据的精确分析进行评价和揭示数据背后的质量变异而作为中药信息质控的依据，是实现数字化中药质量控制的重要方法之一。一般把对照指纹图谱（RFP）100 个参数的 ±15%（或 ±20%，也可 ±30%，甚至 ±40%）作为质量控制监测的依据，主要看复方制剂复杂程度和稳定性情况，或针对不同特点的中药和其原料药物的质量来选择控制限度。

表 4-3　数字化指纹图谱特征参数分类和 18 个系统基础物理参数

Ⅰ. 数字化指纹图谱的系统特征参数				Ⅰ. 数字化指纹图谱的系统特征参数			
序号	参数	中文名称	性质类别	序号	参数	中文名称	性质类别
1	λ	检测波长		11	A_{avg}	算数平均峰面积	
2	n	指纹峰总数		12	$\sum A_i$	指纹峰面积总和	
3	m	分离峰对儿数		13	$A_1:A_2:A_3$	三强峰比	
4	TZ	指纹图谱分离数		14	ξ	三强衰减率	
5	T	末指纹保留时间	固有性质	15	P_e	8 强峰百分比	
6	Q	表观进样质量		16	$\sum R_i$	分离度总和	固有性质
7	H_{avg}	平均峰高		17	N	最强峰柱效	
8	W_{avg}	平均峰宽		18	S	指纹图谱信息熵	
9	R_{avg}	平均分离度		19	MI	弹性定量因子	
10	A_{geo}	几何平均峰面积		20	Δ	综合指数和	

Ⅱ. 数字化指纹图谱的均化性和空间率参数

序号	参数	中文名称	性质类别
1	β	有效分离率	
2	γ	均化系数	
3	τ	分离度均化系数	
4	δ	几平比率	
5	ρ	方均均方比	
6	ε	均化相似度	
7	j	峰同态系数	
8	$j\gamma$	峰同态均化系数	
9	H	峰等高度	
10	r	平均分离度比	均化性质
11	η	指纹空间利用率	
12	π	指纹积分度	
13	ζ	指纹时效度	
14	Ω	指纹动能度	
15	μ	指纹纵空间利用率	
16	θ	高低比度	
17	Φ	正负增比度	
18	φ	正负增均比度	
19	Θ	积分波动度	
20	f_{wi}	称样校正因子	

Ⅲ. 数字化指纹图谱的指数、复杂度和清晰度参数

序号	参数	中文名称	性质类别
1	F	指纹图谱指数	
2	F_r	指纹谱相对指数	
3	$F_{r(t)}$	校时指纹谱指数	
4	$F_{r(q)}$	标准指纹谱指数	
5	I	指纹信息量指数	
6	I_r	相对信息量指数	
7	$I_{r(t)}$	校时信息量指数	
8	$I_{r(q)}$	标准信息量指数	
9	RF	指纹分离量指数	
10	RF_r	相对分离量指数	
11	$RF_{r(t)}$	校时分离量指数	
12	$RF_{r(q)}$	标准分离量指数	
13	RI	分离信息量指数	
14	RI_r	相对分离信息量	特征性质
15	$RI_{r(t)}$	校时分离信息量	
16	$RI_{r(q)}$	标准分离信息量	
17	X	指纹复杂度	
18	X_r	相对复杂度	
19	$X_{r(t)}$	校时复杂度	
20	$X_{r(q)}$	标准复杂度	
21	Y	指纹清晰度	
22	Y_r	相对清晰度	
23	$Y_{r(t)}$	校时清晰度	
24	$Y_{r(q)}$	标准清晰度	
25	SX	简复杂度	
26	SY	简清晰度	
27	TX	体复杂度	

Ⅲ. 数字化指纹图谱的指数、复杂度和清晰度参数

序号	参数	中文名称	性质类别
28	TX_r	相对体复杂度	
29	$TX_{r(t)}$	校时体复杂度	
30	$TX_{r(q)}$	标准体复杂度	
31	TY	体清晰度	特征性质
32	TY_r	相对体清晰度	
33	$TY_{r(t)}$	校时体清晰度	
34	$TY_{r(q)}$	标准体清晰度	
35	ω	两种指纹指数比	
36	ψ	去均化率	
37	$R\omega$	分离量两指数比	指比性质
38	$X\omega$	指纹复清比	
39	$S\omega$	简复清比	
40	$T\omega$	体复清比	

Ⅳ. 数字化指纹图谱的寻址参数

序号	参数	中文名称	性质类别
1	$A_1\%(i)$	第1峰比 $A_1\%(i)$	
2	$A_2\%(i)$	第2强峰比 $A_2\%(i)$	
3	$A_3\%(i)$	第3强峰比 $A_3\%(i)$	
4	$A_4\%(i)$	第4强峰比 $A_4\%(i)$	
5	$A_5\%(i)$	第5强峰比 $A_5\%(i)$	
6	$A_6\%(i)$	第6强峰比 $A_6\%(i)$	
7	$A_7\%(i)$	第7强峰比 $A_7\%(i)$	
8	$A_8\%(i)$	第8强峰比 $A_8\%(i)$	
9	$SR1$	第1强比峰 r 值（峰号）	
10	$SR2$	第2强比峰 r 值（峰号）	
11	$SR3$	第3强比峰 r 值（峰号）	
12	$SR4$	第4强比峰 r 值（峰号）	
13	$WR1$	第1弱比峰 r 值（峰号）	特峰寻址
14	$WR2$	第2弱比峰 r 值（峰号）	
15	$WR3$	第3弱比峰 r 值（峰号）	
16	$WR4$	第4弱比峰 r 值（峰号）	
17	$A_1:A_{1r}$	第1强峰比 r 值（峰号）	
18	$A_2:A_{2r}$	第2强峰比 r 值（峰号）	
19	$A_3:A_{3r}$	第3强峰比 r 值（峰号）	
20	$A_4:A_{4r}$	第4强峰比 r 值（峰号）	

Ⅴ. 数字化指纹图谱的系统基础物理参数

序号	参数	中文名称	性质类别
1	$P.No.$	峰号	
2	t_R	保留时间	
3	H	峰高	
4	$W_{1/2}$	半峰宽	
5	N	理论塔板数	
6	A_i	峰面积	
7	$A_i/\%$	峰面积百分值	基础参数
8	RT	相对保留时间	
9	RA	相对峰面积	
10	rt	统一化相对时间	
11	ra	统一化相对积分	
12	$\cos^2 Y_i$	方向余弦平方	

V. 数字化指纹图谱的系统基础物理参数					V. 数字化指纹图谱的系统基础物理参数			
序号	参数	中文名称	性质类别		序号	参数	中文名称	性质类别
13	I_x	表观保留指数			16	ϕ	折合相对积分	
14	M_x	表观分子质量	基础参数		17	S	参照物峰	基础参数
15	δ	洗脱动量数			18	f_{qi}	双标校正系数	定量度量

采用前文拟定的红曲 HPLC 指纹图谱的测定方法，测定 S1 至 S30 共 30 批由北大维信生物科技有限公司生产的红曲样品，每批测定一次，记录 237 nm 处检测得到的色谱图（见图 4-2）。依照 100% 的峰出现率计，以大豆苷元的保留时间和峰面积为参照确定共有指纹峰，确定 237 nm 波长下的共有指纹峰为 30 个。将测得的 30 批红曲 237 nm 波长处的 HPLC 指纹图谱积分后的 *.cdf 文件导入"中药色谱指纹图谱超信息特征数字化评价系统 4.0 国际版"，用平均值法生产标准指纹图谱 RFP（见图 4-3），用此标准指纹图谱 RFP 评价 30 批样品的指纹图谱，其宏定性相似度和宏定量相似度结果及可靠度评价结果见表 4-4，对方法的可靠度评价为极为可靠等级。结果 30 个批次的红曲质量的宏定性相似度均不低于 0.988，宏定量相似度在 84.8% 到 118.2% 之间（$RSD=9.23\%$），表明红曲化学成分的比例分布相似性极高，含量波动均在 10% 以内（极差为 33.42%），以上评价结果的不确定度小于 0.013，可靠度高于 0.988。鉴于红曲质量的波动性，红曲提取物的整体药效物质更应该使用宏定量相似度来控制。对 30 批红曲 HPLC 指纹图谱的数字化评价结果见表 4-5，对数字化数值的解析见表 4-6。

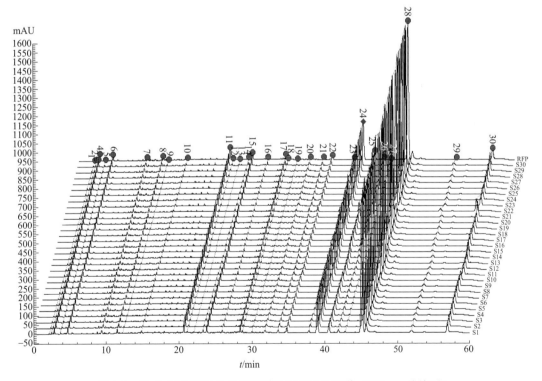

图 4-2　30 批红曲 HPLC 指纹图谱和标准指纹图谱（237 nm 处检测）

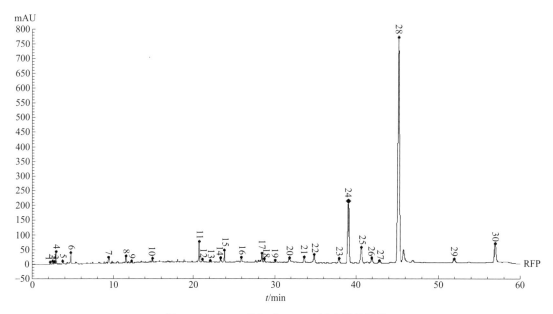

图 4-3 237 nm 处红曲 HPLC 标准指纹图谱

表 4-4 系统指纹定量法评价 30 批红曲质量的结果及可靠度评价结果

样品批次	S_m	$P_m/\%$	α	Grade	质量	Quality	U_s	SR_s	RG	U_m	PR_m
S1	0.988	104.8	0.031	1	极好	best	0.022	0.978	极可靠	0.025	0.975
S2	0.995	106.0	0.021	2	很好	better	0.015	0.985	极可靠	0.019	0.981
S3	0.995	107.8	0.013	2	很好	better	0.010	0.990	极可靠	0.015	0.985
S4	0.995	105.7	0.010	2	很好	better	0.007	0.993	极可靠	0.014	0.986
S5	0.996	91.6	0.014	2	很好	better	0.010	0.990	极可靠	0.016	0.984
S6	0.993	107.8	0.012	2	很好	better	0.009	0.991	极可靠	0.015	0.985
S7	0.996	93.4	0.001	2	很好	better	0.001	0.999	极可靠	0.012	0.988
S8	0.998	87.9	0.001	3	好	good	0.001	0.999	极可靠	0.012	0.988
S9	0.996	100.0	0.010	1	极好	best	0.007	0.993	极可靠	0.014	0.986
S10	0.998	109.6	0.002	2	很好	better	0.002	0.998	极可靠	0.012	0.988
S11	0.998	96.4	0.029	1	极好	best	0.021	0.979	极可靠	0.024	0.976
S12	0.994	92.2	0.029	2	很好	better	0.021	0.979	极可靠	0.024	0.976
S13	0.993	105.0	0.012	2	很好	better	0.008	0.992	极可靠	0.015	0.985
S14	0.993	89.3	0.045	3	好	good	0.032	0.968	极可靠	0.034	0.966
S15	0.995	118.2	0.028	4	良好	fine	0.020	0.980	极可靠	0.023	0.977
S16	0.998	94.1	0.003	2	很好	better	0.003	0.997	极可靠	0.012	0.988
S17	0.997	84.8	0.020	4	良好	fine	0.014	0.986	极可靠	0.019	0.981
S18	0.991	86.4	0.028	3	好	good	0.020	0.980	极可靠	0.023	0.977
S19	0.997	97.8	0.021	1	极好	best	0.015	0.985	极可靠	0.019	0.981
S20	0.993	86.8	0.017	3	好	good	0.012	0.988	极可靠	0.017	0.983
S21	0.993	96.5	0.024	1	极好	best	0.017	0.983	极可靠	0.021	0.979
S22	0.994	96.2	0.027	1	极好	best	0.019	0.981	极可靠	0.023	0.977
S23	0.997	115.0	0.023	4	良好	fine	0.017	0.983	极可靠	0.020	0.980
S24	0.998	98.2	0.000	1	极好	best	0.001	0.999	极可靠	0.012	0.988
S25	0.994	91.9	0.022	2	很好	better	0.016	0.984	极可靠	0.020	0.980
S26	0.994	102.8	0.016	1	极好	best	0.012	0.988	极可靠	0.017	0.983
S27	0.991	102.8	0.022	1	极好	best	0.016	0.984	极可靠	0.020	0.980
S28	0.995	112.8	0.036	3	好	good	0.025	0.975	极可靠	0.028	0.972
S29	0.997	102.4	0.001	1	极好	best	0.001	0.999	极可靠	0.012	0.988
S30	0.997	114.8	0.014	3	好	good	0.010	0.990	极可靠	0.016	0.984
RFP	1.000	100.0	0	1	极好	best	0.001	0.999	极可靠	0.012	0.988
Mean	0.995	99.97	0.018	2.1			0.013	0.987		0.018	0.982
RSD/%	0.24	9.23	64.35	47.43			62.4	0.8		29.2	0.5
Min	S1=0.988	S17=84.8	S24=0.000	S1=1			0.001	0.968		0.012	0.966
Max	S16=0.998	S15=118.2	S14=0.045	S15=4			0.032	0.999		0.034	0.988

表 4-5　237 nm 处红曲 HPLC 指纹图谱数字化评价结果

序号	参数	S1	S2	S3	S4	S5	S6	S7	S8	S9	S10	S11	S12	S13	S14	S15	RFP
1	λ/nm	237	237	237	237	237	237	237	237	237	237	237	237	237	237	237	237
2	n	30	30	30	30	30	30	30	30	30	30	30	30	30	30	30	30
3	m	29	29	29	29	29	29	29	29	29	29	29	29	29	29	29	29
4	β	1	1	1	1	1	1	1	1	1	1	1	1	1	1	1	1
5	γ	0.327	0.331	0.342	0.334	0.333	0.334	0.338	0.338	0.335	0.337	0.348	0.348	0.334	0.353	0.329	0.338
6	A_{geo}	183.3	201.0	220.0	206.5	178.4	210.8	190.8	177.4	195.2	219.6	217.2	205.9	218.9	214.5	221.9	204.7
7	A_{avg}	805.5	827.0	847.1	826.9	710.4	837.0	730.6	686.5	777.0	855.0	764.1	730.1	822.6	713.0	913.2	782.5
8	δ	0.228	0.243	0.26	0.25	0.251	0.252	0.261	0.258	0.251	0.257	0.284	0.282	0.266	0.301	0.243	0.262
9	η	12.9	12.9	12.9	13.0	12.9	13.0	13.0	12.8	13.0	13.0	13.0	13.0	12.9	12.9	13.0	13.0
10	$\sum A_i$	24163	24809	25413	24807	21313	25110	21918	20594	23310	25651	22921	21902	24678	21390	27395	23476
11	$A_1\%(i)$	48.5(28)	48.2(28)	46.6(28)	48.8(28)	48.2(28)	49.0(28)	48.6(28)	47.8(28)	48.7(28)	48.2(28)	47.1(28)	46.3(28)	49.1(28)	46.6(28)	49.7(28)	47.9(28)
12	$A_2\%(i)$	26.6(24)	26.0(24)	24.6(24)	23.2(24)	25.2(24)	23.2(24)	22.1(24)	24.0(24)	23.5(24)	23.4(24)	21.8(24)	23.5(24)	23.0(24)	20.7(24)	23.9(24)	23.9(24)
13	$A_3\%(i)$	4.2(30)	3.8(30)	5.2(30)	5.2(30)	3.7(30)	5.1(30)	4.7(30)	4.4(30)	4.1(30)	4.4(30)	4.6(30)	3.5(23)	3.6(30)	4.9(30)	3.6(30)	4.0(30)
14	$A_4\%(i)$	3.0(25)	2.8(25)	2.9(25)	2.6(25)	2.3(25)	3.0(25)	3.0(25)	2.5(25)	3.3(25)	3.1(25)	2.9(23)	3.2(30)	3.1(23)	3.5(23)	2.9(23)	2.8(25)
15	$A_5\%(i)$	2.2(22)	2.0(22)	2.2(7)	2.1(23)	2.2(11)	2.0(11)	2.3(23)	2.3(7)	2.1(22)	2.1(23)	2.7(25)	2.6(25)	2.4(25)	2.7(25)	2.4(25)	2.4(23)
16	$A_6\%(i)$	1.6(7)	1.9(7)	2.1(22)	2.0(11)	2.0(23)	1.9(22)	1.9(11)	2.1(23)	1.8(23)	2.0(22)	2.2(11)	2.2(7)	2.1(11)	2.2(11)	1.8(7)	2.0(11)
17	$A_7\%(i)$	1.4(11)	1.7(11)	1.9(11)	1.8(22)	1.9(7)	1.7(7)	1.9(22)	2.1(11)	1.8(7)	2.0(7)	2.2(7)	2.2(11)	1.7(22)	1.8(7)	1.7(22)	1.9(7)
18	$A_8\%(i)$	1.1(26)	1.4(23)	1.6(23)	1.6(7)	1.7(22)	1.4(23)	1.8(22)	1.7(22)	1.8(11)	1.9(11)	1.8(22)	1.8(22)	1.5(6)	1.8(6)	1.6(11)	1.9(22)
19	$A_1:A_2:A_3$	116:64:1	129:69:1	90:47:1	94:45:1	131:69:1	97:46:1	104:47:1	109:55:1	119:57:1	110:53:1	103:48:1	133:67:1	137:64:1	96:43:1	137:66:1	119:59:1
20	H_{avg}	68.9	72.2	74	71.9	62.3	72.7	63.8	60.4	67.4	74.4	67.9	65.2	72.5	63.8	78.8	68.6
21	W_{avg}	0.23	0.23	0.23	0.23	0.23	0.23	0.23	0.23	0.23	0.23	0.23	0.23	0.23	0.23	0.23	0.23
22	N	237129	239403	235726	245509	237647	238556	236865	238057	246833	234290	237250	237672	234246	247142	235625	238819
23	$\sum R_i$	234.8	232.2	231.9	231.1	231.7	229.4	230.5	233.1	229.0	229.1	228.4	227.7	231.1	229.3	229.2	230.4
24	R_{avg}	8.1	8.0	8.0	8.0	8.0	7.9	7.9	8.0	7.9	7.9	7.9	7.9	8.0	7.9	7.9	7.9
25	τ	0.731	0.735	0.735	0.732	0.737	0.736	0.729	0.735	0.735	0.734	0.736	0.734	0.734	0.738	0.732	0.734
26	T/min	56.0	56.0	56.0	56.0	56.1	56.1	56.1	56.1	56.1	56.1	56.1	56.2	56.1	56.2	56.2	56.1
27	Q/mg	1.500	1.508	1.501	1.506	1.501	1.501	1.502	1.502	1.502	1.501	1.502	1.501	1.508	1.500	1.504	1.503
28	F	22.2	22.9	24.1	23.2	22.5	23.3	23.1	22.8	23.0	23.7	24.4	24.1	23.4	24.7	23.1	23.4
29	F_r	18.3	18.8	19.9	19.2	18.5	19.2	19.0	18.7	18.9	19.5	20.1	19.9	19.3	20.3	19.0	19.3
30	$F_{r(t)}$	19.8	20.4	21.5	20.8	20.1	20.8	20.6	20.3	20.5	21.1	21.7	21.5	20.9	22.0	20.6	20.9
31	$F_{r(q)}$	20.5	21.1	22.3	21.4	20.7	21.5	21.3	21.0	21.2	21.9	22.5	22.3	21.7	22.8	21.4	21.6
32	S	1.78	1.82	1.90	1.86	1.85	1.86	1.90	1.89	1.87	1.88	1.97	1.96	1.88	2.02	1.82	1.89
33	I	12.4	12.7	13.3	13.0	12.6	13.0	13.0	12.8	12.9	13.2	13.5	13.4	13.0	13.7	12.9	13.0
34	I_r	10.4	10.7	11.2	10.9	10.5	10.9	10.9	10.7	10.8	11.1	11.3	11.2	10.9	11.4	10.8	10.9

序号	参数	S1	S2	S3	S4	S5	S6	S7	S8	S9	S10	S11	S12	S13	S14	S15	RFP
35	$I_{r(t)}$	11.1	11.3	11.9	11.6	11.2	11.6	11.6	11.4	11.5	11.7	12.1	11.9	11.6	12.2	11.5	11.6
36	$I_{r(q)}$	11.7	11.9	12.5	12.2	11.8	12.2	12.2	12.0	12.1	12.4	12.7	12.6	12.2	12.9	12.1	12.3
37	ω	1.79	1.80	1.81	1.79	1.79	1.79	1.78	1.79	1.79	1.80	1.80	1.81	1.80	1.81	1.80	1.80
38	RF	437.4	443.1	449.9	442.1	436.8	443.7	433.9	437.6	435.9	445.2	443.6	436.9	446.1	443.5	444.1	441.2
39	RF_r	326.3	331.1	338.0	331.1	325.6	332.5	323.9	325.9	325.6	333.9	332.4	326.6	333.3	331.7	332.5	330.0
40	$RF_{r(t)}$	390.3	395.6	401.7	395.0	389.5	395.7	386.8	390.0	388.5	396.7	395.3	388.9	397.3	394.8	395.4	393.5
41	$RF_{r(q)}$	365.6	370.8	378.5	370.7	365.1	372.9	363.3	365.7	365.3	374.6	373.0	366.9	374.2	372.6	373.5	370.1
42	RI	77.4	80.6	85.0	82.1	81.2	82.6	82.1	82.8	81.3	83.6	86.3	84.9	82.3	87.6	80.9	82.9
43	RI_r	65.1	67.8	71.6	69.1	68.1	69.4	68.9	69.4	68.3	70.2	72.4	71.1	69.0	73.4	67.9	69.6
44	$RI_{r(t)}$	69.1	72.0	75.9	73.4	72.4	73.6	73.2	73.8	72.5	74.5	76.9	75.5	73.3	77.9	72.0	73.9
45	$RI_{r(q)}$	73.0	75.9	80.1	77.4	76.4	77.8	77.3	77.9	76.6	78.8	81.2	79.9	77.5	82.4	76.3	78.0
46	$R\omega$	5.65	5.5	5.29	5.38	5.38	5.37	5.28	5.29	5.36	5.33	5.14	5.15	5.42	5.06	5.49	5.32
47	TZ	210.2	210.4	213.3	209.6	215.6	213.1	215.4	215.6	213.3	213.6	214.8	213.2	214.1	214.5	215.4	213.0
48	μ	1.10	1.09	1.07	1.09	1.08	1.09	1.09	1.08	1.09	1.08	1.07	1.06	1.09	1.06	1.10	1.08
49	ψ	5.48	5.45	5.28	5.36	5.37	5.38	5.27	5.28	5.34	5.33	5.18	5.19	5.40	5.11	5.47	5.32
50	ξ	0.90	0.90	0.90	0.90	0.90	0.90	0.90	0.90	0.90	0.90	0.90	0.90	0.90	0.80	0.90	0.90
51	P_e	9.33	9.13	8.53	8.94	9.01	8.98	8.74	8.75	8.93	8.79	8.27	8.26	8.97	8.01	9.26	8.76
52	ρ	9.3	9.1	8.5	8.9	9.0	9.0	8.7	8.8	8.9	8.8	8.3	8.3	9.0	8.0	9.3	8.8
53	ε	1.0	1.0	1.0	1.0	1.0	1.0	1.0	1.0	1.0	1.0	1.0	1.0	1.0	1.0	1.0	1.0
54	X	72.3	71.7	71.6	71.0	71.1	70.7	70.0	71.3	70.2	70.9	69.2	68.7	72.1	68.7	71.9	70.6
55	X_r	55.1	54.7	54.8	54.2	54.1	54.0	53.3	54.1	53.5	54.2	52.8	52.3	54.9	52.3	54.9	53.8
56	$X_{r(t)}$	64.5	64.0	63.9	63.4	63.4	63.1	62.4	63.5	62.6	63.2	61.7	61.2	64.2	61.2	64.0	63.0
57	$X_{r(q)}$	61.7	61.2	61.4	60.7	60.6	60.6	59.8	60.7	60.0	60.8	59.2	58.8	61.6	58.7	61.7	60.4
58	Y	52.8	53.0	51.7	52.6	51.4	53.0	51.3	50.2	52.5	52.6	51.3	51.4	51.8	50.4	53.7	51.9
59	Y_r	50.9	51.1	49.8	50.7	49.5	51.0	49.5	48.3	50.5	50.6	49.4	49.5	49.9	48.5	51.5	50.0
60	$Y_{r(t)}$	47.2	47.3	46.1	47.0	45.8	47.3	45.8	44.7	46.7	46.9	45.7	45.8	46.1	44.8	47.8	46.3
61	$Y_{r(q)}$	57.1	57.2	55.7	56.8	55.6	57.2	55.5	54.2	56.6	56.7	55.4	55.6	56.0	54.5	57.9	56.1
62	$X\omega$	1.37	1.35	1.39	1.35	1.38	1.33	1.36	1.42	1.34	1.35	1.35	1.34	1.39	1.36	1.34	1.36
63	Δ	117.8	120.9	125.6	122.2	120.1	122.6	121.3	121.4	120.9	123.9	126.2	124.4	122.9	127.2	121.6	122.7
64	f_{wi}	1.0	1.0	1.0	1.0	1.0	1.0	1.0	1.0	1.0	1.0	1.0	1.0	1.0	1.0	1.0	1.0
65	π	0.9	0.9	0.9	0.9	1.0	0.9	0.9	0.9	1.0	0.9	0.9	0.9	1.0	0.9	0.9	0.9
66	ζ	96.1	96.1	96.1	96.1	96.1	96.1	96.1	96.1	96.1	96.1	96.1	96.1	96.1	96.1	96.1	96.1
67	Ω	0.79	0.94	0.99	0.90	0.94	0.90	0.95	0.95	0.92	0.96	1.13	1.16	1.01	1.22	0.94	1.00
68	SX	285.3	287.3	275.7	294.9	288.5	294.6	299.5	289.9	294.8	287.7	286.7	280.7	295.4	284.8	297.0	289.0

续表

序号	参数	S1	S2	S3	S4	S5	S6	S7	S8	S9	S10	S11	S12	S13	S14	S15	RFP
69	S_Y	93.9	96.3	98.1	97.9	95.0	98.6	97.7	94.7	97.9	99.1	101.3	101.0	97.4	101.7	97.9	98.2
70	S_ω	3.04	2.98	2.81	3.01	3.04	2.99	3.06	3.06	3.01	2.90	2.83	2.78	3.03	2.80	3.03	2.94
71	T_X	482.8	416.8	392.7	450.8	417.7	446.9	435.0	425.1	437.0	416.9	361.7	340.3	411.5	337.6	432.5	402.2
72	$TX_{r(t)}$	209.4	179.7	169.2	195.9	181.1	193.8	189.5	184.5	190.0	180.4	155.8	146.1	176.9	144.6	187.1	173.8
73	$TX_{r(q)}$	430.8	372.1	350.7	402.7	372.4	398.5	387.8	378.8	389.4	371.5	322.4	303.0	366.5	300.5	385.0	358.7
74	T_Y	234.7	201.3	189.5	219.3	203.1	217.3	212.5	207.1	213.2	202.4	174.8	164.1	198.6	162.4	210.2	194.8
75	$TY_{r(t)}$	7.9	9.1	9.4	8.3	8.8	8.4	8.3	8.4	8.4	8.9	9.8	10.4	9.1	10.3	8.9	9.1
76	$TY_{r(q)}$	13.4	15.5	16.1	14.0	14.8	14.2	13.9	14.2	14.2	15.2	16.7	17.7	15.5	17.5	15.1	15.5
77	$T\omega_{r(t)}$	7.1	8.1	8.4	7.4	7.8	7.5	7.4	7.5	7.5	8.0	8.7	9.2	8.1	9.1	7.9	8.1
78	$T\omega_{r(q)}$	15.0	17.4	18.1	15.7	16.6	15.9	15.6	15.9	15.9	17.0	18.8	19.9	17.4	19.7	17.0	17.4
79	T_ω	61.0	45.7	41.7	54.5	47.7	53.3	52.7	50.6	51.9	46.6	36.9	32.8	45.3	32.9	48.5	44.1
80	θ	66.7	66.7	233.3	100.0	15.4	172.7	36.4	7.1	42.9	400.0	328.6	130.8	275.0	150.0	275.0	0.0
81	Φ	38.0	83.9	585.1	142.9	6.5	215.0	28.6	3.6	41.4	820.9	556.4	132.9	393.4	246.6	690.2	0.0
82	φ	56.9	125.9	250.8	142.9	42.5	124.4	78.7	51.1	96.5	205.2	169.3	101.6	143.1	164.4	251.0	0.0
83	Θ	171.1	167.3	167.3	174.2	165.0	168.8	175.6	167.2	175.4	172.5	163.9	165.1	170.5	165.0	172.8	167.5
84	j	0.990	1.000	1.000	1.000	1.000	1.000	1.000	0.990	1.000	1.010	1.010	1.010	1.000	1.000	1.000	1.000
85	j_Y	1.000	0.999	1.000	0.999	0.999	0.999	1.000	1.000	0.999	1.000	1.000	1.000	0.999	0.999	0.999	1.000
86	H	100.4	105.1	107.8	104.7	90.7	105.9	92.9	88.0	98.2	108.3	98.9	94.9	105.6	93.0	114.8	100
87	r	101.9	100.8	100.6	100.3	100.6	99.6	100	101.2	99.4	99.4	99.1	98.8	100.3	99.5	99.5	100
88	MI	−1.07	−0.15	1.08	0.20	−1.65	0.56	−0.81	−1.78	−0.51	0.99	0.84	0.25	1.00	0.80	1.16	0
89	SR_1	1.39(19)	1.35(19)	1.51(29)	1.41(29)	1.13(20)	1.65(29)	1.27(29)	1.12(20)	1.30(18)	1.30(12)	1.28(12)	1.37(23)	1.52(9)	1.43(14)	1.49(9)	1.00(1)
90	SR_2	1.22(22)	1.15(24)	1.40(30)	1.36(30)	1.09(19)	1.34(30)	1.12(29)	1.02(7)	1.18(25)	1.28(9)	1.21(17)	1.28(13)	1.44(3)	1.37(3)	1.42(23)	1.00(2)
91	SR_3	1.15(24)	1.14(16)	1.38(9)	1.22(18)	1.02(1)	1.23(9)	1.12(29)	0.99(12)	1.10(22)	1.22(25)	1.18(23)	1.25(12)	1.38(23)	1.36(23)	1.35(6)	1.00(3)
92	SR_4	1.14(16)	1.13(22)	1.24(22)	1.10(26)	1.01(11)	1.18(25)	1.10(7)	0.95(30)	1.10(29)	1.21(29)	1.16(14)	1.25(14)	1.35(13)	1.25(13)	1.33(3)	1.00(4)
93	WR_1	0.44(23)	0.63(23)	0.73(23)	0.80(9)	0.59(9)	0.64(23)	0.75(1)	0.73(6)	0.75(23)	0.90(1)	0.88(19)	0.69(29)	0.71(7)	0.68(19)	0.82(18)	1.00(1)
94	WR_2	0.68(15)	0.81(15)	0.92(18)	0.80(1)	0.70(6)	0.84(1)	0.79(9)	0.74(3)	0.79(9)	0.91(17)	0.89(24)	0.74(30)	0.75(29)	0.79(24)	0.85(29)	1.00(2)
95	WR_3	0.69(6)	0.83(18)	0.94(15)	0.88(10)	0.71(29)	0.86(14)	0.81(19)	0.78(23)	0.82(5)	0.93(16)	0.93(22)	0.83(9)	0.92(25)	0.85(7)	0.94(12)	1.00(3)
96	WR_4	0.70(8)	0.85(27)	0.95(27)	0.89(7)	0.75(23)	0.89(13)	0.81(16)	0.79(10)	0.82(28)	0.97(23)	0.96(25)	0.86(19)	0.93(30)	0.86(22)	0.96(17)	1.00(4)
97	$A_1:A_{1r}$	1.04(28)	1.06(28)	1.05(28)	1.08(28)	0.91(28)	1.09(28)	0.95(28)	0.88(28)	1.01(28)	1.10(28)	0.96(28)	0.90(28)	0.93(28)	0.89(28)	1.21(28)	1.00(28)
98	$A_2:A_{2r}$	1.15(24)	1.15(24)	1.11(24)	1.03(24)	0.96(24)	1.04(24)	0.86(24)	0.88(24)	0.98(24)	1.07(24)	0.89(24)	0.92(24)	1.01(24)	0.79(24)	1.17(24)	1.00(24)
99	$A_3:A_{3r}$	1.06(30)	0.98(30)	1.40(30)	1.36(30)	0.82(30)	1.34(30)	1.08(30)	0.95(30)	1.01(30)	1.19(30)	1.11(30)	0.80(30)	0.93(30)	1.10(30)	1.05(30)	1.00(30)
100	$A_4:A_{4r}$	1.11(25)	1.08(25)	1.16(25)	1.02(25)	0.78(25)	1.18(25)	1.02(25)	0.80(25)	1.18(25)	1.22(25)	1.02(25)	1.08(25)	1.19(25)	1.17(25)	1.23(25)	1.00(25)

序号	参数	S16	S17	S18	S19	S20	S21	S22	S23	S24	S25	S26	S27	S28	S29	S30	RFP
1	λ/nm	237	237	237	237	237	237	237	237	237	237	237	237	237	237	237	237
2	n	30	30	30	30	30	30	30	30	30	30	30	30	30	30	30	30
3	m	29	29	29	29	29	29	29	29	29	29	29	29	29	29	29	29
4	β	1	1	1	1	1	1	1	1	1	1	1	1	1	1	1	1
5	γ	0.339	0.345	0.347	0.345	0.344	0.33	0.347	0.330	0.338	0.345	0.332	0.346	0.326	0.338	0.333	0.338
6	A_{geo}	199	189.2	178.9	209.6	188.2	180.9	209.5	205.8	202.9	200.3	197.9	215.8	203.8	214.5	222.3	204.7
7	A_{avg}	740.8	671.7	688.1	774.6	683.3	746	764	887.4	772.2	727.4	801.8	813.8	869.7	800.6	888.7	782.5
8	δ	0.269	0.282	0.26	0.271	0.275	0.243	0.274	0.232	0.263	0.275	0.247	0.265	0.234	0.268	0.25	0.262
9	η	12.9	13	13	13	12.9	12.9	12.9	13	13	13	13	13.1	13	13	13	13
10	$\sum A_i$	22223	20150	20644	23237	20500	22378	22919	26621	23166	21823	24052	24414	26089	24016	26662	23476
11	$A_1\%(i)$	48.1(28)	47.5(28)	45.7(28)	46.4(28)	46.8(28)	48.6(28)	45.9(28)	48.4(28)	48.0(28)	47.3(28)	48.3(28)	46.8(28)	49.4(28)	48.2(28)	48.8(28)	47.9(28)
12	$A_2\%(i)$	22.9(24)	22.2(24)	24.9(24)	24.3(24)	24.0(24)	25.7(24)	24.5(24)	25.9(24)	23.5(24)	22.3(24)	25.3(24)	23.1(24)	25.8(24)	23.2(24)	23.8(24)	23.9(24)
13	$A_3\%(i)$	4.6(30)	4.0(30)	3.9(30)	3.9(30)	3.4(23)	3.3(30)	3.7(23)	3.8(30)	4.1(30)	4.2(23)	3.3(23)	4.9(30)	3.1(30)	3.6(30)	4.6(30)	4.0(30)
14	$A_4\%(i)$	3.0(25)	3.0(23)	3.5(25)	3.4(25)	3.1(30)	2.6(23)	2.9(30)	2.8(25)	3.4(25)	3.6(30)	2.9(30)	3.8(25)	2.4(23)	3.2(23)	2.7(25)	2.8(25)
15	$A_5\%(i)$	2.3(7)	2.5(25)	2.9(7)	2.3(22)	2.4(11)	2.0(11)	2.4(25)	2.0(22)	2.2(22)	2.4(25)	2.1(11)	2.6(7)	2.2(25)	2.5(25)	2.1(23)	2.4(23)
16	$A_6\%(i)$	2.2(23)	2.3(7)	2.5(22)	2.0(11)	2.3(25)	2.0(25)	2.3(11)	1.9(11)	1.9(11)	2.3(11)	2.1(25)	2.4(22)	2.0(11)	1.9(11)	1.8(22)	2.0(11)
17	$A_7\%(i)$	1.9(22)	2.3(11)	2.1(11)	1.9(7)	1.9(7)	1.8(7)	2.2(7)	1.9(7)	1.9(7)	2.1(7)	1.6(7)	1.9(11)	1.7(22)	1.9(7)	1.7(7)	1.9(7)
18	$A_8\%(i)$	1.6(11)	1.6(6)	1.5(15)	1.9(23)	1.6(22)	1.5(22)	1.7(22)	1.8(23)	1.7(23)	1.6(15)	1.5(22)	1.5(15)	1.3(6)	1.7(22)	1.7(11)	1.9(22)
19	$A_1:A_2:A_3$	10.5:5.0:1	11.8:5.5:1	11.6:6.3:1	12.0:6.3:1	13.6:7.0:1	14.6:7.7:1	12.4:6.6:1	12.8:6.9:1	11.6:5.8:1	11.4:5.4:1	14.8:7.7:1	9.5:4.7:1	15.7:8.2:1	13.4:6.5:1	10.5:5.1:1	11.9:5.9:1
20	H_{avg}	64.7	59.8	60.9	68.6	61	65	68.4	76.6	68	64.6	70.6	71.7	75.5	70.8	77.1	68.6
21	W_{avg}	0.23	0.23	0.23	0.23	0.23	0.23	0.23	0.23	0.23	0.23	0.23	0.23	0.23	0.23	0.23	0.23
22	N	235314	236447	237978	238069	237370	237087	238291	237215	247783	248480	238932	238771	235703	238586	238027	238819
23	$\sum R_i$	230.5	229.7	231	230	231.1	232	230.5	231	230.6	230	230.3	229.5	230.7	229.7	230	230.4
24	R_{avg}	7.9	7.9	8	7.9	8	8	7.9	8	8	7.9	7.9	7.9	8	7.9	7.9	7.9
25	τ	0.736	0.737	0.728	0.734	0.738	0.736	0.739	0.732	0.733	0.731	0.736	0.731	0.735	0.731	0.73	0.734
26	T'/min	56.1	56.1	56.1	56	56	56	56	56	56	56	56	56	56	56	56	56.1
27	Q/mg	1.506	1.504	1.505	1.504	1.501	1.502	1.503	1.501	1.506	1.503	1.506	1.503	1.506	1.502	1.5	1.503
28	F	23.4	23.6	23.5	24	23.5	22.3	24.2	22.9	23.4	23.8	22.9	24.2	22.6	23.7	23.5	23.4
29	F_r	19.2	19.4	19.3	19.8	19.3	18.4	19.9	18.9	19.3	19.6	18.9	20	18.6	19.5	19.4	19.3
30	$F_{r(t)}$	20.8	21	20.9	21.4	20.9	19.9	21.6	20.4	20.9	21.3	20.4	21.6	20.1	21.1	20.9	20.9
31	$F_{r(q)}$	21.6	21.7	21.6	22.2	21.6	20.6	22.3	21.2	21.6	22	21.1	22.4	20.8	21.9	21.7	21.6
32	S	1.91	1.96	1.93	1.93	1.94	1.82	1.95	1.81	1.89	1.95	1.84	1.93	1.79	1.9	1.85	1.89
33	I	13	13.2	13.1	13.3	13.1	12.5	13.4	12.8	13	13.3	12.8	13.4	12.5	13.1	13	13
34	I_r	10.9	11	11	11.2	11	10.5	11.2	10.7	10.9	11.2	10.7	11.3	10.5	11	11	10.9

序号	参数	S16	S17	S18	S19	S20	S21	S22	S23	S24	S25	S26	S27	S28	S29	S30	RFP
35	$I_{r(t)}$	11.6	11.7	11.7	11.9	11.7	11.1	11.9	11.4	11.6	11.9	11.4	12	11.2	11.7	11.6	11.6
36	$I_{r(q)}$	12.2	12.4	12.3	12.5	12.3	11.7	12.6	12	12.2	12.5	12	12.6	11.8	12.4	12.3	12.3
37	ω	1.8	1.79	1.79	1.81	1.8	1.79	1.81	1.8	1.8	1.79	1.8	1.8	1.8	1.8	1.8	1.8
38	RF	439.1	436.6	431.8	441.9	437.8	437.8	446.6	443.2	438.8	437.9	440.1	442.7	443	440.8	444.7	441.2
39	RF_r	327.2	325.4	321.8	330.9	327	326.9	334.6	332.4	328	327.7	329	332.3	331.4	330.4	334.1	330
40	$RF_{r(t)}$	391.1	389	385	394.3	390.8	390.8	398.6	395.5	391.8	390.8	392.9	395.4	395.3	393.3	396.9	393.5
41	$RF_{r(q)}$	367.4	365.3	360.9	370.8	366.4	366.2	375	372.4	367.4	367.2	368.5	372.2	371.4	370.3	374.4	370.1
42	RI	82.9	84.9	84	84.3	83.6	80.3	86.2	80.5	82	84.6	81	85.1	79.6	82.9	82.4	82.9
43	RI_r	69.5	71.1	70.5	70.8	70.2	67.5	72.5	67.8	68.9	71	68.1	71.6	67	69.7	69.4	69.6
44	$RI_{r(t)}$	73.8	75.6	74.9	75.2	74.6	71.6	77	71.9	73.2	75.5	72.3	76	71.1	73.9	73.5	73.9
45	$RI_{r(q)}$	78	79.8	79	79.3	78.6	75.6	81.2	76	77.2	79.6	76.3	80.2	75.1	78.1	77.7	78
46	$R\omega$	5.3	5.14	5.14	5.24	5.24	5.46	5.18	5.5	5.35	5.18	5.43	5.2	5.56	5.32	5.4	5.32
47	TZ	217.6	214.6	210.7	211.7	212.6	212.9	210.4	210.1	209.7	214.3	210.6	213.2	213.2	212.3	213.7	213
48	μ	1.08	1.07	1.06	1.06	1.06	1.09	1.05	1.09	1.08	1.07	1.09	1.07	1.1	1.08	1.09	1.08
49	ψ	5.3	5.19	5.15	5.24	5.23	5.43	5.21	5.44	5.31	5.19	5.4	5.21	5.52	5.32	5.41	5.32
50	ξ	1.4	1.4	1	1.1	1.1	1	1	1	1.3	1.4	1	1.3	1	1.3	1.3	1.2
51	P_e	0.9	0.9	0.9	0.9	0.9	0.9	0.9	0.9	0.9	0.9	0.9	0.9	0.9	0.9	0.9	0.9
52	ρ	8.7	8.41	8.29	8.41	8.46	9.19	8.3	9.18	8.75	8.39	9.05	8.38	9.42	8.74	9.01	8.76
53	ε	0.997	0.98	0.972	0.979	0.983	0.976	0.973	0.977	1	0.978	0.984	0.978	0.964	0.999	0.986	1
54	X	70.1	69.3	69.5	69.9	69.9	71.8	70.6	72.1	70	69.2	71.2	69.5	72.4	70.3	71.3	70.6
55	X_r	53.2	52.6	52.9	53.3	53.2	54.7	53.8	55.2	53.3	52.8	54.3	53.1	55.3	53.7	54.6	53.8
56	$X_{r(t)}$	62.4	61.7	62	62.3	62.4	64.1	63	64.4	62.5	61.8	63.5	62	64.6	62.7	63.7	63
57	$X_{r(q)}$	59.7	59	59.3	59.7	59.6	61.3	60.3	61.8	59.7	59.1	60.8	59.5	61.9	60.1	61.2	60.4
58	Y	51.6	50.4	50.4	51.6	50.4	51.8	50.7	53.3	52.2	51.1	52.6	52.2	53.5	52.3	53.3	51.9
59	Y_r	49.8	48.6	48.5	49.7	48.7	49.9	48.9	51.3	50.5	49.3	50.7	50.3	51.6	50.4	51.3	50
60	$Y_{r(t)}$	46	44.9	44.9	46	45	46.2	45.2	47.6	46.6	45.6	47	46.6	47.8	46.7	47.6	46.3
61	$Y_{r(q)}$	55.9	54.5	54.4	55.8	54.6	55.9	54.8	57.4	56.5	55.2	56.8	56.3	57.8	56.5	57.5	56.1
62	$X\omega$	1.36	1.38	1.38	1.35	1.39	1.39	1.39	1.35	1.34	1.36	1.35	1.33	1.35	1.34	1.34	1.36
63	Δ	122.5	123.5	122.5	124.4	122.8	119.5	126.1	121	122.1	124	120.9	125.2	120	123	122.9	122.7
64	f_{wi}	1	1	1	1	1	1	1	1	1	1	1	1	1	1	1	1
65	π	0.9	0.9	0.9	0.9	0.9	0.9	0.9	0.9	0.9	0.9	0.9	0.9	0.9	0.9	0.9	0.9
66	ζ	96.1	96.1	96.1	96.1	96.1	96.1	96.1	96.1	96.1	96.1	96.1	96.1	96.1	96.1	96.1	96.1
67	Ω	1.03	1.15	1.04	1.06	1.12	0.92	1.18	0.85	0.97	1.08	1	1.03	0.91	1.1	0.98	1
68	SX	290.3	290.1	277.9	280.1	282.8	289.1	275.2	286.3	292.5	291.6	290	283.8	290.9	294.2	293.9	289

序号	参数	S16	S17	S18	S19	S20	S21	S22	S23	S24	S25	S26	S27	S28	S29	S30	RFP
69	SY	98.4	98.6	97.2	99.7	97.6	94.3	98.7	96.2	98.9	99.7	96.8	100.8	95.7	99.5	98.7	98.2
70	$S\omega$	2.95	2.94	2.86	2.81	2.9	3.07	2.79	2.97	2.96	2.92	3	2.82	3.04	2.96	2.98	2.94
71	TX	391	355.3	373.5	371.1	355.6	428.3	332.3	457.2	417.3	380.8	397.2	385.6	429.4	371.4	409.9	402.2
72	TX_r	168.4	153.4	161.9	159.6	153.4	186	142.8	198.7	180.3	164.9	172	166.7	185.8	160.3	177.5	173.8
73	$TX_{t(t)}$	348.2	316.6	333	331.1	317.4	382.3	296.5	408	372.5	339.8	354.6	344.3	383.1	331.4	365.9	358.7
74	$TX_{t(q)}$	189.1	172.2	181.6	178.9	171.9	208.4	160.1	222.7	202	184.7	192.7	186.7	208.2	179.7	198.9	194.8
75	TY	9.3	9.8	9.4	9.7	9.9	8.7	10.8	8.4	8.8	9.3	9.4	9.4	9	9.9	9.3	9.1
76	TY_r	15.7	16.7	15.8	16.6	16.9	14.7	18.4	14.2	14.9	15.8	16	16	15.3	16.9	15.8	15.5
77	$TY_{t(t)}$	8.2	8.8	8.4	8.7	8.9	7.8	9.6	7.5	7.8	8.3	8.4	8.4	8.1	8.8	8.3	8.1
78	$TY_{t(q)}$	17.6	18.7	17.8	18.6	18.9	16.5	20.6	15.9	16.7	17.7	17.9	17.9	17.2	18.9	17.7	17.4
79	$T\omega$	42.26	36.18	39.81	38.19	35.86	49.29	30.86	54.39	47.62	40.98	42.14	41	47.55	37.53	44.18	44.1
80	θ	87.5	36.4	15.4	172.7	57.9	36.4	172.7	114.3	57.9	66.7	100	233.3	114.3	172.7	500	0
81	Φ	43.8	10.1	19.5	217.6	30.2	18.1	179	128.2	90.6	78.3	66	321	112	319.3	780.2	0
82	φ	50.1	27.7	126.6	126	52.2	49.7	103.6	112.1	156.5	117.4	66	137.6	98	184.9	156	0
83	Θ	170.4	165.4	162.5	165.1	157.8	167.4	158.1	164.3	166.4	159.9	161.9	166.8	166.2	169.5	172.5	167.5
84	j	1	1	1	1	1	0.99	1	1	1	1	1	1.01	1	1	1	1
85	j_r	1	1	0.999	0.999	1	0.999	1	1	1	1	1	1	1	1	0.999	1
86	H	94.3	87.1	88.7	99.9	88.9	94.6	99.7	111.6	99.1	94.1	102.9	104.4	110.1	103.2	112.4	100
87	r	100	99.7	100.2	99.8	100.3	100.7	100.1	100.2	100.1	99.8	99.9	99.6	100.1	99.7	99.8	100
88	MI	-0.34	-0.95	-1.52	0.36	-0.88	-1.38	0.46	0.17	-0.07	-0.15	-0.3	0.9	0.06	0.71	1.16	0
89	$SR1$	1.13(29)	1.08(23)	1.32(7)	1.23(12)	1.26(23)	1.25(18)	1.52(23)	1.23(24)	1.22(25)	1.63(23)	1.41(23)	1.67(29)	1.22(1)	1.37(23)	1.30(1)	1.00(1)
90	$SR2$	1.10(7)	1.07(8)	1.18(12)	1.23(22)	1.22(1)	1.18(19)	1.24(1)	1.22(19)	1.21(29)	1.21(27)	1.22(1)	1.43(25)	1.20(19)	1.22(3)	1.30(6)	1.00(2)
91	$SR3$	1.08(30)	1.03(5)	1.16(22)	1.22(25)	1.11(13)	1.11(1)	1.17(14)	1.19(22)	1.14(22)	1.08(9)	1.11(27)	1.37(7)	1.20(24)	1.20(13)	1.26(29)	1.00(3)
92	$SR4$	1.04(2)	1.02(18)	1.13(25)	1.15(2)	1.07(27)	1.05(23)	1.16(3)	1.16(25)	1.12(17)	1.08(11)	1.08(24)	1.32(22)	1.18(26)	1.19(6)	1.25(3)	1.00(4)
93	$WR1$	0.78(11)	0.72(19)	0.46(23)	0.79(23)	0.59(29)	0.49(29)	0.67(29)	0.82(12)	0.71(23)	0.78(22)	0.58(29)	0.57(23)	0.65(29)	0.78(29)	0.82(18)	1.00(1)
94	$WR2$	0.81(15)	0.75(22)	0.67(13)	0.85(13)	0.66(9)	0.69(25)	0.70(30)	0.84(3)	0.87(6)	0.79(29)	0.74(30)	0.82(1)	0.74(7)	0.88(20)	0.86(20)	1.00(2)
95	$WR3$	0.83(18)	0.78(25)	0.72(9)	0.87(3)	0.68(30)	0.70(14)	0.87(25)	0.85(13)	0.90(20)	0.82(25)	0.77(25)	0.88(18)	0.79(12)	0.91(30)	0.94(27)	1.00(3)
96	$WR4$	0.86(23)	0.79(29)	0.72(21)	0.95(30)	0.73(25)	0.72(6)	0.89(21)	0.87(23)	0.92(3)	0.83(30)	0.84(9)	0.90(20)	0.80(18)	0.91(19)	0.98(11)	1.00(4)
97	$A_1:A_{1r}$	0.95(28)	0.85(28)	0.84(28)	0.96(28)	0.85(28)	0.97(28)	0.94(28)	1.15(28)	0.99(28)	0.92(28)	1.03(28)	1.02(28)	1.15(28)	1.03(28)	1.16(28)	1.00(28)
98	$A_2:A_{2r}$	0.91(24)	0.80(24)	0.91(24)	1.01(24)	0.88(24)	1.03(24)	1.00(24)	1.23(24)	0.97(24)	0.87(24)	1.08(24)	1.00(24)	1.20(24)	0.99(24)	1.13(24)	1.00(24)
99	$A_3:A_{3r}$	1.08(30)	0.85(30)	0.86(30)	0.95(30)	0.74(23)	0.79(30)	0.89(23)	1.06(30)	1.00(30)	0.96(23)	0.83(23)	1.27(30)	0.86(30)	0.91(30)	1.30(30)	1.00(30)
100	$A_4:A_{4r}$	1.02(25)	0.94(23)	1.13(25)	1.22(25)	1.00(30)	0.91(23)	1.03(30)	1.16(25)	1.22(25)	1.22(25)	1.09(30)	1.43(25)	0.99(23)	1.18(23)	1.10(25)	1.00(25)

表 4-6　对 237 nm 红曲 HPLC 数字化指纹图谱评价结果的解析

序号	参数	参数名称	对照 RFP	参数意义
1	λ	检测波长	237	检测波长为 237 nm
2	n	指纹峰总数	30	有 30 个共有指纹峰
3	m	分离峰对儿数	29	29 对儿峰间隔
4	β	有效分离率	1.0	指纹全部基线分离
5	γ	均化系数	0.338	指纹均化性低,有极大峰
6	A_{geo}	几何平均峰面积	204.7	几何平均峰面积处于中等水平,表明峰大小差异大
7	A_{avg}	算数平均峰面积	782.5	平均面积处于较高水平
8	δ	几平比率	0.262	该值较低代表均化性差
9	η	指纹空间利用率	13.0	指纹空间利用率很低,为 13.0%
10	$\sum A_i$	指纹峰面积总和	23476	总峰面积较大,表明总信号较大
11	$A_1\%(i)$	第 1 强峰比 $A_1\%(i)$	47.9(28)	第 1 强峰为第 28 号指纹峰,占比为 47.9%
12	$A_2\%(i)$	第 2 强峰比 $A_2\%(i)$	23.9(24)	第 2 强峰为第 24 号指纹峰,占比为 23.9%
13	$A_3\%(i)$	第 3 强峰比 $A_3\%(i)$	4.0(30)	第 3 强峰为第 30 号指纹峰,占比为 4.0%
14	$A_4\%(i)$	第 4 强峰比 $A_4\%(i)$	2.8(25)	第 4 强峰为第 25 号指纹峰,占比为 2.8%
15	$A_5\%(i)$	第 5 强峰比 $A_5\%(i)$	2.4(23)	第 5 强峰为第 23 号指纹峰,占比为 2.4%
16	$A_6\%(i)$	第 6 强峰比 $A_6\%(i)$	2.0(11)	第 6 强峰为第 11 号指纹峰,占比为 2.0%
17	$A_7\%(i)$	第 7 强峰比 $A_7\%(i)$	1.9(7)	第 7 强峰为第 7 号指纹峰,占比为 1.9%
18	$A_8\%(i)$	第 8 强峰比 $A_8\%(i)$	1.9(22)	第 8 强峰为第 22 号指纹峰,占比为 1.9%
19	$A_1:A_2:A_3$	三强峰比	11.9:5.9:1	第 1 强峰面积:第 2 强峰面积:第 3 强峰面积=11.9:5.9:1
20	H_{avg}	平均峰高	68.6	平均峰高为 68.6mAU,表明系统信号中等
21	W_{avg}	平均峰宽	0.23	平均峰宽为 0.23,表明柱效较高
22	N	最强峰柱效	238819	第一强峰柱效为 238819
23	$\sum R_i$	分离度总和	230.4	29 对儿指纹峰的分离度之和为 230.4
24	R_{avg}	平均分离度	7.9	平均分离度为 7.9,分离度很好
25	τ	分离度均化系数	0.734	分离度均化系数=0.734,表明指纹峰间距均匀
26	T	末指纹保留时间	56.1	末指纹峰保留时间为 56.1,指纹出完时间长
27	Q	表观进样质量	1.503	称样量为 1.503g
28	F	指纹图谱指数	23.4	指纹图谱指数为 23.4,表明指纹信号处于中低水平
29	F_r	指纹谱相对指数	19.3	指纹谱相对指数为 19.3,表明指纹信号处于中低水平
30	$F_{r(t)}$	校时指纹谱指数	20.9	校时指纹谱指数为 20.9,表明指纹出峰慢
31	$F_{r(q)}$	标准指纹谱指数	21.6	标准指纹谱指数为 21.6,表明指纹浓度较低
32	S	指纹图谱信息熵	1.89	指纹图谱信息熵为 1.89,表明指纹信息较低
33	I	指纹信息量指数	13.0	指纹信息量指数为 13.0,表明指纹信息处于较低水平
34	I_r	相对信息量指数	10.9	相对信息量指数为 10.9,表明指纹信息较低
35	$I_{r(t)}$	校时信息量指数	11.6	校时信息量指数为 11.6,表明指纹出峰时间长
36	$I_{r(q)}$	标准信息量指数	12.3	标准信息量指数为 12.3,表明指纹浓度较低
37	ω	两种指纹指数比	1.80	F 指数与 I 指数比为 1.80,表明信息低,有效分离率和均化性低
38	RF	指纹分离量指数	441.2	指纹分离量指数为 441.2,表明指纹分离量处于中等水平
39	RF_r	相对分离量指数	330.0	相对分离量指数为 330.0,表明指纹分离量指数处于中强水平
40	$RF_{r(t)}$	校时分离量指数	393.5	校时分离量指数为 393.5,表明指纹出峰慢
41	$RF_{r(q)}$	标准分离量指数	370.1	标准分离量指数为 370.1,表明指纹分离浓度信息高
42	RI	分离信息量指数	82.9	分离信息量指数为 82.9,表明指纹分离信息和信号处于中等
43	RI_r	相对分离信息量	69.6	相对分离信息量为 69.6,处于中强,样品内含信息高
44	$RI_{r(t)}$	校时分离信息量	73.9	校时分离信息量为 73.9<RI,出峰慢
45	$RI_{r(q)}$	标准分离信息量	78.0	标准分离信息量为 78.0<RI,中强,表明浓度信息高
46	$R\omega$	分离量两指数比	5.32	RF 与 RI 之比为 5.32

序号	参数	参数名称	对照 RFP	参数意义
47	TZ	指纹图谱分离数	213.0	指纹图谱分离数为 213.0 表明指纹峰较多
48	μ	指纹纵空间占率	1.08	指纹纵空间占率为 1.08,表明纵空间占效较低
49	ψ	F/I 去均化率	5.32	指纹分布最佳时的两种指数比值 5.32
50	ξ	三强衰减率	0.90	第 1、2 强峰与第 2、3 强峰间积的衰减率为 0.90
51	P_e	8 强峰百分比	8.76	8 强峰面积占总指纹峰面积的 8.76%
52	ρ	方均均方比	8.8	标准指纹平方均值与其均值平方之比为 8.8,表明指纹峰信号不趋于相等
53	ε	均化相似度	1.0	样品指纹与对照指纹均化系数之比为 1.0,表明样品与对照指纹相似
54	X	指纹复杂度	70.6	复杂度为 70.6,表明指纹复杂度处于中等水平
55	X_r	相对复杂度	53.8	相对复杂度为 53.8<X,表明指纹样品信息量小
56	$X_{r(t)}$	校时复杂度	63.0	校时复杂度 63.0<X,表明指纹出峰慢
57	$X_{r(q)}$	标准复杂度	60.4	标准复杂度为 60.4<X,表明指纹样品信息量小
58	Y	指纹清晰度	51.9	清晰度为 51.9,表明指纹清晰度处于中等水平
59	Y_r	相对清晰度	50.0	相对清晰度为 50.0<Y,表明指纹样品信息量中等
60	$Y_{r(t)}$	校时清晰度	46.3	校时清晰度 46.3<Y,表明指纹出峰慢
61	$Y_{r(q)}$	标准清晰度	56.1	标准清晰度为 56.1>Y,表明指纹样品信息量大
62	$X\omega$	指纹复清比	1.36	X 与 Y 的比值为 1.36
63	Δ	综合指数和	122.7	综合四种指数和为 122.7,表明指纹综合信息量中等
64	f_{wi}	称样校正因子	1.0	RFP 与样品的称样质量比为 1.0
65	π	指纹积分度	0.9	总积分面积占色谱最大空间的百分比为 0.9%
66	ζ	指纹时效度	96.1	指纹时效度百分比为 96.1%,表明指纹横向占时较大
67	Ω	指纹动能度	1.00	指纹动能度百分比为 1.00%,表明指纹总动能占最大动能较低
68	SX	简复杂度	289.0	简单复杂为 289.0,指纹图谱处于中等复杂度
69	SY	简清晰度	98.2	简单清晰度为 98.2,指纹图谱清晰度中等
70	$S\omega$	简复清比	2.94	SX 与 SY 的比值为 2.94
71	TX	体复杂度	402.2	体复杂度为 402.2,表明指纹三维复杂度处于高复杂度
72	TX_r	相对体复杂度	173.8	相对体复杂度为 173.8<TX,表明指纹样品信息量小
73	$TX_{r(t)}$	校时体复杂度	358.7	校时体复杂度 358.7<TX,表明指纹出峰慢
74	$TX_{r(q)}$	标准体复杂度	194.8	标准体复杂度 194.8<TX,表明指纹样品信息量小
75	TY	体清晰度	9.1	体清晰度为 9.1,表明指纹清晰度处于很低水平
76	TY_r	相对体清晰度	15.5	相对体清晰度 15.5>TY,表明指纹样品信息量较大
77	$TY_{r(t)}$	校时体清晰度	8.1	校时体清晰度 8.1<TY,表明指纹出峰慢
78	$TY_{r(q)}$	标准体清晰度	17.4	标准体清晰度 17.4>TY,表明样品指纹所含化学信息较多
79	$T\omega$	体复清比	44.1	TX 与 TY 之比 44.1
80	θ	高低比度	0.0	高低比度为 0 表明样品多数化学指纹含量小于对照指纹
81	Φ	正负增比度	0.0	正负增比度为 0 表明样品比率指纹为负增益
82	φ	正负增均比度	0.0	指纹峰的正负增益的均比百分度为 0
83	Θ	积分波动度	167.5	单位时间内相邻峰积分比的自然对数的平均变化率为 167.5
84	j	峰同态系数	1.000	峰同态系数为 1.000,表明指纹峰的同态性很好
85	$j\gamma$	峰同态均化系数	1.000	峰同态率向量的均化系数为 1.000 表明峰同态均化性很好
86	H	峰等高度	100	峰等高度为 100% 表明样品指纹总含量为 100%
87	r	平均分离度比	100	平均分离度比为 100% 表明样品指纹分离度与 RFP 很相似

4.3 中药多元多维指纹图谱

中药多元多维指纹图谱是利用不同分析技术方法和同一分离方法的不同检测条件或不同检测原理获得的中药立体多维空间指纹图谱，能够反映化学组分多维全息特征。由于中药质量受多种因素影响，并且其有效成分的含量与疗效直接相关，只有对中药进行多元多维测量才能保证中药质量合格。多元指纹图谱是依据多种原理完全不同的仪器分析方法（多元分析技术）测定指纹图谱，可弥补单一分析技术的缺陷，多维指纹图谱是采用相同分离技术的不同检测条件或不同检测原理获得指纹图谱，检测方式多维化。由于多元多维指纹图谱技术从多元分析方法和多维检测方式角度来获得中药化学组分全信息而形成立体多息谱，只有对其合理整合和有效挖掘才能从多侧面整方位详细描述和准确表征中药全部组分的含量分布状况。测定原理多元化和检测方式多维化，实现了基于从立体多方位透视监测中药质量的大数据来整合评价中药真实质量[1-3]，见图4-4。

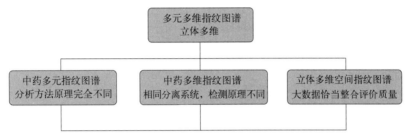

图 4-4　中药多元多维指纹图谱构成方式和结构特征图

4.3.1　平行多波长 HPLC 指纹图谱[4-15]

中药指纹图谱的首要任务是反映中药化学成分种类、数量和含量分布，以便对中药进行定性定量评价。高效液相色谱法常用紫外检测器，但紫外光谱仅反映分子外层价电子发生 $\pi \rightarrow \pi^*$，$n \rightarrow \pi^*$ 和 $n \rightarrow \sigma^*$ 以及长共轭体系信息，故紫外检测获得 HPLC 指纹图谱的信息具有局限性（无法检测饱和化合物信息），而且不同化合物最大紫外吸收波长不同，因此用单一波长指纹图谱对中药进行整体组分的定性定量分析的结果具有片面性，用平行多波长检测获得 HPLC 指纹图谱能展示中药多波长指纹图谱的丰富信息，用其进行定性和定量分析更准确。

对于 n 个样品，在 p 个波长下检测 $n \times p$ 个多波长指纹图谱。因为不同检测波长下 HPLC 指纹图谱鉴定的中药质量结果有差异，孙国祥课题组用独立权重法、均值法和投影参数法等整合多波长下各样品定性定量全信息，实现了对全紫外吸收化学信息的简化定量，在鉴定十全大补丸、补中益气丸和杞菊地黄丸整体质量时，以多波长 HPLC 指纹图谱弥补单波长 HPLC 指纹图谱的片面性[4-6]，尽可能使每个化学指纹成分在最大吸收波长下表达在指纹图谱中，突出强调信息最大化，并显著降低 HPLC-DAD 三维指纹系统信息的冗余度。

（1）均值法

是用 p 个紫外吸收波长下 S_m、P_m 和 α 的均值分别作为样品的宏定性相似度、宏定量相似度和均化性变动系数。此方法实质是进行等权融合，简单便捷，但降低了极大值和极小值对整合结果的影响。p 个紫外吸收波长下 S_m、P_m 和 α 的标准偏差不大时使用此方法较为理想。均值法的结果与多波长融合谱结果基本一致，前者是数据的均值，后者是先平均图谱信号再评价。

（2）权重法

a. 自然权重法 是以固定波长指纹图谱生成对照指纹图谱并评价样品的方法，该法分别求得 p 波长下 S_m、P_m 和 α 来计算权重 w_{ij}，见式(4-1)，其突出大值贡献。

$$X_j = \sum_{i=1}^{p} w_{ij} X_{ij} = \frac{\sum\limits_{i=1}^{p} X_{ij}^2}{\sum\limits_{i=1}^{p} X_{ij}}, i = 1, 2, \cdots, n; j = S_m, P_m, \gamma \qquad (4\text{-}1)$$

b. 独立权重法 是以独立样品自身 p 波长指纹图谱按均值法计算生成一个拟合谱，以其计算不同波长下的 S_m、P_m 和 α 值，以此为基础再计算权重 w_{ij}，该法注重了样品自身的实际性，不与对照指纹图谱发生联系，属于独立权重。

c. 固定权重法 以 p 波长的 p 个对照指纹图谱按均值法计算生成一个对照拟合谱，以其计算不同波长的对照指纹图谱的 S_m、P_m 和 α 值，以此为基础再计算权重 w_{ij}。对不同样品采取统一的固定权重，该法注重了标准的固定分布。

（3）投影参数法

分别计算 $a = (1, 1, \cdots, 1)$ 与 p 波长指纹图谱向量 $\boldsymbol{S_m} = (S_{m1}, S_{m2}, \cdots, S_{mn})$，$\boldsymbol{P_m} = (P_{m1}, P_{m2}, \cdots, P_{mn})$ 和 $\boldsymbol{\alpha} = (\alpha_1, \alpha_2, \cdots, \alpha_n)$ 的夹角余弦值 S，见式(4-2)，以反映不同波长时的比例分布。再计算其与均值 $\bar{X}$ 的均值，见式(4-3)，此法是将投影和均值等权整合，因表达两种条件下数据量的分别贡献而更具代表意义。

$$S = \cos\theta = \frac{\sum\limits_{i=1}^{n} X_i}{\sqrt{n \sum\limits_{i=1}^{n} X_i^2}} = \bar{X} \sqrt{\frac{n}{\sum\limits_{i=1}^{n} X_i^2}}, i = 1, 2, \cdots, p; X = S_m, P_m, \alpha \qquad (4\text{-}2)$$

$$X_m = \frac{1}{2}(1 + S)\bar{X} = \frac{1}{2}\left(1 + \bar{X} \sqrt{\frac{n}{\sum\limits_{i=1}^{n} X_i^2}}\right)\bar{X}, i = 1, 2, \cdots, p; X = S_m, P_m, \alpha \qquad (4\text{-}3)$$

（4）均谱法

均谱法是对 p 波长指纹图谱求均值得到均谱，以其代表多波长指纹图谱的方法，是对指纹图谱信号的均化处理。以指纹峰最多的指纹图谱为基准，按固定漂移时间（0.1～1 min）执行峰匹配，使同一组分在不同波长检测的指纹峰完成匹配，若某组分不出峰则峰积分以 0 计。显然此方法能把不同波长下同一化学成分指纹信号进行合理表达，最后用 SQFM 判定样品质量。利用平行多波长色谱指纹图谱均值评价法的不确定度和可靠度评价理论，对平行六波长 HPLC 指纹图谱均值法综合鉴定二妙丸的不确定度和可靠度进行有效评价，是对鉴定中药质量的方法进行再评价，平行多波长指纹图谱是工业化控制中药质量的可行方法之一。

（5）基于信息熵的多波长整合法

信息熵是指纹图谱的一个超信息特征的数字化参数，它能够揭示指纹图谱的总熵值和绝对信息量，建立基于信息熵的整合指纹评价方法的基本步骤如下：首先将 p 个波长下的

HPLC 指纹信号导入"中药色谱指纹图谱超信息特征数字化评价系统 4.0"软件，即可获得关于 p 个波长下比率指纹图谱的质量评价参数（S'_F，M_F 和 α）以及 p 个波长下的信息熵值。然后，将三个参数 S'_F、α 和 M_F 按照式(4-4)～式(4-7)进行整合，其中，j 波长的整合权重可由式(4-6)计算，S'_{Fj}，M_{Fj} 和 α_j 以及 S'_F，M'_F 和 α' 分别代表在整合前和整合后的比率指纹图谱的三个参数。最后，根据三个整合后的评价参数，S'_F，M'_F 和 α'，按照中药/草药质量等级划分标准即可获得中药复方制剂多波长整合后的评价质量等级。

$$e_j = \frac{S_j}{\sum_{j=1}^{5} S_j} \tag{4-4}$$

$$S'_F = \sum_{j=1}^{5} e_j S'_{Fj} \tag{4-5}$$

$$M_F = \sum_{j=1}^{5} e_j M_{Fj} \tag{4-6}$$

$$\alpha' = \sum_{j=1}^{5} e_j \alpha_j \tag{4-7}$$

4.3.2 红外光谱指纹图谱法

红外光谱主要反映 C—H、O—H、N—H 等饱和键的结构信息，几乎所有有机化合物都会有红外吸收信号，因此将中药看成简单混合物，红外光谱指纹图谱可以对其中所含有机化合物进行整体定性定量分析。中红外光谱分析技术在药物鉴定方面有着广泛作用，因特征信息丰富使其主要用于定性检测，但忽视了其整体定量功能。近红外光谱应用于定量检测较多，但需要繁琐的建模工作。中药原料药和制剂中包含上百种化学物质成分，测定一定波数范围中红外指纹图谱（IRFP）和近红外指纹图谱（NIRFP）能获得其总化学组分叠加信息，可作为定量鉴定中药质量的简便快速技术手段。中红外光谱能定量检测中药的饱和与不饱和化学键信息，尤其表征单键性质。在确定温度条件下，在 $400 \sim 4000 \ \mathrm{cm}^{-1}$ 中红外区，以及在 $4000 \sim 12000 \ \mathrm{cm}^{-1}$ 近红外区图谱，能对饱和化学键产生很好的响应，这为 IRFP 定量检测中药整体化学物质组分提供了重要的基础保证[16-17]。

中药红外光谱指纹图谱的特点包括：

① 很多物质在近红外区域的吸收系数小，使分析过程变得简单。作为分子振动能级跃迁产生的吸收光谱，近红外区域的倍频和合频吸收系数很小，故样品无需用溶剂稀释即可直接测定，便于生产过程的实时监测，也保证了微量杂质或在近红外吸收弱的组分不至于干扰测定。近红外区域根据所使用的谱带和测试物含量的高低，光程可以是 $1 \sim 100 \ \mathrm{mm}$，长样品池使清洗过程变得非常方便。

② 适用于漫反射技术。近红外区内光散射效应大，且穿透深度大，使得近红外光谱技术可以用漫反射技术对样品直接测定。

③ 近红外光可以在玻璃或石英介质中穿透。近红外区的波长短，因而不被玻璃或石英介质所吸收。所用的样品池容器可以是常用的玻璃或石英制成，价格较低，使用也方便。光导纤维的引进使传统的近红外光谱技术扩展到了过程分析及有毒材料或恶劣环境中样品的远程分析。

④ 可以用于样品的定性，也可以得到精度很高的定量结果。采用多元校正方法及一组已知的同类样品所建立的定量模型，可以快速得到相对误差小于 0.5% 的测量结果。定性分析采用识别分析程序：先取得一组已知样品的吸光度分布模型，再测得待定性样品在不同波长下的吸光度分布，用聚类原理确定样品是否属于已有的模型。

⑤ 测定中药材及制剂的固体粉末的中红外光谱，不需用有机试剂提取分离，与干燥的溴化钾粉末压片后可直接进行检测鉴定，不破坏样品，不用试剂，故不污染环境。

⑥ 利用近红外光谱分析还可以得到一系列物理性质，如密度、粒子尺寸、纤维直径、大分子聚合度等特殊信息。然而，近红外光谱定量模型在应用前需要 100 批数据校正。

红外光谱法与化学计量学手段如聚类分析法、人工神经网络相结合，能够实现对中成药内在质量的整体把握，最终为中成药产品质量的控制提供有力支持。

聚类分析法是多元统计方法中的一种，通过分析个体或者变量之间亲疏关系的统计量，最终将其分为若干类，聚类分析方法能够简单、直观地反映描述对象的相似性，如应用红外结合 SIMCA 聚类分析法测定药用菊花[18]，红外结合系统聚类分析紫花地丁等[19]。

人工神经网络是在神经生理学基础上抽象出来的一种加工处理非线性信息的数学模型，是化学计量学方法之一。误差反向传输的多层前馈人工神经网络可实现对未知样品的预测。如刘福强等运用人工神经网络-近红外光谱法非破坏检测芦丁药品的质量[20]；杨南林等人用神经网络-近红外光谱法测定冬虫夏草中的甘露醇[21]。

在现代分析技术、信息技术以及计算机网络技术快速发展的今天，大量的中药指纹图谱数据已经实现信息化和知识化，建立中成药红外指纹标准图谱库，对每个未知样品都可以自动地从库中找到一幅与其最相近的标准图谱和一个与之相对应的匹配值，可以对中成药进行快速准确的鉴别，对中成药的产品分类和真伪鉴别具有重大的意义。例如，田进国等[22] 采用红外指纹图谱鉴别技术结合计算机检索确定了 12 种中药配方颗粒丁酮提取物的红外指纹图谱；苏燕评等[23] 建立了可用于鉴别醉鱼草药材的红外指纹图谱。

红外量子指纹图谱评价方法可以用标准量子指纹图谱完成精确定量，省去了 100 批样品的基础建模步骤，具有简捷实用的特点。

4.3.3 紫外指纹定量法（QUFM）[24-25]

紫外指纹定量法是以各波长下的光谱点为计算单元，用宏定性相似度 S_m 检测紫外指纹数量和分布比例；用宏定量相似度 P_m 检测紫外指纹含量状况及多成分紫外吸收叠加状况，同时用变动系数 α 限定紫外指纹的变异性。

4.3.3.1 流动注射法采集 UVFP 原理

紫外指纹图谱能反映中药化学组分中的 $\pi \rightarrow \pi^*$，$n \rightarrow \pi^*$ 及 $n \rightarrow \sigma^*$ 化学键电子跃迁信息，由于不同的化学成分体系紫外吸收曲线具有指纹特征，故 UVFP 可用于中药及其制剂质量鉴定。采用流动注射分析（FIA）法采集 UVFP，见图4-5，即用空管路替代色谱柱（Peek 管，长 500 cm，内径 0.12/0.18 mm），以 DAD 采集在线紫外（190～400 nm）信号至样品无吸收为止，在 Agilent 1100（1260）高效液相色谱系统下完成分析。该系统流动相与试样间混合状态高度

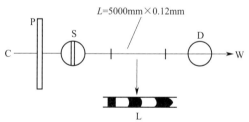

图 4-5 流动注射法测定在线紫外指纹图谱示意图
C—载流（carrier）；P—泵（pump）；S—自动进样器（sample injector）；L—空管（hollow pipe）；D—DAD 检测器（DAD detector）；W—废液瓶（disposal bottle）

重现（混合色谱峰的理论塔板数在 50 到 1000），故该法具有稳定和极高重现性的特点。

4.3.3.2 标准（对照）UVFP 建立方法

标准（对照）UVFP 生成方法有 2 种：①采用 15 批以上有代表性的中药原料（药材、

提取物、配方颗粒等）或各类中成药经优化的提取方法获得的供试液所测得紫外光谱全峰点进行均值法计算得到标准（对照）UVFP，是一个平均化模式。②用道地药材（标准药材）或标准中成药制剂的供试液直接进样测定标准（对照）紫外 UVFP，一般为连续测定 6 次的平均化模式。显然首推第 2 种方法更可取和更易实现随行对照定量，当然固定好恒定参照系是定量 UVFP 研究的关键所在。排除不同仪器间系统误差对照 UVFP 可作为直接定性定量分析的标准依据。

4.3.3.3　UVFP 主要类型和特点

依据样品提取方法，可建立①水溶性成分 UVFP；②脂溶性成分 UVFP；③全成分 UVFP；④特征有效组分群 UVFP。提取方法的恒定性决定着 UVFP 的稳定性和重现性特征。UVFP 具有测定快速（分析时间＜1 min），稳定性和重现性高，定量信息丰富（因波长范围宽 190～400 nm），定量准确度高和数字化特征显著等特点。因此 UVFP 尽管定性特征性单一，但所提供峰点的定量信息具有全面性和整体性，其全面反映了中药化学成分中不饱和化学键产生的定量叠加全信息，从整体角度考虑其比 HPLC 紫外单波长检测的指纹图谱具有更全面和更准确的特点。分析方法价廉、数据信息全面易得。但结果易受紫外吸收大的组分占比大的干扰，评价时可以采用导数光谱法。

4.3.3.4　紫外量子指纹图谱

可用"中药光谱量子指纹一致性数字化评价系统 4.0"软件处理紫外量子指纹图谱，可以对不同样品进行紫外量子指纹图谱的抗氧化活性指纹图谱分析，建立活性指纹图谱。

4.4　红曲多元指纹图谱[26]

红曲米（红曲）是一种重要的功能性食品成分，在促进饮食指导和维持健康方面发挥着关键作用。为保证其质量，本节对 4 种关键化合物进行了定量分析，并应用 HPLC 指纹图谱和电化学指纹图谱（ECFP）进行质量评价。此外，采用 2,2′-联氮双（3-乙基苯并噻唑啉-6-磺酸）（ABTS＋•）清除试验和 ECFP 测定总抗氧化活性，以抗坏血酸为阳性对照。结果表明，基于 HPLC 指纹图谱分析，采用综合线性定量指纹图谱法可将样品的整体质量分为 4 个等级。此外，ECFP 中总峰面积（A_{tp}）与抗氧化活性呈线性相关（$R>0.99$）。进一步的指纹图谱-功效关系分析确定了峰 20（大豆苷元）、21（黄豆黄素）和 24（染料木素）对抗氧化活性的显著贡献。总体而言，本研究提出了一种全面可靠的红曲质量评估方法。

日益增长的公共卫生问题促使人们对各种食物的潜在健康益处进行越来越多的研究。红曲米（红曲）就是这样一种备受关注的食物，这是一种通过在大米产品中接种红曲霉发酵而生产的膳食补充剂。几千年来，红曲因其多样化的健康益处而备受推崇，通常被称为"天然食用色素"。在中国传统美食中，红曲用于发酵米酒、酱油、面包、火腿，甚至豆腐。此外，它还用于治疗高胆固醇血症和消化系统疾病，被认为具有抗炎、抗氧化和抗癌特性。尽管红曲产品被广泛使用，但其纯度和效力差异很大，因此其质量一致性的评估成为一个关键问题。

利用高效液相色谱法（HPLC）、气相色谱法（GC）和质谱（MS）等分析技术的指纹图谱技术已广泛应用于食品质量控制、标准化和功效评价。在这些技术中，HPLC 指纹图谱是应用最广泛的技术，能够分析样品中的多种化合物，从而创建食品特性的综合图谱，以便进行认证和追溯。然而，目前的指纹识别技术主要关注定性一致性，而忽略了总定量一致性。为了解决这一局限性，研究人员开发了一种综合线性定量指纹图谱法（CLQFM），该方法可以通过使用三个参数（S_L，P_L 和 α）描述样本的定性和定量相似性。

使用电化学技术进行质量控制正受到广泛普及，特别是 Belousov-Zhabotinskii（B-Z）振荡系统因其独特而复杂的动态行为而备受关注。这种非线性化学反应显示出有趣的特性，当一些复杂的样品被引入系统时，它们独特的化学成分会影响振荡过程，导致阻尼振荡最终在有限的时间内停止。因此，B-Z 振荡系统在食品分析、环境分析和药物分析等多个领域都有应用。然而，仅依靠电信号的传统分析方法不足以全面表征复杂样品中的电活性成分。对此，电化学指纹图谱（ECFP）提供了一种快速、经济高效且广泛适用的替代方案，当与 CLQFM 结合使用时，其优势会被放大，为食品行业的质量评估提供可靠而全面的方法。

传统上，指纹图谱评估侧重于样品的化学表征，而忽略了其生物活性，例如抗氧化活性。然而，抗氧化活性和含量的评估同样重要。抗氧化剂在减少氧化应激方面起着关键作用。在存在类黄酮、红曲色素和酚醛树脂的情况下，红曲已被证明具有抗氧化特性。尽管传统的抗氧化活性测定方法是有用的，但基于溶剂萃取和淬灭程序的方法可能低估了红曲的总抗氧化能力。为了解决这一局限性，人们已经转向使用电分析方法，例如基于 Belousov-Zhabotinskii（B-Z）振荡系统的 ECFP，以评估抗氧化活性。该方法能够检测复杂混合物中的亲水性和亲脂性抗氧化剂，并以快速、简单和方便的方式提供有关所有电化学活性物质的全面信息，是对传统抗氧化活性测定的补充。

本研究的重点是对红曲样本进行全面监测。为此对 4 种关键指标成分（大豆苷元、黄豆黄素、染料木素和洛伐他汀）进行定量分析，并建立 HPLC 指纹图谱和 ECFP 对红曲样品进行定性和定量分析。此外，采用电化学方法和 ABTS＋·清除试验监测样品的抗氧化能力。本研究还探讨了红曲的指纹图谱-功效关系，为红曲乃至其他功能性食品的质量一致性评价和抗氧化活性监测提供了新的可行方向。

4.4.1 材料和试剂

标有 S1～S40 的 40 批红曲样品由北大维信生物科技有限公司提供。本研究使用的色谱级试剂为甲醇（美国 TEDIA 公司）、乙腈（美国 TEDIA 公司）、磷酸〔四川成都市科隆化学品有限公司（中国四川成都）〕、庚磺酸盐〔山东禹城市中美色谱产品厂（中国山东禹城）〕；硫酸〔利安隆博华医药化学有限公司（中国天津）〕、2,2′-联氮双（3-乙基苯并噻唑啉-6-磺酸）〔ABTS，上海麦克林生化科技有限公司（中国上海）〕、抗坏血酸〔上海麦克林生化科技有限公司（中国上海）〕、$K_2S_2O_8$、硫酸铈铵、丙二酸和溴酸钾〔最后四种试剂购自天津市大茂化学试剂厂（中国天津）〕。在整个实验过程中使用了分析级的去离子水。

作为参考的标准品包括大豆苷元（DAZ，CAS：486-66-8）、黄豆黄素（GLT，CAS：40957-83-3）、染料木素（GEN，CAS：446-72-0）、洛伐他汀（洛伐他汀，CAS：75330-75-5），购自成都乐美天医药科技有限公司（中国四川成都），四种对照品纯度均大于98%。

4.4.2 色谱条件

使用配备四元泵、自动进样器和二极管阵列检测器的 Agilent 1260 高效液相色谱仪（Agilent Technologies，USA）进行 HPLC 分析。COSMOSIL 色谱柱（5C18-MS-Ⅱ，5 μm，4.6 mm×50 mm，日本）上，在 35 ℃下实现红曲 HPLC 分离。流动相为 0.2%磷酸水溶液（含 5 mmol/L 庚烷磺酸钠）（A）和乙腈-甲醇（9∶1）（B）。流速为 1.0 mL/min，

梯度洗脱如下：0～7 min，5％～14％ B；7～15 min，14％～33％ B；15～25 min，33％～55％ B；25～40 min，55％～65％ B；40～43 min，64％～67％ B；43～50 min，67％～68％ B；50～55 min，68％～77％B；55～60 min，77％～5％ B。进样体积 10 μL，检测波长 256 nm（HPLC 指纹图谱和 DAZ、GLT 和 GEN 的定量图谱）和 237 nm（用于洛伐他汀定量）。使用 Agilent OpenLAB CDS Chemstation 分析样品指纹图谱。

4.4.3 溶液制备

将红曲样品粉碎至均匀大小，并通过 50 目筛。取 10 mL 混合溶剂（80％甲醇-水溶液）在超声波（240W，40kHz，jp-020，深圳市洁盟清洗设备有限公司）中萃取 1.5g 准确称量的样品粉末 30 min。随后，将提取的样品溶液通过 0.45 μm 滤膜。通过将准确称量的标准品溶解在混合溶剂中，得到 20.42 μg/mL 的 DAZ、4.57 μg/mL 的 GLT、40.02 μg/mL 的 GEN 和 1023.12 μg/mL 的洛伐他汀，制备标准溶液。分析前将所有样品和标准溶液在 4 ℃下避光储存。

4.4.4 电化学指纹图谱研究

① 反应机制　在该体系中，硫酸铈铵为催化剂，红曲为有机底物，溴酸钾为氧化剂与红曲反应生成有机产物，从而阻碍了振荡反应。整个反应过程由溴离子控制。

② 电化学仪器　采用 CHI760E 电化学工作站（上海辰华仪器有限公司）和 DF-101S 集体恒温加热磁力搅拌器（上海力辰邦西仪器科技有限公司）。工作电极和参考电极分别为 CHI115 型铂电极和 CHI150 型饱和甘汞电极（CH Instrument，INC）。使用 CHI760E 电化学工作站记录振荡反应的电位-时间（E-T）曲线。

③ 测定步骤　在反应开始之前，依次加入样品和振荡系统溶液的混合物至一个 40 mL 的自制反应器。振荡系统混合物由 H_2SO_4 溶液（3.0 mol/L，12 mL），$CH_2(COOH)_2$ 溶液（0.4 mol/L，6 mL）和 $2(NH_4)_2SO_4 \cdot Ce(SO_4)_2 \cdot 4H_2O$ 溶液（0.02 mol/L，3 mL）组成。将电极放入反应器中，置于恒温（310.15K）的水浴中。然后将反应体系均匀混合，以 400 转/min 搅拌 200 s，在加入 $KBrO_3$ 溶液（0.3 mol/L，3 mL）之前保持稳定性。紧接着，记录 E-T 曲线，直到潜在的振荡消失。当不添加样品时，可以得到空白 B-Z 振荡系统的 E-T 曲线。

4.4.5 ABTS+ ·清除试验

由于适用性广泛，选择 ABTS＋·清除试验用于抗氧化能力的测定。制备 ABTS 工作溶液，ABTS 水溶液（7 mmol/L）和 $K_2S_2O_8$ 水溶液（5 mmol/L）的比率为 1∶1。然后将混合物置于黑暗中 12 小时，稀释 10 倍，得到 ABTS 工作溶液。将一系列合适的样品（3.01 mg、9.03 mg、15.05 mg、21.07 mg、27.09 mg、30.1 mg）与 2 mL ABTS 工作溶液混合。然后使用混合溶剂将混合物的总体积调节至 5 mL（80％甲醇-水溶液）。在黑暗中孵育 10 min 后，在 734 nm 处测量吸光度。所有测试一式三份进行，平均值用于分析。自由基清除能力（RS）用式(4-8)表示，半抑制浓度（IC_{50}）值可以通过绘制样品浓度与 RS 的标准曲线来计算。

$$RS = \frac{A_{blank} - A_{sample}}{A_{blank}} \times 100\% \tag{4-8}$$

A_{blank} 为空白对照溶液（不含供试品）的吸光度，A_{sample} 为混合物的吸光度。计算

IC_{50} 表示清除 50% 自由基所消耗的样品量，是确定样品清除自由基能力的重要指标。IC_{50} 值越高，抗氧化能力越低。

4.4.6 评价软件

对得到的 E-T 曲线进行积分，通过样品 ECFP 的总峰面积（A_{tp}）估算样品的总抗氧化活性。此外，抗坏血酸作为红曲体外抗氧化活性检测的阳性对照，作为两种方法之间的桥梁。最后，将结果表示为抗坏血酸当量（$ASAE$，单位为 mg ASAE/g），该值越高，样品的抗氧化能力越强。本研究采用孙国祥等自主研发的"中药光谱量子指纹图谱一致性数字化评价系统 4.0"（TCM-SQPC-DES 4.0，证书号：7037415，中国）进行计算，采用 Origin 软件进行数据可视化处理。采用 SPSS 统计软件（SPSS 22.0 for Windows，SPSS Inc.，USA）进行相关性分析和 t 检验。使用 SIMCA-P 14.0 软件（Umetrics，Umea，Sweden）进行 PCA 分析。

4.4.7 综合线性定量指纹图谱法

同时用 S_L，P_L 和 α 共同鉴别样品质量的策略被称为综合线性定量指纹图谱法，将样品质量分为 8 个级别，并科学控制样品质量。样品指纹图谱（SFP）和对照指纹图谱（RFP）的指纹向量分别为 $\boldsymbol{X}=(x_1,x_2,\cdots,x_i)$ 和 $\boldsymbol{Y}=(y_1,y_2,\cdots,y_i)$，峰面积分别用 x_i，y_i 表示。为求解"SFP 中包含多少 RFP"，使用线性方程 $\boldsymbol{X}=a+b\boldsymbol{Y}$，线性方程的相关系数 r 用作线性定性相似性的度量，见式(4-9)。为消除指纹图谱中大峰值对 r 的影响，RFP 矢量表示为 $\boldsymbol{XS}=(1,1,\cdots,1)$，样本指纹向量为 $\boldsymbol{YS}=(x_1/y_1,x_2/y_2,\cdots,x_n/y_n)$，则两个向量之间的夹角余弦为 S_F'，见式(4-10)。方程中的综合线性定性相似性 S_L 是 r 和 S_F' 组合后得到的，可以充分反映样品化学指纹成分的定量和分布特征，见式(4-11)。此外，线性公式 $\boldsymbol{X}=a+b\boldsymbol{Y}$ 中的斜率 b 定义为可以由式(4-12)计算的线性数量相似度。为了消除 x_i/y_i 交叉补偿引起的误差和不同指纹峰面积相加时的相互补偿效应，采用修正后的线性定量相似度 rb。R 在式(4-13)中表示为宏观含量相似度，即样品指纹图谱的总积分面积与对照指纹图谱的总积分面积之比。经过 S_F' 校正，也得到了 RS_F'。最后，如式(4-14)所示，通过线性、几何平均将 rb 和 RS_F' 组合起来，获得了积分线性定量相似度 P_L，可以充分测量化学指纹图谱整体含量的相似性。指纹变异系数 α 用于监测线性指纹模型的准确性，见式(4-15)。

$$r = \frac{\sum_{i=1}^{n}(x_i-\bar{x})(y_i-\bar{y})}{\sqrt{\sum_{i=1}^{n}(x_i-\bar{x})^2}\sqrt{\sum_{i=1}^{n}(y_i-\bar{y})^2}} \tag{4-9}$$

$$S_F' = \frac{\sum_{i=1}^{n}\dfrac{x_i}{y_i}}{\sqrt{n\sum_{i=1}^{n}\left(\dfrac{x_i}{y_i}\right)^2}} \tag{4-10}$$

$$S_L = \sqrt{\frac{1}{2}(r+S_F')\sqrt{rS_F'}} \tag{4-11}$$

$$b = \frac{n\sum\limits_{i=1}^{n} x_i y_i - \sum\limits_{i=1}^{n} x_i \sum\limits_{i=1}^{n} y_i}{n\sum\limits_{i=1}^{n} y_i{}^2 - \left(\sum\limits_{i=1}^{n} y_i\right)^2} \times 100\% \times \frac{m_R}{m_n} \qquad (4\text{-}12)$$

$$R = \frac{\bar{x}}{\bar{y}} = \frac{a}{\bar{y}} + b \qquad (4\text{-}13)$$

$$P_L = \sqrt{\frac{1}{2}(rb + RS'_F)\sqrt{rbR S'_F}} \times 100\% \qquad (4\text{-}14)$$

$$\alpha = \left| \frac{R}{b} - 1 \right| \qquad (4\text{-}15)$$

4.4.8 试验结果

(1) HPLC 方法学

对于 HPLC 指纹图谱相似性评价方法，使用样品溶液（S3）验证了该方法样品溶液的精密度、重复性和稳定性。选取 20 号（DAZ）作为参照物峰，计算指纹图谱中其他指纹峰的相对峰面积（RPA）和相对保留时间（RRT）。RPA 和 RRT 结果的相对标准差（RSD）表明该方法可用于红曲指纹图谱的分析和评价。在定量分析方面，在特异性验证的基础上验证后，HPLC 方法的准确度、精密度、线性、稳定性和耐用性合格。采用加样回收法计算准确度，4 种指标物质的平均范围为 96.72%、96.04%、96.81%、99.92%（$RSD <$ 3.0%）。仪器精密度是通过六次重复进样以及由一个样品（S3）制备的 6 个单独的样品溶液计算的，其中 4 个峰的保留时间（RT）和峰面积（PA）的 RSD 均小于 3%。以峰面积为因变量（y 轴），溶液浓度为自变量（x 轴）研究了每种生物标志物的线性，四种分析物显示出优异的线性（见表 4-7）。在相同的实验条件下，在室温下 48h 内多次试验证明了样品和标准溶液的稳定性。通过计算四种组分在流速（0.8 mL/min、1.0 mL/min 和 1.2 mL/min）和柱温（30 ℃、35 ℃ 和 37 ℃）变化较小的情况下的稳健性来评估稳定性。四种组分含量的 RSD 均不超过 2%，即在上述测试条件发生微小变化时，测量结果不受影响。

(2) ECFP 方法学

ECFP 方法以 0.3g 的 S3 样品为准，进行 6 次平行试验，收集特征参数进行积分，验证实验的重复性。研究结果表明，初始电位（E_{in}）、氧化诱导时间（t_{oind}）、峰值电位（E_{pt}）、振荡初始电位（E_{os}）、振荡开始时间（t_{os}）和振荡周期（τ_{op}）、最大振幅（ΔE_{max}）、振荡寿命（t_{ol}）、振荡结束电位（E_{oe}）和总峰面积（A_{tp}）的 RSD 分别为 6.68%、3.88%、0.63%、1.06%、3.62%、2.94%、2.90%、2.09%、1.30% 和 5.61%。这些都表明该方法具有较强的重复性。

(3) 含量测定

利用建立的校准曲线见表 4-6，同时测定 40 批红曲样品中 4 种指标成分的含量（见表 4-8）。除了已知具有降血脂作用的洛伐他汀，大豆异黄酮成分也受到控制，测定结果显示，含量最多的是洛伐他汀（范围为 2.21～3.19 mg/g），其次是 GEN（0.043～0.073 mg/g）和 DAZ（0.027～0.047 mg/g）。此外 GLT（0.0073～0.0119 mg/g）含量水平较低，见图 4-6（a）和（c）。从单样品中观察到，40 批次样品中 4 种化合物的含量差异不显著（$P > 0.05$）。然而，考虑到痕量成分可能存在活性，几种主要成分的定量并不能成为鉴别红曲质量的唯一标准，复杂样品的质量控制应将指标成分的含量与指纹图谱的定性和定量相似度评价相结合。

表 4-7 四种分析物的线性方程、相关系数、范围和准确度

波长	化合物名称	线性方程	r	范围/(μg/mL)	RSD/%
256 nm	大豆苷元(DAZ)	$y=83.85C+0.86$	0.9999	0.20~20.42	96.72/1.61
256 nm	黄豆黄素(GLT)	$y=49.72C+1.73$	0.9999	0.05~4.57	96.04/1.41
256 nm	染料木黄酮(GEN)	$y=73.38C+0.52$	0.9999	0.40~40.02	99.92/1.34
237 nm	洛伐他汀	$y=28.43C+0.95$	0.9999	17.05~1023.12	96.81/1.48

表 4-8 综合线性定量指纹法评价红曲质量和 4 种指标含量测定结果

样品	定量指纹图谱					含量/(mg/g)			
	S_F	S_L	P_L/%	α	Grade	DAZ	GLT	GEN	LV
S1	0.984	0.975	81.6	0.017	4	0.027	0.0073	0.043	2.74
S2	0.994	0.987	95.1	0.034	1	0.031	0.0086	0.051	2.80
S3	0.998	0.993	103.0	0.043	1	0.039	0.0099	0.060	2.77
S4	0.998	0.990	101.2	0.028	1	0.039	0.0104	0.064	2.83
S5	0.998	0.992	92.6	0.036	2	0.037	0.0097	0.060	2.40
S6	0.998	0.993	105.1	0.032	2	0.042	0.0105	0.065	2.88
S7	0.998	0.993	93.7	0.019	2	0.036	0.0100	0.061	2.49
S8	0.997	0.991	91.2	0.045	2	0.038	0.0099	0.061	2.30
S9	0.996	0.984	95.3	0.054	2	0.036	0.0100	0.062	2.66
S10	0.998	0.992	109.1	0.020	2	0.045	0.0117	0.070	2.90
S11	0.994	0.991	108.6	0.005	2	0.045	0.0119	0.072	2.52
S12	0.994	0.989	103.4	0.018	1	0.042	0.0115	0.071	2.37
S13	0.995	0.980	110.8	0.016	3	0.047	0.0118	0.069	2.83
S14	0.990	0.981	104.8	0.054	2	0.044	0.0111	0.068	2.33
S15	0.996	0.991	109.7	0.001	2	0.041	0.0105	0.064	3.19
S16	0.996	0.995	92.1	0.062	2	0.032	0.0087	0.052	2.50
S17	0.995	0.991	97.0	0.000	1	0.039	0.0102	0.064	2.24
S18	0.993	0.981	90.7	0.021	2	0.037	0.0105	0.063	2.21
S19	0.997	0.991	105.2	0.014	2	0.041	0.0106	0.069	2.53
S20	0.995	0.990	98.3	0.006	1	0.039	0.0103	0.065	2.25
S21	0.998	0.992	94.2	0.031	2	0.036	0.0086	0.059	2.54
S22	0.994	0.989	109.2	0.007	2	0.041	0.0098	0.073	2.46
S23	0.996	0.992	106.5	0.052	2	0.039	0.0086	0.070	3.02
S24	0.999	0.994	101.3	0.027	1	0.038	0.0088	0.066	2.60
S25	0.994	0.987	100.8	0.000	1	0.039	0.0096	0.068	2.41
S26	0.998	0.993	105.4	0.025	2	0.039	0.0090	0.067	2.72
S27	0.997	0.988	107.5	0.021	2	0.041	0.0099	0.071	2.67
S28	0.999	0.996	108.3	0.033	2	0.041	0.0089	0.067	3.01
S29	0.997	0.993	109.9	0.027	2	0.040	0.0094	0.069	2.71
S30	1.000	0.998	111.4	0.010	3	0.040	0.0091	0.068	3.05
S31	0.995	0.990	95.9	0.027	1	0.035	0.0085	0.053	2.63
S32	0.990	0.987	96.4	0.052	2	0.031	0.0084	0.049	3.04
S33	0.996	0.991	91.1	0.045	2	0.031	0.0082	0.050	2.51
S34	0.989	0.975	90.4	0.035	2	0.030	0.0090	0.051	2.80
S35	0.997	0.990	86.7	0.041	3	0.028	0.0077	0.052	2.38
S36	0.996	0.990	94.2	0.001	2	0.031	0.0080	0.055	2.82
S37	0.988	0.981	93.1	0.037	2	0.030	0.0081	0.054	3.02
S38	0.996	0.991	91.8	0.011	2	0.030	0.0079	0.055	2.64

样品	定量指纹图谱					含量/（mg/g）			
	S_F	S_L	$P_L/\%$	α	Grade	DAZ	GLT	GEN	LV
S39	0.997	0.991	97.8	0.019	1	0.033	0.0085	0.058	2.65
S40	0.998	0.995	98.6	0.025	1	0.033	0.0088	0.059	2.82
Mean	0.995	0.989	99.5	0.026	2	0.037	0.0095	0.062	2.66
$RSD/\%$	0.33	0.53	7.64	-	-	13.61	12.38	12.37	9.48

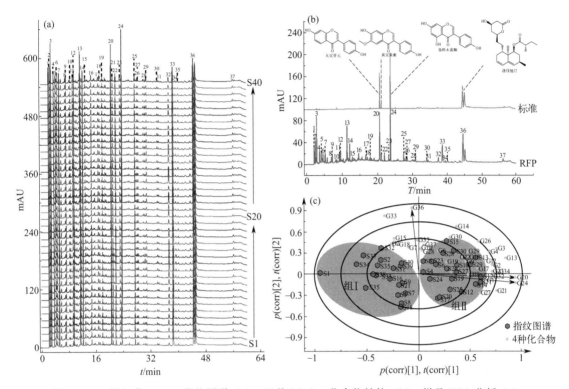

图 4-6　40 批红曲 HPLC 指纹图谱（a）、四种 Marker 化合物结构（b）、样品 PCA 分析（c）

（4）HPLC 指纹图谱评价

37 个共有指纹峰均在 60 min 内出现，见图 4-6（a），通过均值法获得对照指纹图谱 RFP，并以 RFP 为标准评价 40 批红曲样品质量，见表 4-8。结果与《中国药典》中的定性相似度（S_F）和 S_L 是一致的，所有样品均具有较高的相似性，这意味着样品的化学成分类型具有较高的一致性。然而，仅仅依靠这种相似性对于依赖于多种组分协同相互作用的复杂红曲来说是远远不够的。按量化计算，S1、S2、S5、S7、S8、S9、S16、S17、S18、S20、S21 以及 S31 至 S40 是 P_L 小于平均值（99.5%）的样本。其他样本的 P_L 值高于平均值。如果仅基于 S_L 结果，我们可以发现所有 30 批样品都属于 1 级，但是当包括 P_L 时，样品分布在 1 至 4 级。结合 S_L、P_L 和 α，越接近 RFP，越接近 1 级。结果表明，P_L 是鉴别红曲质量的有效参数。CLQFP 结合 S_L 和 P_L，可以从定性和定量两个角度更准确地评估红曲的质量。

4.4.9　主成分分析

为了直观分析 40 批样品 HPLC 指纹图谱的差异性和相关性，采用无监督主成分分析

（PCA）对多元数据系统的降维进行可视化分析。在此步骤中，将40个样品的37个共有指纹峰面积输入到SIMCA-P 14.0软件中，由40个观测值和37个变量构建PCA模型的二维矩阵（40×37）。PC1、PC2解释了总方差的71.3%（PC1＝53.1%，PC2＝18.2%），表明该模型准确评估了数据集。了解每个原始变量对合成变量的贡献，可以识别有助于样本之间关系（相似性或差异性）的关键变量。如图4-6所示，4种化合物的点坐标与原点的距离可用于直观地指示37个变量与所讨论的得分向量 t 之间的贡献。例如，可以看出G20（DAZ）、G24（GEN）、G33和G36（洛伐他汀）对主成分的影响更强 [图4-6(c)中的箭头所示]。这表明本试验控制的4种指标成分的选择是有意义的。变量G20（DAZ）和G24（GEN）与PC1呈正相关，与PC2呈负相关。变量G36（洛伐他汀）与PC2呈正相关，与PC1呈负相关。

4.4.10　电化学指纹分析

B-Z振荡系统反应中涉及的所有组分都不同程度地影响了整体 E-T 曲线。抑制程度与样品中电活性成分的组成和分布有关。如图4-7(c)所示，所有40批次的红曲样品都显示出对B-Z振荡系统的整体抑制。随着样品量的增加，在9个常规参数中 [如图4-7(a)所示]，t_{oind} 和 t_{os} 均增加，而 E_{pt}、τ_{op}、ΔE_{max} 和 t_{ol} 降低。这一趋势归因于电活性成分浓度的增加。虽然从 E-T 曲线中提取的参数提供了丰富而直观的见解，但它们有些分散，不足以完全表征电化学指纹图谱信息。为了实现更准确的整体分析，我们采用了谷积分方法。这种方法使我们能够计算诱导过程的峰面积和所有振荡周期，从而获得每个样品的ECFP。随后，通过峰匹配和平均得到RFP。在砝码校准后，我们使用CLQFM对样品进行了质量分析，以RFP为标准。

如表4-8所示，所有样品的 $S_{L\text{-ECFP}}$ 值均大于0.891，表明样品具有相似的电活性成分。而 $P_{L\text{-ECFP}}$ 值在56.6%～149.5%之间波动，表明40批样品中电活性成分含量存在差异。这种差异可归因于样品本身的变化或样品制备或储存过程中相关成分的潜在损失。在ECFP中的 P_L 值越低，表示电活性成分的含量越高。部分样品包括S1、S7、S8、S38和S39，表现出较高的 $P_{L\text{-ECFP}}$ 值，其在HPLC指纹图谱中的 P_L 值低于99.5%的平均值。这表明这些批次的样品不仅含有相对较低的电活性成分，而且HPLC指纹图谱成分也减少了。相反，一些样品，如S17、S31和S32，在HPLC和ECFP中都显示出较低的 P_L 值，表明电活性成分水平较高，但HPLC指纹图谱含量较低。这凸显了从多个角度评估样品质量的重要性。通过单一技术可能不容易显现的信息可能会显著影响红曲的整体质量评估。因此，质量的多个维度的检测尤为重要。

4.4.11　体外抗氧化谱效分析

（1）ABTS＋•清除试验

ABTS＋•清除试验作为一种广泛使用的抗氧化活性监测方法，用于评估红曲清除自由基的能力，用 IC_{50} 作表征参数。结果表明40批红曲的 IC_{50} 值范围为2.78 mg/mL 至4.37 mg/mL（表4-9），其中S9的抗氧化能力最强，S8的抗氧化能力最弱。此外，所有红曲的 IC_{50} 的 RSD 为10.97%，略高于HPLC的 P_L 的 RSD（7.64%）。也就是说，与HPLC指纹图谱相比，抗氧化测试结果显示出更大的变化。值得注意的是，由于食物成分众多，通常具有复杂的抗氧化机制，因此单一的抗氧化能力研究无法代表红曲的抗氧化特性。因此，红曲的抗氧化性能也通过以下ECFP测定法进行评估。

（2）电化学振荡阻抗试验

结果表明 $\Delta E_{\max}$ 和 A_{tp} 与添加量呈极显著的相关性。皮尔逊相关系数分别为 0.996 和 0.993，$P<0.01$，证明 $\Delta E_{\max}$ 和 A_{tp} 可以作为抑制物质振荡能力的良好指标，表征其抗氧化活性。A_{tp} 考虑了反应时间内的所有诱导过程和氧化期，不受 E-T 曲线形状的影响。因此，它适用于分析各种复杂产品的 ECFP，这意味着它具有普遍适用性。当然，ECFP 得到的 A_{tp} 被用作评价标准，其与质量的相关性已到验证。ECFP 的 A_{tp} 值在 3297.41～7756.03 之间，表明不同批次的抗氧化能力各不相同。为了更直观地观察样品的抗氧化活性，以抗坏血酸为阳性对照来计算抗坏血酸当量（ASAE，单位为 mg ASAE/g）。

（3）抗坏血酸当量分析

两种方法的 ASAE 值（表 4-9）是根据用抗坏血酸获得的标准曲线计算得出的。所有红曲样品的抗氧化能力均低于抗坏血酸，ABTS＋·清除试验和 ECFP 测定均证明了这一点。ABTS＋·清除试验和 ECFP 获得的 ASAE 值范围分别为 1.60～2.52 mg ASAE/g、60.40～165.07 mg ASAE/g。两种测定显示出不同程度的抗氧化能力，但显示出相似的趋势 ［图 4-7(d)］。范围为 -1～1 的皮尔逊相关系数用于测量参数之间关联的强度。IC_{50} 和 A_{tp} 的相似度为 0.7172，两种方法的 ASAE 相似度为 0.6932 ［图 4-7(d)］，显著性水平为 0.01（双尾）。结果表明，ECFP 测量的抗氧化活性与 ABTS＋·清除试验之间存在较强的相关性。值得注意的是，与 ABTS＋·清除试验相比，ECFP 方法显示出显著更高的 ASAE 值。这种差异可能是由于检测原理的差异或基于溶剂萃取的方法可能低估了抗氧化能力。尽管这两种方法的原理不同，但这两种方法的互补使用有效地反映了红曲的抗氧化能力。

表 4-9 综合线性定量指纹法与 ECFP 整合并结合 ABTS＋·、ECFP 与抗坏血酸当量表征的抗氧化结果

样品	$S_{\text{L-ECFP}}$	$P_{\text{L-ECFP}}/\%$	$\alpha_{\text{-ECFP}}$	IC_{50}^{a}/（mg/mL）		A_{tp}^{b}	ASAE/（mg ASAE/g）	
				ABTS＋·	ECFP		ABTS＋·	ECFP
S1	0.976	128.6	0.004	4.26		6363.02	1.64	93.16
S2	0.973	108.6	0.137	3.62		5913.86	1.94	103.41
S3	0.970	107.5	0.084	3.31		5028.94	2.11	124.64
S4	0.978	118.2	0.124	3.48		5390.37	2.01	115.95
S5	0.972	124.1	0.155	3.67		5526.46	1.91	112.81
S6	0.966	108.9	0.149	3.48		5919.83	2.01	103.68
S7	0.979	130.4	0.111	3.71		5983.50	1.89	102.24
S8	0.975	126.8	0.168	4.37		5578.67	1.60	111.62
S9	0.973	84.2	0.159	2.78		4611.07	2.52	134.05
S10	0.977	103.2	0.078	3.25		4849.74	2.16	128.68
S11	0.968	91.1	0.067	2.95		4324.74	2.37	141.03
S12	0.895	90.0	0.013	3.13		4514.05	2.24	136.33
S13	0.971	83.8	0.016	3.27		4197.84	2.14	144.14
S14	0.963	78.1	0.033	3.19		3966.91	2.20	149.42
S15	0.969	72.7	0.153	3.27		3977.85	2.14	148.96
S16	0.940	80.8	0.013	3.30		4041.12	2.12	147.67
S17	0.960	67.1	0.009	3.51		3299.83	1.99	164.33
S18	0.944	90.7	0.025	3.86		4558.65	1.82	135.81
S19	0.892	94.9	0.105	3.59		4398.33	1.95	139.11
S20	0.915	93.1	0.091	3.58		4369.88	1.96	139.51
S21	0.908	101.9	0.210	3.85		4397.70	1.82	138.97
S22	0.891	109.3	0.101	3.85		5096.76	1.82	122.93
S23	0.916	106.2	0.060	4.01		5455.54	1.74	114.69

样品	$S_{L\text{-}ECFP}$	$P_{L\text{-}ECFP}/\%$	α_{-ECFP}	IC_{50}^a/(mg/mL)	A_{tp}^b	ASAE/(mg ASAE/g)	
				ABTS+·	ECFP	ABTS+·	ECFP
S24	0.920	76.5	0.072	2.98	3651.00	2.35	156.14
S25	0.967	91.6	0.077	3.38	4340.80	2.07	140.46
S26	0.969	75.4	0.106	3.18	4006.02	2.20	148.76
S27	0.960	70.7	0.123	3.22	3806.68	2.18	153.14
S28	0.949	125.1	0.105	4.00	5784.86	1.75	106.62
S29	0.964	56.6	0.256	3.26	3297.41	2.15	165.07
S30	0.933	62.9	0.381	3.46	3924.95	2.02	150.31
S31	0.939	63.6	0.179	3.20	3567.41	2.19	158.68
S32	0.934	68.0	0.144	3.23	3745.41	2.17	154.29
S33	0.945	114.3	0.125	3.38	5189.38	2.07	120.96
S34	0.986	118.1	0.071	3.74	5591.82	1.87	111.03
S35	0.959	114.6	0.017	3.81	5613.57	1.84	110.89
S36	0.950	95.1	0.067	3.62	4909.94	1.93	127.60
S37	0.949	116.5	0.170	4.19	6538.78	1.67	88.82
S38	0.941	148.3	0.028	4.29	7592.06	1.63	64.27
S39	0.950	149.5	0.060	4.13	7756.03	1.70	60.40
S40	0.937	118.6	0.240	3.66	6888.41	1.91	80.92
Mean	0.951	99.1	0.110	3.55	4949.23	1.99	126.29
RSD/%	2.69	23.80	-	10.97	22.44	10.82	20.59
相关性	-	-	-	0.7172[c**]		0.6932[c**]	

a IC_{50}：半抑制浓度。

b A_{tp}：总峰的面积。

c**：P 值<0.01，双尾，皮尔逊相关系数在 0.6～0.8 范围内，相关性较强。

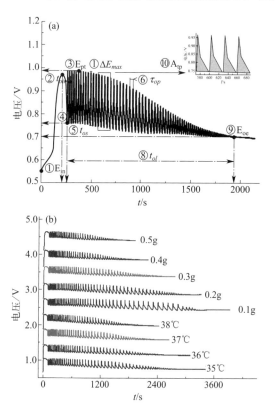

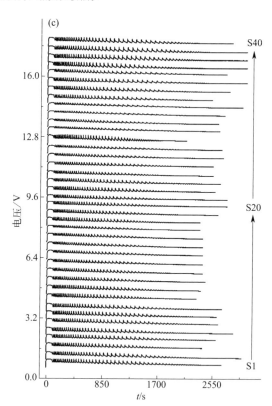

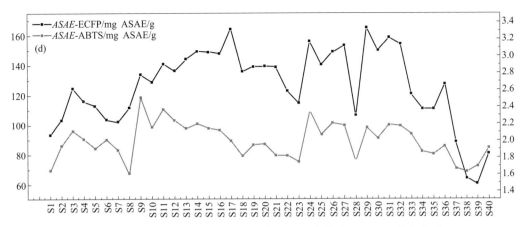

图 4-7 电化学指纹图谱参数（a）、不同样品添加量和温度影响（b）、40 批红曲的 ECFP（c）、
体外抗氧化活性 ABTS+·和 ECFP 的比较（d）

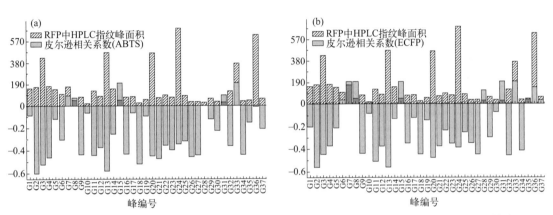

图 4-8 ABTS+·清除试验与红曲 HPLC 指纹谱效（a）和 HPLC 与总峰面积（A_{tp}）电化学谱效（b）

4.4.12 指纹谱效关系

为了研究 HPLC 指纹图谱中各指纹峰对抗氧化能力的贡献，我们对 HPLC 指纹图谱峰面积进行了皮尔逊相关性分析，计算了 IC_{50}（来自 ABTS+·清除试验）和 A_{tp}（来自 ECFP）。负相关表明对抗氧化能力有益，根据 ABTS+·清除试验原理和电化学 B-Z 振荡系统，在 ABTS+·清除试验和 ECFP 结果中，分别有 32 个 [图 4-8（a）] 和 27 个 [图 4-8（b）] 指纹图谱峰呈负相关，表明大多数指纹图谱峰对抗氧化能力有正向贡献。特别值得一提的是，G20（DAZ）、G24（GEN）和 G36（洛伐他汀）对 PCA 结果有贡献。G20（DAZ）和 G24（GEN）在两个相关性结果中均呈负相关，表明它们对其抗氧化能力有有益影响。G36（洛伐他汀）在图 4-8（b）中显示出轻微的正相关，表明它对抗氧化能力没有有益的影响。这些结果表明，这些成分在评价样品质量和抗氧化能力方面发挥了重要作用，为定量指标的富集提供了参考。尽管体外测定抗氧化能力的方法存在局限性，但仍然能够通过不同方法的互补性来区分样品之间的抗氧化活性。指纹图谱-功效关系反映了不同指纹图谱峰的抗氧化能力，将用于进一步研究红曲的化学性质和生物活性。

4.4.13 结论

本研究在准确定量 4 个指标的基础上，利用 CLQFM，基于 HPLC 指纹图谱和 ECFP 成功评价了 40 批红曲样品的质量，并以抗坏血酸为"桥梁"，采用创新的电化学分析和 ABTS＋·清除试验对样品的抗氧化能力进行了科学监测。在 HPLC 指纹图谱分析中，采用 CLQFM 将红曲样品定性和定量分为 1～4 级，清晰识别并灵敏地反映指纹图谱的微小变化，证明所有 40 批红曲质量具有一致性。此外 CLQFM 还用于评估红曲样品中电化学活性组分的相对质量，前提是通过积分 E-T 曲线获得峰面积。在抗氧化活性分析中，ECFP 研究显示出与传统 ABTS＋·清除试验的强相关性，并提供了有关红曲抗氧化活性的额外信息，避免了样品制备过程中的损失和错误。最后，通过指纹图谱-功效关系分析，得到指纹图谱峰对抗氧化性能的贡献，为指标组分的富集提供了参考，为质量控制提供了有意义的信息。综上所述，本研究为评价红曲的品质和抗氧化特性提供了一种新方法，可用于更广泛地监测食品质量。

（胡雪姣）

参 考 文 献

[1] 刘文，姜世云. 中药指纹图谱研究与应用进展 [J]. 中国药房，2011，22（19）：1819-1822.

[2] 陈慧贞. 芪参益气滴丸多维指纹图谱研究 [D]. 浙江大学，2012.

[3] 孙国祥，胡玥珊，毕开顺. 系统指纹定量法评价牛黄解毒片质量 [J]. 药学学报，2009，44（04）：401-405.

[4] 于文成，董鸿晔，孙国祥. 平行四波长高效液相指纹图谱鉴定十全大补丸质量 [J]. 中南药学，2010，8（12）：924-928.

[5] 孙国祥，蔡新凤，丁楠. 平行五波长高效液相色谱指纹图谱全息整合法定量鉴定补中益气丸整体质量 [J]. 中南药学，2010，8（06）：473-478.

[6] 孙国祥，吴波，毕开顺. 平行五波长高效液相色谱指纹图谱全息整合法定量鉴定杞菊地丸的整体质量 [J]. 色谱，2010，28（09）：877-884.

[7] 孙国祥，王玲娇. 基于双波长 HPLC 指纹谱的一级系统指纹定量法鉴定木香顺气丸质量 [J]. 化学学报，2010，68（18）：1903-1908.

[8] 孙国祥，赵梓余. 五波长高效液相色谱指纹谱定量鉴定速效救心丸 [J]. 中成药，2012，34（05）：777-780.

[9] 孙国祥，车磊，李闫飞. 一种评价多波长中药色谱指纹图谱新方法-均谱法 [J]. 中南药学，2011，9（07）：533-538.

[10] 孙国祥，詹丹丹，李闫飞，等. 平行多波长色谱指纹图谱均值评价法的不确定度和可靠度研究 [J]. 中南药学，2011，9（12）：924-929.

[11] 孙国祥，王佳庆. 基于双波长 HPLC 指纹图谱和其融合谱的系统指纹定量法鉴定甘草质量 [J]. 中南药学，2009，7（05）：378-383.

[12] 侯志飞，孙国祥. 栀子双波长融合高效液相色谱数字化指纹图谱研究 [J]. 时珍国医国药，2010，21（09）：2353-2357.

[13] 任培培，孙国祥，孙丽娜. 附子理中丸多波长融合 HPLC 指纹图谱研究 [J]. 药物分析杂志，2009，29（03）：411-415.

[14] 花汝凤，黄可儿，柯雪红，等. 补中益气汤双波长融合指纹图谱的整体性分析 [J]. 中药新药与临床药理，2008，19（01）：42-47.

[15] 孙国祥，张静娴. 基于三波长融合谱的系统指纹定量法鉴定龙胆泻肝丸真实质量 [J]. 色谱，2009，27（03）：318-322.

[16] 王亚敏，张卓勇，汤彦丰，等. 近红外光谱技术在中药鉴别及分析中的应用 [J]. 首都师范大学学报（自然科学版），2004，（03）：41-45＋51.

[17] 亓伟. 化学计量学在中成药红外指纹图谱研究方面的应用 [D]. 河北师范大学，2012.

[18] 白雁，鲍红娟，王东，等. 红外光谱和聚类分析法在药用菊花产域分类鉴别中的应用 [J]. 中药材，2006，29

（07）：663-665.

[19] 麦曦，欧阳婷，曹郁生，等．红外二阶导数指纹图谱用于紫花地丁药材的产地分类 [J]．理化检验（化学分册），
2011，47（01）：12-14.

[20] 刘福强，赵文萃，刘革，等．人工神经网络-近红外光谱法非破坏监测芦丁药品的质量 [J]．化学分析计量，2003，
12（03）：11-13.

[21] 杨南林，程翼宇，瞿海斌．用人工神经网络-近红外光谱法测定冬虫夏草中的甘露醇 [J]．分析化学，2003，31
（06）：664-668.

[22] 田进国，朱文荣，任健，等．中药配方颗粒红外指纹图谱的研究 [J]．中成药，2003，25（12）：949-953.

[23] 苏燕评，刘小芬．醉鱼草红外指纹图谱的研究 [J]．海峡药学，2011，23（04）：34-35.

[24] 陈新新，孙国祥，刘中博，等．用紫外定量指纹图谱寻找六味地黄丸标准制剂的研究 [J]．中南药学，2014，12
（05）：385-388＋456.

[25] 孙国祥，李闫飞，邵艳玲，等．中药紫外指纹图谱超信息特征数字化和定量化评价方法研究 [J]．中南药学，
2013，11（04）：293-298.

[26] YANG T, LIU X, XUE L, et al. Quality assessment of Red Yeast Rice by fingerprint and fingerprint-effect rela-
tionship combined with antioxidant activity [J]. Food Chemistry, 2024，438：137744.

第 **5** 章

红曲提取物多维指纹评价 [1-5]

▶ 5.1 名称、汉语拼音

红曲提取物（Hóngqū Tíqǔwù）

▶ 5.2 来源、制法

本品由红曲提取而得。

▶ 5.3 红曲提取物 HPLC 指纹图谱

指纹图谱 照高效液相色谱法［《中国药典》（2020 年版）四部通则 0512］，结合中药指纹图谱技术规范进行测定。

色谱条件与系统适用性试验 采用十八烷基硅烷键合硅胶色谱柱（型号为 COSMOSIL 5C$_{18}$-MS-Ⅱ，柱长为 25 cm，内径为 4.6 mm，粒径为 5 μm）；以 0.2‰磷酸-水溶液（含 0.005 mol/L 庚烷磺酸钠）为流动相 A，以乙腈-甲醇（9∶1）溶液为流动相 B，按表 5-1 中的规定进行梯度洗脱；采用 DAD 检测器，检测波长为 237 nm；柱温为 35 ℃，流速为每分钟 1.0 mL，进样量为 10 μL。理论塔板数按洛伐他汀峰计算应不低于 4000。

表 5-1　红曲提取物梯度洗脱程序

时间/min	流动相 A/％	流动相 B/％
0～7	95→86	5→14
7～15	86→67	14→33
15～25	67→45	33→55
25～40	45→35	55→65
40～43	35→33	65→67
43～50	33→32	67→68
50～55	32→23	68→77
55～60	95	5

参照物溶液制备　分别取大豆苷元对照品、染料木素对照品、洛伐他汀对照品适量，精密称定，加入提取溶剂（80％甲醇溶液）制成每 1 mL 含 10 μg 大豆苷元、19 μg 染料木素、447 μg 洛伐他汀的混合对照品溶液，摇匀，即得。

供试品溶液的制备　精密称取红曲提取物 0.3g，置于 25 mL 容量瓶中，精密加入提取溶剂（80％甲醇溶液）10 mL，精密称定，超声（功率 240W，频率 40kHz）30 min，冷却至室温，再精密称定，用提取溶剂补足减失的重量，摇匀，即得。

测定方法　另精密吸取参照物溶液 10 μL，注入高效液相色谱仪测定，记录色谱图，确定供试品色谱图中的大豆苷元、染料木素和洛伐他汀峰，以 11 号峰大豆苷元为参照物峰（S峰），供试品色谱中应呈现 30 个与对照指纹图谱相对应的特征峰（图 5-1）。用"中药主组分一致性数字化评价系统 3.0"软件进行评价，供试品特征图谱与对照指纹图谱的宏定性相似度不得低于 0.90，宏定量相似度应在 80％到 120％之间。

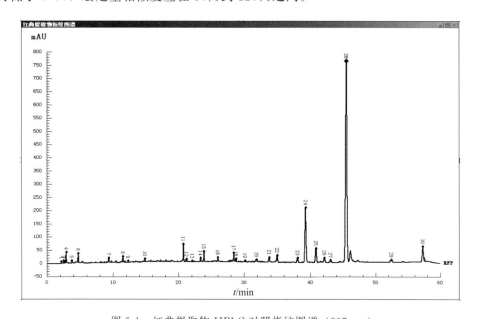

图 5-1　红曲提取物 HPLC 对照指纹图谱（237 nm）

30 个共有峰：峰 11（S）为大豆苷元；峰 15 为染料木素；峰 28 为洛伐他汀

注：所用仪器为 Agilent 1260 型液相色谱仪（配有 DAD 检测器、四元泵、在线脱气装置、自动进样器），数据由 Agilent OpenLAB CDS Chemstation（Edition C.01.07）网络工作站记录（Agilent 科技有限公司）。

5.3.1 红曲提取物指纹图谱的建立及评价

采用拟定的红曲提取物指纹图谱的测定方法，测定 S1 至 S30 共 30 批由北大维信生物科技有限公司生产的红曲提取物，每批测定一次，记录 237 nm 波长下的色谱图（见图 5-2）。依照 100% 的峰出现率计，确定 237 nm 波长下的共有指纹峰为 30 个，指纹峰在 60 min 内全部出峰，均以大豆苷元的保留时间和峰面积为参照确定共有指纹峰，用平均值法生成对照指纹图谱，用对照指纹图谱评价 30 批样品指纹图谱。

将测得的 30 批红曲提取物在 237 nm 波长下的 HPLC 指纹图谱积分后的 ∗.cdf 文件导入实验室自主研发的软件中，以平均值法生成 RFP，采用 SQFM 对 30 批样品的指纹图谱进行评价，评价结果见表 5-2。由评价结果可以知道，所有样品的评价等级在 4 级以内，可见不同批次的样品的整体质量一致性相对较好；此外，当分析表格中数据时，我们可以发现在样品定性相似度较为接近时，定量相似度对于区分样品质量发挥了至关重要的作用。

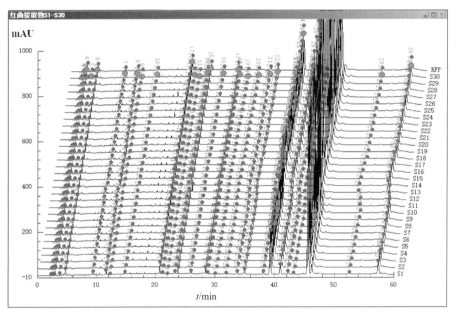

图 5-2　30 批红曲提取物 HPLC 指纹图谱（237 nm）

表 5-2　30 批红曲提取物 HPLC 指纹图谱（237 nm）评价结果

样品批次	S_m	$P_m/\%$	α	Grade
S1	0.997	90.8	0.028	2
S2	0.994	97.0	0.014	1
S3	0.998	104.6	0.015	1
S4	0.998	104.8	0.015	1
S5	0.999	105.3	0.025	2
S6	0.998	110.6	0.015	3
S7	0.998	91.7	0.010	2
S8	0.999	110.6	0.022	3
S9	0.999	99.4	0.001	1
S10	0.998	102.2	0.002	1
S11	0.999	102.6	0.013	1
S12	0.997	98.6	0.001	1

样品批次	S_m	P_m/%	α	Grade
S13	0.995	98.8	0.011	1
S14	0.998	113.7	0.026	3
S15	0.998	99.7	0.013	1
S16	0.999	99.0	0.010	1
S17	0.999	101.3	0.003	1
S18	0.999	100.4	0.002	1
S19	0.998	101.8	0.013	1
S20	0.999	95.8	0.004	1
S21	0.999	96.3	0.000	1
S22	0.999	97.2	0.002	1
S23	0.999	95.8	0.012	1
S24	0.998	93.7	0.028	2
S25	0.998	98.8	0.030	1
S26	0.998	93.3	0.021	2
S27	0.999	104.4	0.001	1
S28	0.999	99.6	0.020	1
S29	0.999	97.7	0.020	1
S30	0.998	94.5	0.019	2
RFP	1.000	100.0	0.000	1

5.3.2　红曲提取物数字化指纹图谱评价

为揭示指纹图谱中蕴含的潜在信息特征，引入超信息数字化特征参数。通过这些参数，我们能够更深入地理解中药指纹图谱的内在规律，为中药的质量控制和药效研究提供有力支持。将 237 nm HPLC 指纹图谱导入实验室自主研发的软件中，得到了能够反映样品指纹图谱信息的 100 个超信息特征参数，见表 5-3。部分参数意义如下：

（1）指纹峰总数 $n=30$。基线分离峰对数 $m=29$，有效分离率 $\beta=1$（有效分离率越接近于 1，表示分离效果越好），分离度总和 $\sum R_i$ 为 231～237.4，平均分离度 R_{avg} 为 8.0～8.2，以上参数表明各指纹峰的分离情况较好。几何平均峰面积 A_{geo} 为 147.7～166.2，算数平均峰面积 A_{avg} 为 560～682.2，二者相除得到的几平比率 δ 为 0.243～0.272，平均峰高 H_{avg} 为 47.8～58.1，结果显示指纹信号很强，且有效组分含量差别较大。

（2）指纹空间利用率 η 为 12.6～12.9，η 越大表明指纹越密集。分离度均化系数 τ 为 0.732～0.747，说明峰间隔均匀；均化系数 γ 为 0.294～0.311（γ 越接近于 1，说明指纹峰均化性越好），说明色谱峰有大峰。

（3）指纹图谱指数 F 越大代表图谱信号越大，指纹图谱信息量指数 I 越大代表信息越丰富。指纹谱相对指数 F_r 和相对信息量指数 I_r 分别是 F 和 I 经时间和进样量校正后得到的。F 为 19.4～20.7，F_r 为 16.8～18.1，I 为 11.1～11.9，I_r 为 9.6～10.4。

（4）指纹分离量指数 RF 为 417.8～437.7，相对分离量指数 RF_r 为 364.6～385.1，表明经时间校正的分离量指数 $RF_{r(t)}$ 为 364.6～385.1，经输入体积校正的分离度指数 $RF_{r(q)}$ 为 417.8～437.7，以上表明该指纹图谱具有高分离效率。分离信息量指数 RI 为 69.7～75.8，相对分离信息量指标 RI_r 为 60.7～66，经时间校正的分离信息量指数 $RI_{r(t)}$ 为 60.7～66，标准分离信息量指数 $RI_{r(q)}$ 为 69.7～75.8，表明该指纹图谱含有原药材的化学成分信息较多。R_w 是 RF 和 RI 的比值，揭示二者之间的差异。详细数字化评价解析见表 5-4。

表 5-3　30 批红曲提取物 HPLC 数字化指纹图谱 (237 nm) 评价结果

序号	参数	S1	S2	S3	S4	S5	S6	S7	S8	S9	S10	S11	S12	S13	S14	S15	RFP
1	λ/nm	237	237	237	237	237	237	237	237	237	237	237	237	237	237	237	237
2	n	30	30	30	30	30	30	30	30	30	30	30	30	30	30	30	30
3	m	29	29	29	29	29	29	29	29	29	29	29	29	29	29	29	29
4	β	1	1	1	1	1	1	1	1	1	1	1	1	1	1	1	1
5	γ	0.311	0.306	0.298	0.298	0.295	0.298	0.305	0.296	0.303	0.301	0.298	0.303	0.299	0.294	0.298	0.302
6	A_{geo}	152.1	151.1	160.3	160.5	154.5	166	147.7	163	156	156.4	154.4	151.5	149.9	166	152.3	157.1
7	A_{avg}	560	594.3	631.3	632.5	632.5	667.6	560.8	664.9	605.2	621.1	620.2	600.2	597.6	682.2	602.8	608.2
8	δ	0.272	0.254	0.254	0.254	0.244	0.249	0.263	0.245	0.258	0.252	0.249	0.252	0.251	0.243	0.253	0.258
9	η	12.8	12.8	12.8	12.9	12.8	12.8	12.8	12.9	12.8	12.8	12.9	12.9	12.7	12.6	12.6	12.8
10	$\sum A_i$	16798	17829	18938	18974	18974	20027	16822	19947	18156	18631	18607	18006	17926	20466	18084	18246
11	$A_1\%(i)$	56.3(28)	57.3(28)	59.3(28)	59.3(28)	59.9(28)	59.2(28)	57.6(28)	59.7(28)	58.2(28)	58.4(28)	59.1(28)	58.2(28)	59.0(28)	60.1(28)	59.1(28)	58.3(28)
12	$A_2\%(i)$	15.1(24)	14.2(24)	14.3(24)	14.4(24)	14.1(24)	14.3(24)	14.2(24)	14.1(24)	14.3(24)	14.1(24)	14.1(24)	14.0(24)	13.9(24)	13.5(24)	14.0(24)	14.1(24)
13	$A_3\%(i)$	4.9(30)	5.5(30)	3.5(30)	3.5(30)	4.0(30)	3.8(30)	4.7(30)	4.1(30)	4.2(30)	4.4(30)	4.3(30)	4.8(30)	4.1(30)	4.1(30)	4.5(30)	4.3(30)
14	$A_4\%(i)$	3.6(25)	4.2(25)	3.5(25)	3.5(25)	3.4(25)	3.6(25)	3.5(25)	3.7(25)	3.8(25)	4.0(25)	3.6(25)	3.9(25)	3.7(25)	3.9(25)	3.5(25)	3.7(25)
15	$A_5\%(i)$	1.7(11)	1.7(22)	1.7(11)	1.7(11)	1.6(11)	1.6(11)	2.1(11)	1.7(11)	1.9(11)	1.8(11)	1.8(11)	1.9(11)	1.8(11)	1.9(11)	1.8(11)	1.9(11)
16	$A_6\%(i)$	1.6(22)	1.6(11)	1.5(22)	1.5(22)	1.5(22)	1.5(22)	1.5(22)	1.6(22)	1.6(22)	1.7(22)	1.5(22)	1.6(22)	1.6(22)	1.6(22)	1.5(22)	1.6(22)
17	$A_7\%(i)$	1.3(26)	1.3(29)	1.3(23)	1.4(23)	1.2(6)	1.4(29)	1.4(15)	1.2(15)	1.4(29)	1.4(29)	1.2(15)	1.3(21)	1.4(6)	1.3(15)	1.3(15)	1.3(15)
18	$A_8\%(i)$	1.3(6)	1.3(17)	1.3(6)	1.3(6)	1.2(23)	1.3(6)	1.3(23)	1.2(26)	1.3(15)	1.3(6)	1.2(21)	1.3(17)	1.2(26)	1.2(26)	1.2(23)	1.2(6)
19	$A_1:A_2:A_3$	115:31:1	103:26:3	168:41:1	168:41:1	152:36:1	154:37:1	122:30:1	146:34:1	138:34:1	132:32:1	137:33:1	122:29:1	144:34:1	145:33:3	133:31:1	135:33:1
20	H_{avg}	47.8	50.1	53.2	53.1	52.8	55.7	47.8	55.5	51.1	52.1	52.2	50.5	51.1	58.1	51.6	51.6
21	W_{avg}	0.23	0.23	0.23	0.24	0.24	0.24	0.24	0.24	0.24	0.24	0.24	0.24	0.23	0.23	0.23	0.24
22	N	238611	229580	238318	236352	238163	237613	238220	236671	236976	236809	238461	237629	238201	236243	237827	237003
23	$\sum R_i$	233.4	233.8	234.8	233.3	235.2	235	235.6	233.2	236.1	235.1	234.4	232.6	234.8	237.4	236.5	234.1
24	R_{avg}	8	8.1	8.1	8	8.1	8.1	8.1	8	8.1	8.1	8.1	8	8.1	8.2	8.2	8.1
25	τ	0.746	0.745	0.743	0.739	0.739	0.735	0.735	0.739	0.735	0.737	0.734	0.736	0.738	0.746	0.743	0.739
26	T/min	57.4	57.4	57.4	57.4	57.5	57.5	57.5	57.5	57.5	57.6	57.3	57.2	56.8	56.8	56.9	57.3
27	Q/mg	1	1	1	1	1	1	1	1	1	1	1	1	1	1	1	1
28	F	20.3	20	19.7	19.7	19.4	19.8	19.9	19.6	19.9	19.8	19.6	19.8	19.5	19.6	19.5	19.9
29	F_r	17.7	17.5	17.2	17.1	16.8	17.2	17.3	17.1	17.3	17.2	17.1	17.3	17.2	17.2	17.2	17.4
30	$F_{r(t)}$	17.7	17.5	17.2	17.1	16.8	17.2	17.3	17.1	17.3	17.2	17.1	17.3	17.2	17.2	17.2	17.4
31	$F_{r(q)}$	20.3	20	19.7	19.7	19.4	19.8	19.9	19.6	19.9	19.8	19.6	19.8	19.5	19.6	19.5	19.9
32	S	1.82	1.78	1.73	1.73	1.71	1.73	1.79	1.71	1.77	1.75	1.73	1.76	1.74	1.7	1.74	1.77
33	I	11.7	11.5	11.3	11.3	11.1	11.3	11.4	11.2	11.4	11.4	11.2	11.4	11.2	11.2	11.2	11.4
34	I_r	10.2	10.1	9.8	9.8	9.6	9.9	9.9	9.7	9.9	9.9	9.8	10	9.9	9.9	9.8	10

序号	参数	S1	S2	S3	S4	S5	S6	S7	S8	S9	S10	S11	S12	S13	S14	S15	RFP
35	$I_{r(t)}$	10.2	10.1	9.8	9.8	9.6	9.9	9.9	9.7	9.9	9.9	9.8	10	9.9	9.9	9.8	10
36	$I_{r(q)}$	11.7	11.5	11.3	11.3	11.1	11.3	11.4	11.2	11.4	11.4	11.2	11.4	11.2	11.2	11.2	11.4
37	ω	1.75	1.74	1.75	1.75	1.75	1.75	1.74	1.75	1.74	1.74	1.74	1.74	1.74	1.75	1.74	1.74
38	RF	423.3	424.2	428.2	423.5	425	426.2	421.1	425.3	425.1	424.7	420.2	419.2	421.7	437.7	427.6	424.2
39	RF_r	369	369.7	373	368.6	369.8	370.7	366.3	370	369.4	369	366.7	366.4	371.1	385.1	375.9	370.2
40	$RF_{r(t)}$	369	369.7	373	368.6	369.8	370.7	366.3	370	369.4	369	366.7	366.4	371.1	385.1	375.9	370.2
41	$RF_{r(q)}$	423.3	424.2	428.2	423.5	425	426.2	421.1	425.3	425.1	424.7	420.2	419.2	421.7	437.7	427.6	424.2
42	RI	74	73.1	71.1	70.3	69.7	70.8	72.6	69.8	72.1	71.9	70.1	71.4	70.7	71.2	71.1	71.9
43	RI_r	64.5	63.7	61.9	61.2	60.7	61.5	63.2	60.7	62.7	62.5	61.2	62.5	62.2	62.6	62.5	62.8
44	$RI_{r(t)}$	64.5	63.7	61.9	61.2	60.7	61.5	63.2	60.7	62.7	62.5	61.2	62.5	62.2	62.6	62.5	62.8
45	$RI_{r(q)}$	74	73.1	71.1	70.3	69.7	70.8	72.6	69.8	72.1	71.9	70.1	71.4	70.7	71.2	71.1	71.9
46	$R\omega$	5.72	5.8	6.03	6.03	6.1	6.02	5.8	6.1	5.89	5.91	6	5.87	5.97	6.15	6.01	5.9
47	TZ	235.2	234.3	235.3	232.2	236	234.5	236	235.9	236.7	236.1	231.5	233.8	226.6	225.4	229.1	232.9
48	μ	1.15	1.16	1.18	1.18	1.19	1.18	1.16	1.18	1.17	1.17	1.18	1.17	1.18	1.18	1.17	1.17
49	ψ	5.62	5.67	5.88	5.88	5.93	5.88	5.69	5.93	5.76	5.77	5.84	5.74	5.81	5.95	5.84	5.77
50	ξ	4	5	4.2	4.1	4.5	4.3	4.6	4.5	4.4	4.6	4.6	4.8	4.6	5	4.8	4.5
51	P_e	85.8	87.1	86.5	86.5	87	86.9	86.3	87.3	86.6	87.1	86.9	86.9	86.7	87.6	86.9	86.4
52	ρ	10.36	10.66	11.28	11.29	11.51	11.29	10.74	11.45	10.92	11	11.24	10.92	11.19	11.55	11.23	10.95
53	ε	0.972	0.986	0.985	0.985	0.975	0.985	0.99	0.978	0.999	0.998	0.987	0.999	0.989	0.974	0.987	1
54	X	71.3	72.1	73.6	72.5	73.7	73.5	73.1	73.1	73.5	73.4	72.5	71.5	73.6	76.5	74.6	72.9
55	X_r	62.2	62.9	64.2	63.1	64.1	64	63.6	63.6	63.8	63.8	63.3	62.5	64.7	67.3	65.5	63.6
56	$X_{r(t)}$	62.2	62.9	64.2	63.1	64.1	64	63.6	63.6	63.8	63.8	63.3	62.5	64.7	67.3	65.5	63.6
57	$X_{r(q)}$	71.3	72.1	73.6	72.5	73.7	73.5	73.1	73.1	73.5	73.4	72.5	71.5	73.6	76.5	74.6	72.9
58	Y	50.5	51	51.8	52.6	52.2	52.5	49.8	53.1	50.7	51.2	52.3	51.9	50.9	51.1	50.6	51.2
59	Y_r	44	44.4	45.1	45.8	45.5	45.6	43.4	46.2	44.1	44.5	45.6	45.4	44.8	45	44.5	44.7
60	$Y_{r(t)}$	44	44.4	45.1	45.8	45.5	45.6	43.4	46.2	44.1	44.5	45.6	45.4	44.8	45	44.5	44.7
61	$Y_{r(q)}$	50.5	51	51.8	52.6	52.2	52.5	49.8	53.1	50.7	51.2	52.3	51.9	50.9	51.1	50.6	51.2
62	$X\omega$	1.41	1.41	1.42	1.38	1.41	1.4	1.47	1.38	1.45	1.43	1.39	1.38	1.45	1.5	1.47	1.42
63	Δ	112	111.2	110	109.2	108.5	109.9	110.4	109	110.6	110.4	108.6	109.6	109	110.8	109.7	110.4
64	f_{wi}	1	1	1	1	1	1	1	1	1	1	1	1	1	1	1	1
65	π	0.8	0.7	0.7	0.7	0.7	0.7	0.7	0.7	0.7	0.7	0.7	0.7	0.7	0.7	0.7	0.7
66	ζ	96.2	96.2	96.2	96.2	96.2	96.2	96.2	96.2	96.2	96.2	96.2	96.2	96.2	96.2	96.2	96.2
67	Ω	0.86	0.78	0.75	0.75	0.68	0.71	0.78	0.69	0.74	0.74	0.71	0.72	0.74	0.69	0.74	0.75
68	SX	359	364.4	376.6	376.1	380.6	378.2	374.8	376.5	374.4	373.9	380.4	375.3	382.2	377.5	377.5	374.8

序号	参数	S1	S2	S3	S4	S5	S6	S7	S8	S9	S10	S11	S12	S13	S14	S15	RFP
69	SY	91.8	90.7	89.8	91.2	89.1	90.6	89.1	90.8	89.6	89.7	90.6	91.5	88.7	87.1	87.8	90.4
70	S_ω	3.91	4.02	4.19	4.12	4.27	4.17	4.21	4.15	4.18	4.17	4.2	4.1	4.31	4.34	4.3	4.15
71	TX	559.8	622	665.3	652.9	727.8	698	653.3	707.2	680.4	673.1	700	680.2	687.7	740.2	689.2	668.7
72	TX_r	279.6	312.2	331.2	324.7	362.5	346.9	327.2	351.2	339.5	336	350.6	342.6	348.5	372.1	347.4	334.9
73	$TX_{r(t)}$	488	542	579.6	568.2	633.2	607.2	568.3	615.1	591.3	584.8	610.9	594.6	605.2	651.2	605.8	583.5
74	$TX_{r(q)}$	320.8	358.3	380.2	373	416.6	398.8	376.1	403.8	390.7	386.7	401.7	391.9	396	422.9	395.2	383.7
75	TY	6.4	5.9	5.7	5.8	5.3	5.5	5.6	5.5	5.5	5.6	5.4	5.5	5.4	5.3	5.5	5.6
76	TY_r	9.8	8.9	8.7	8.9	8	8.4	8.4	8.4	8.3	8.4	8.2	8.3	8.3	8.1	8.4	8.5
77	$TY_{r(t)}$	5.6	5.2	5	5.1	4.6	4.8	4.8	4.8	4.8	4.8	4.7	4.8	4.8	4.6	4.8	4.9
78	$TY_{r(q)}$	11.2	10.3	10	10.2	9.2	9.7	9.7	9.6	9.5	9.7	9.4	9.5	9.5	9.2	9.5	9.7
79	$T\omega$	87	105.2	116.01	111.65	137.53	126.29	117.21	128.77	124.32	120.62	129.26	124.58	126.31	140.12	125.9	119.82
80	θ	57.9	87.5	130.8	130.8	66.7	150	20	275	100	130.8	66.7	50	30.4	400	50	0
81	Φ	53.2	63.7	201.4	205.6	56.7	484	14.9	448.9	77.8	98.2	43.3	47.3	45	417.9	38.6	0
82	φ	92	72.8	154	157.2	85	322.7	74.3	163.2	77.8	75.1	64.9	94.6	147.8	104.5	77.2	0
83	Θ	171.1	171.2	174.1	174.7	177	175.6	171.9	174.8	170.9	173.5	169.7	163.1	167.3	171	172.9	171.7
84	j	1	1	1	1.01	1	1.01	1	1.01	1	1	1.01	1.01	0.98	0.97	0.98	1
85	jY	0.999	1	1	1	1	1	0.999	1	1	1	0.999	0.999	0.998	0.999	0.999	1
86	H	92.7	97.1	103.2	102.9	102.4	108.1	92.6	107.7	99.1	101.1	101.3	97.9	99.1	112.8	100.1	100
87	r	99.7	99.8	100.3	99.6	100.4	100.4	100.6	99.6	100.8	100.4	100.1	99.3	100.3	101.4	101	100
88	MI	96.08	98.44	101.7	101.23	101.4	104.11	96.49	103.54	99.93	100.73	100.61	98.53	99.52	106.81	100.47	100
89	SR_1	1.23(1)	1.26(30)	1.29(23)	1.30(23)	1.15(23)	1.37(29)	1.12(23)	1.15(21)	1.18(29)	1.28(29)	1.10(21)	1.18(21)	1.45(14)	1.20(13)	1.17(13)	1.00(1)
90	SR_2	1.22(9)	1.20(1)	1.19(1)	1.19(1)	1.07(9)	1.19(1)	1.08(7)	1.12(28)	1.08(21)	1.10(25)	1.06(13)	1.14(20)	1.23(12)	1.17(25)	1.12(23)	1.00(2)
91	SR_3	1.09(2)	1.15(9)	1.14(6)	1.15(9)	1.07(21)	1.16(21)	1.08(13)	1.12(1)	1.07(16)	1.07(22)	1.04(7)	1.10(9)	1.14(6)	1.16(8)	1.06(7)	1.00(3)
92	SR_4	1.08(16)	1.14(29)	1.14(9)	1.13(6)	1.07(28)	1.15(19)	1.01(30)	1.09(24)	1.06(8)	1.05(6)	1.03(28)	1.09(30)	1.03(7)	1.16(28)	1.05(8)	1.00(4)
93	WR_1	0.80(21)	0.51(23)	0.85(24)	0.85(30)	0.88(2)	0.93(12)	0.77(21)	0.90(29)	0.83(23)	0.71(23)	0.86(9)	0.73(23)	0.58(13)	0.63(20)	0.68(20)	1.00(1)
94	WR_2	0.80(12)	0.82(15)	0.89(13)	0.87(13)	0.89(12)	0.93(11)	0.80(29)	0.93(6)	0.89(6)	0.88(18)	0.86(18)	0.77(3)	0.79(24)	0.93(16)	0.79(29)	1.00(2)
95	WR_3	0.85(15)	0.83(18)	0.93(11)	0.93(11)	0.90(11)	0.94(20)	0.86(20)	0.95(18)	0.92(18)	0.91(21)	0.89(6)	0.84(29)	0.84(15)	0.93(9)	0.88(16)	1.00(3)
96	WR_4	0.85(11)	0.83(14)	0.93(20)	0.94(14)	0.92(14)	0.95(18)	0.86(22)	0.96(20)	0.93(27)	0.93(27)	0.93(14)	0.85(8)	0.88(21)	0.97(6)	0.89(21)	1.00(4)
97	$A_1:A_{1r}$	0.89(28)	0.96(28)	1.06(28)	1.06(28)	1.07(28)	1.12(28)	0.91(28)	1.12(28)	0.99(28)	1.02(28)	1.03(28)	0.99(28)	1.00(28)	1.16(28)	1.01(28)	1.00(28)
98	$A_2:A_{2r}$	0.98(24)	0.98(24)	1.05(24)	1.06(24)	1.04(24)	1.12(24)	0.92(24)	1.09(24)	1.01(24)	1.02(24)	1.02(24)	0.98(24)	0.97(24)	1.08(24)	0.98(24)	1.00(24)
99	$A_3:A_{3r}$	1.05(30)	1.26(30)	0.85(30)	0.85(30)	0.95(30)	0.98(30)	1.01(30)	1.04(30)	0.97(30)	1.05(30)	1.02(30)	1.09(30)	0.94(30)	1.08(30)	1.02(30)	1.00(30)
100	$A_4:A_{4r}$	0.89(25)	1.09(25)	0.97(25)	0.97(25)	0.96(25)	1.06(25)	0.87(25)	1.07(25)	1.00(25)	1.10(25)	0.98(25)	1.02(25)	0.97(25)	1.17(25)	0.94(25)	1.00(25)

序号	参数	S16	S17	S18	S19	S20	S21	S22	S23	S24	S25	S26	S27	S28	S29	S30	RFP
1	λ/nm	237	237	237	237	237	237	237	237	237	237	237	237	237	237	237	237
2	n	30	30	30	30	30	30	30	30	30	30	30	30	30	30	30	30
3	m	29	29	29	29	29	29	29	29	29	29	29	29	29	29	29	29
4	β	1	1	1	1	1	1	1	1	1	1	1	1	1	1	1	1
5	γ	0.299	0.301	0.302	0.298	0.303	0.302	0.302	0.306	0.311	0.311	0.309	0.302	0.308	0.308	0.308	0.302
6	A_{geo}	149.9	158.2	160.6	159.5	154.2	152.1	152.6	153.2	156	166.2	150.9	163.1	161.8	161.2	154.9	157.1
7	A_{avg}	599	615.4	609.8	615.2	583.8	585.6	590.3	586	577.6	610.1	573.8	635	611.8	600.3	579.9	608.2
8	δ	0.25	0.257	0.263	0.259	0.264	0.26	0.259	0.262	0.27	0.272	0.263	0.257	0.264	0.268	0.267	0.258
9	η	12.7	12.8	12.9	12.9	12.8	12.9	12.9	12.8	12.8	12.8	12.8	12.9	12.9	12.9	12.8	12.8
10	$\sum A_i$	17970	18463	18295	18455	17514	17567	17709	17578	17326	18303	17212	19049	18354	18008	17396	18246
11	$A_1\%(i)$	58.9(28)	58.4(28)	58.4(28)	59.2(28)	58.0(28)	58.2(28)	58.4(28)	57.5(28)	56.6(28)	56.4(28)	56.9(28)	58.4(28)	57.0(28)	57.1(28)	57.1(28)	58.3(28)
12	$A_2\%(i)$	14.3(24)	14.1(24)	14.2(24)	14.1(24)	14.4(24)	14.5(24)	14.2(24)	13.9(24)	13.9(24)	13.8(24)	14.0(24)	13.7(24)	13.9(24)	13.8(24)	14.5(24)	14.1(24)
13	$A_3\%(i)$	4.3(30)	4.6(30)	3.8(30)	3.6(30)	3.8(30)	3.9(30)	4.1(30)	4.8(30)	4.8(30)	4.7(30)	5.0(30)	4.1(30)	4.8(30)	4.6(30)	4.0(30)	4.3(30)
14	$A_4\%(i)$	3.6(25)	3.6(25)	3.5(25)	3.4(25)	3.6(25)	3.6(25)	3.5(25)	3.9(25)	4.0(25)	4.0(25)	4.0(25)	4.1(25)	4.0(25)	4.0(25)	3.8(25)	3.7(25)
15	$A_5\%(i)$	1.8(11)	1.8(11)	1.9(11)	1.9(11)	1.9(11)	1.9(11)	2.0(11)	2.1(11)	2.2(11)	2.2(11)	2.1(11)	2.0(11)	2.1(11)	2.1(11)	2.0(11)	1.9(11)
16	$A_6\%(i)$	1.5(22)	1.6(22)	1.6(22)	1.5(22)	1.6(22)	1.5(22)	1.5(22)	1.6(22)	1.6(22)	1.6(22)	1.7(22)	1.7(22)	1.7(22)	1.6(22)	1.7(22)	1.6(22)
17	$A_7\%(i)$	1.3(15)	1.3(15)	1.4(6)	1.4(15)	1.3(15)	1.4(29)	1.4(15)	1.5(15)	1.5(15)	1.5(15)	1.5(15)	1.5(15)	1.5(15)	1.4(15)	1.4(15)	1.3(15)
18	$A_8\%(i)$	1.2(29)	1.2(26)	1.3(15)	1.3(23)	1.3(6)	1.3(15)	1.4(23)	1.2(6)	1.4(6)	1.4(29)	1.3(26)	1.2(26)	1.3(6)	1.4(6)	1.4(6)	1.2(6)
19	$A_1:A_2:A_3$	136.3:33:1	127:30:1	153.3:37:1	164:39:1	152:38:1	148:37:1	142:34:1	120:29:1	118:29:1	121:29:1	113:28:1	141:33:1	118:29:1	125:30:1	144:36:1	135:33:1
20	H_{avg}	50.9	52.4	51.9	52.1	49.6	49.6	50.1	50.1	49.5	52.2	49	54	52	51.2	49.5	51.6
21	W_{avg}	0.23	0.23	0.24	0.24	0.24	0.24	0.24	0.24	0.24	0.24	0.23	0.24	0.24	0.24	0.24	0.24
22	N	236347	237470	238000	236392	237842	238889	238033	238267	239230	238309	239055	229128	230882	238641	238580	237003
23	$\sum R_i$	234.1	234.5	231.3	231	232.4	231	232.3	236	234.8	235.1	236.6	233.8	234.3	234.8	235.4	234.1
24	R_{avg}	8.1	8.1	8	8	8	8	8	8.1	8.1	8.1	8.2	8.1	8.1	8.1	8.1	8.1
25	τ	0.747	0.743	0.742	0.74	0.742	0.743	0.736	0.735	0.737	0.733	0.734	0.732	0.736	0.735	0.735	0.739
26	T/min	57	57	57.2	57.2	57.2	57.3	57.3	57.3	57.3	57.4	57.4	57.4	57.5	57.4	57.4	57.3
27	Q/mg	1	1	1	1	1	1	1	1	1	1	1	1	1	1	1	1
28	F	19.5	19.9	20	19.7	19.9	19.8	19.8	20.1	20.4	20.7	20.2	20	20.4	20.4	20.2	19.9
29	F_r	17.1	17.4	17.4	17.2	17.4	17.3	17.2	17.5	17.8	18.1	17.6	17.4	17.8	17.8	17.6	17.4
30	$F_{r(t)}$	17.1	17.4	17.4	17.2	17.4	17.3	17.2	17.5	17.8	18.1	17.6	17.4	17.8	17.8	17.6	17.4
31	$F_{r(q)}$	19.5	19.9	20	19.7	19.9	19.8	19.8	20.1	20.4	20.7	20.2	20	20.4	20.4	20.2	19.9
32	S	1.74	1.76	1.77	1.74	1.78	1.76	1.76	1.79	1.83	1.84	1.81	1.77	1.81	1.82	1.81	1.77
33	I	11.2	11.4	11.4	11.3	11.4	11.3	11.3	11.5	11.8	11.9	11.6	11.5	11.8	11.7	11.6	11.4
34	I_r	9.8	10	10	9.8	10	9.9	9.9	10.1	10.3	10.4	10.1	10	10.2	10.2	10.1	10

序号	参数	S16	S17	S18	S19	S20	S21	S22	S23	S24	S25	S26	S27	S28	S29	S30	RFP
35	$I_{r(t)}$	9.8	10	10	9.8	10	9.9	9.9	10.1	10.3	10.4	10.1	10	10.2	10.2	10.1	10
36	$I_{r(q)}$	11.2	11.4	11.4	11.3	11.4	11.3	11.3	11.5	11.8	11.9	11.6	11.5	11.8	11.7	11.6	11.4
37	ω	1.74	1.74	1.75	1.75	1.74	1.74	1.74	1.74	1.74	1.74	1.73	1.74	1.74	1.74	1.74	1.74
38	RF	424.7	427.1	422.6	420.4	420.7	418.2	417.8	425.1	425.2	428.3	423.3	423.3	426.3	425.8	423.4	424.2
39	RF_r	372.7	374.7	369.1	367.4	367.6	365.1	364.6	371	370.8	373.1	368.7	368.5	371	370.8	368.7	370.2
40	$RF_{r(t)}$	372.7	374.7	369.1	367.4	367.6	365.1	364.6	371	370.8	373.1	368.7	368.5	371	370.8	368.7	370.2
41	$RF_{r(q)}$	424.7	427.1	422.6	420.4	420.7	418.2	417.8	425.1	425.2	428.3	423.3	423.3	426.3	425.8	423.4	424.2
42	RI	71.2	72.1	71.4	70	72	71.4	70.9	73	74.7	75.8	73.4	71.5	74	74	73.2	71.9
43	RI_r	62.5	63.2	62.4	61.2	62.9	62.4	61.9	63.7	65.2	66	63.9	62.2	64.4	64.5	63.7	62.8
44	$RI_{r(t)}$	62.5	63.2	62.4	61.2	62.9	62.4	61.9	63.7	65.2	66	63.9	62.2	64.4	64.5	63.7	62.8
45	$RI_{r(q)}$	71.2	72.1	71.4	70	72	71.4	70.9	73	74.7	75.8	73.4	71.5	74	74	73.2	71.9
46	$R\omega$	5.96	5.93	5.92	6.01	5.84	5.85	5.89	5.82	5.69	5.65	5.77	5.92	5.76	5.75	5.78	5.9
47	TZ	228	229.4	233.3	232.8	228.1	234.2	230.8	234.2	234.6	233.7	235.4	233.2	235.2	232.5	232.5	232.9
48	μ	1.17	1.17	1.17	1.17	1.17	1.17	1.17	1.16	1.15	1.15	1.15	1.17	1.16	1.16	1.16	1.17
49	ψ	5.82	5.79	5.79	5.87	5.74	5.77	5.77	5.68	5.58	5.58	5.61	5.77	5.63	5.64	5.65	5.77
50	ξ	4.5	4.7	4.2	4.3	4.1	4.1	4.4	4.8	4.7	4.7	4.8	4.7	4.8	4.7	4.1	4.5
51	P_e	87	86.7	86.1	86.4	85.9	86.3	86.5	86.5	85.9	85.7	86.4	86.7	86.2	86	85.8	86.4
52	ρ	11.18	11	10.99	11.24	10.86	10.95	10.99	10.69	10.36	10.31	10.49	10.96	10.52	10.52	10.55	10.95
53	ε	0.99	0.997	0.998	0.987	0.996	1	0.998	0.988	0.972	0.97	0.979	0.999	0.98	0.98	0.981	1
54	X	73.4	73	71.8	71.8	71.7	70.9	71.8	73.5	72.6	73.1	73.1	73	72.6	72.7	72.6	72.9
55	X_r	64.4	64.1	62.7	62.7	62.7	61.9	62.7	64.1	63.3	63.7	63.7	63.5	63.2	63.3	63.2	63.6
56	$X_{r(t)}$	64.4	64.1	62.7	62.7	62.7	61.9	62.7	64.1	63.3	63.7	63.7	63.5	63.2	63.3	63.2	63.6
57	$X_{r(q)}$	73.4	73	71.8	71.8	71.7	70.9	71.8	73.5	72.6	73.1	73.1	73	72.6	72.7	72.6	72.9
58	Y	51.2	51.4	52.2	52.8	51.4	52.3	51.7	49.8	49.5	49.6	49.4	51.5	50.4	50.2	50	51.2
59	Y_r	45	45.1	45.6	46.1	44.9	45.7	45.2	43.5	43.2	43.2	43	44.8	43.9	43.7	43.6	44.7
60	$Y_{r(t)}$	45	45.1	45.6	46.1	44.9	45.7	45.2	43.5	43.2	43.2	43	44.8	43.9	43.7	43.6	44.7
61	$Y_{r(q)}$	51.2	51.4	52.2	52.8	51.4	52.3	51.7	49.8	49.5	49.6	49.4	51.5	50.4	50.2	50	51.2
62	$X\omega$	1.43	1.42	1.38	1.36	1.39	1.36	1.39	1.47	1.47	1.47	1.48	1.42	1.44	1.45	1.45	1.42
63	Δ	109.5	110.7	110.1	108.7	110.2	109.4	109	111.3	112.8	114.1	111.5	110.3	112.5	112.4	111.5	110.4
64	f_{xi}	1	1	1	1	1	1	1	1	1	1	1	1	1	1	1	1
65	π	0.7	0.7	0.7	0.7	0.7	0.7	0.7	0.7	0.7	0.7	0.7	0.7	0.7	0.7	0.7	0.7
66	ζ	96.2	96.2	96.2	96.2	96.2	96.2	96.2	96.2	96.2	96.2	96.2	96.2	96.2	96.2	96.2	96.2
67	Ω	0.72	0.75	0.77	0.74	0.76	0.74	0.73	0.78	0.8	0.8	0.76	0.72	0.77	0.8	0.79	0.75
68	SX	371.6	372.8	374.3	377.3	373	373.4	378	374.5	370.4	370.8	372.1	379.3	371.9	373	372	374.8

序号	参数	S16	S17	S18	S19	S20	S21	S22	S23	S24	S25	S26	S27	S28	S29	S30	RFP
69	SY	88.9	90.3	92.2	92	91.5	92.3	91.3	89.3	90.6	91.1	89.4	91	91.3	91.1	90.5	90.4
70	$S\omega$	4.18	4.13	4.06	4.1	4.08	4.05	4.14	4.2	4.09	4.07	4.16	4.17	4.07	4.09	4.11	4.15
71	TX	684.7	662.8	641.4	661.5	650.3	656	680.6	658.7	635.6	645.6	670.5	702.3	663.9	638.3	642.4	668.7
72	TX_r	345	333.2	320.5	330.2	326	328.6	341.3	331.1	319.4	323.5	337	351	332.5	319.7	321.8	334.9
73	$TX_{r(t)}$	600.8	581.5	560.3	578	568.2	572.8	594.1	574.9	554.2	562.4	584	611.3	577.8	555.8	559.4	583.5
74	$TX_{f(q)}$	393.1	379.8	366.9	377.9	373.1	376.4	391	379.4	366.3	371.3	386.9	403.2	382.1	367.1	369.6	383.7
75	TY	5.5	5.7	5.8	5.7	5.7	5.7	5.5	5.6	5.7	5.6	5.4	5.4	5.5	5.7	5.7	5.6
76	TY_r	8.4	8.7	8.9	8.8	8.6	8.6	8.3	8.4	8.6	8.5	8.1	8.1	8.3	8.7	8.6	8.5
77	$TY_{r(t)}$	4.8	5	5.1	5	5	4.9	4.8	4.9	4.9	4.9	4.7	4.7	4.8	5	4.9	4.9
78	$TY_{f(q)}$	9.6	9.9	10.2	10	9.9	9.9	9.5	9.6	9.8	9.8	9.3	9.3	9.6	9.9	9.8	9.7
79	$T\omega$	124.65	117.03	109.9	115.49	114.61	116.03	124.71	118.53	112.35	115.02	124.35	131.25	120.4	111.66	113.59	119.82
80	θ	20	172.7	275	172.7	50	36.4	36.4	57.9	100	275	57.9	200	200	150	76.5	0
81	Φ	10.9	150.4	292.1	179	37.4	29.7	35.4	45.3	90.2	508.6	32.2	441	330.4	291.5	71.6	0
82	φ	54.4	87.1	106.2	103.6	74.7	81.6	97.2	78.2	90.2	184.9	55.7	220.5	165.2	194.3	93.7	0
83	Θ	170.5	174.2	171.9	169.6	170.3	170.1	171	171.2	170.1	169.9	172.9	173.1	172.4	171.9	170.9	171.7
84	j	0.98	0.99	1	1.01	1	1	0.999	1	1	1	1	1.01	1.01	1.01	1	1
85	jr	0.999	1	1	0.999	1	0.999	0.999	1	1	1	1	0.999	1	1	1	1
86	H	98.7	101.6	100.6	101.1	96.2	96.1	97.2	97.1	96.1	101.2	95	104.7	100.9	99.2	95.9	100
87	r	100	100.2	98.8	98.7	99.3	98.7	99.2	100.8	100.3	100.4	101	99.8	100	100.3	100.5	100
88	MI	99.23	100.88	99.67	99.81	97.67	97.33	98.13	98.91	98.12	100.8	97.93	102.15	100.44	99.74	98.17	100
89	SR_1	1.08(13)	1.14(13)	1.15(23)	1.18(23)	1.07(20)	1.14(29)	1.22(23)	1.09(20)	1.19(18)	1.24(29)	1.11(20)	1.21(18)	1.15(13)	1.15(6)	1.22(23)	1.00(1)
90	SR_2	1.04(8)	1.09(29)	1.12(18)	1.14(1)	1.07(29)	1.09(1)	1.08(20)	1.08(15)	1.13(20)	1.19(13)	1.11(30)	1.17(12)	1.13(20)	1.14(20)	1.12(6)	1.00(2)
91	SR_3	1.03(29)	1.08(30)	1.12(6)	1.13(18)	1.06(9)	1.08(20)	1.05(27)	1.07(30)	1.10(11)	1.18(11)	1.08(18)	1.16(15)	1.13(30)	1.13(3)	1.10(20)	1.00(3)
92	SR_4	1.01(19)	1.07(3)	1.09(13)	1.11(8)	1.05(23)	1.03(19)	1.03(15)	1.07(12)	1.09(15)	1.18(12)	1.05(15)	1.14(25)	1.12(12)	1.13(14)	1.09(12)	1.00(4)
93	WR_1	0.69(20)	0.89(21)	0.87(29)	0.77(29)	0.85(30)	0.88(30)	0.82(29)	0.79(29)	0.84(1)	0.83(1)	0.81(9)	0.92(1)	0.83(1)	0.88(19)	0.86(9)	1.00(1)
94	WR_2	0.86(9)	0.89(16)	0.89(30)	0.85(30)	0.92(25)	0.88(7)	0.88(6)	0.88(23)	0.86(23)	0.92(9)	0.83(1)	0.93(8)	0.92(19)	0.90(1)	0.88(30)	1.00(2)
95	WR_3	0.88(21)	0.93(17)	0.95(25)	0.90(7)	0.93(2)	0.90(13)	0.91(25)	0.90(1)	0.88(19)	0.93(23)	0.84(29)	0.94(19)	0.95(17)	0.95(17)	0.88(8)	1.00(3)
96	WR_4	0.88(6)	0.94(12)	0.96(7)	0.93(25)	0.93(13)	0.90(4)	0.92(9)	0.90(9)	0.88(9)	0.96(23)	0.86(17)	0.96(13)	0.95(23)	0.96(16)	0.89(29)	1.00(4)
97	$A_1:A_{1r}$	1.00(24)	1.01(28)	1.00(28)	1.03(28)	0.96(28)	0.96(28)	0.97(28)	0.95(28)	0.92(28)	0.97(28)	0.92(28)	1.05(28)	0.98(28)	0.97(28)	0.93(28)	1.00(28)
98	$A_2:A_{2r}$	1.00(24)	1.01(24)	1.01(24)	1.01(24)	0.98(24)	0.99(24)	0.97(24)	0.95(24)	0.93(24)	0.98(24)	0.94(24)	1.02(24)	0.99(24)	0.96(24)	0.98(24)	1.00(24)
99	$A_3:A_{3r}$	0.99(30)	1.08(30)	0.89(30)	0.85(30)	0.85(30)	0.88(30)	0.93(30)	1.07(30)	1.06(30)	1.09(30)	1.11(30)	1.00(30)	1.13(30)	1.05(30)	0.88(30)	1.00(30)
100	$A_4:A_{4r}$	0.96(25)	0.99(25)	0.95(25)	0.93(25)	0.92(25)	0.92(25)	0.91(25)	1.00(25)	1.03(25)	1.08(25)	1.01(25)	1.14(25)	1.08(25)	1.05(25)	0.97(25)	1.00(25)

表 5-4　对 237 nm 红曲提取物 HPLC 数字化指纹图谱评价结果的解析

No.	参数	参数名称	对照 RFP	参数意义
1	λ	检测波长	237	检测波长为 237nm
2	n	指纹峰总数	30	有 30 个共有指纹峰
3	m	分离峰对儿数	29	29 对儿峰间隔
4	β	有效分离率	1	指纹全部基线分离
5	γ	均化系数	0.302	指纹均化性低,有极大峰
6	A_{geo}	几何平均峰面积	157.1	几何平均峰面积处于中等水平,表明峰大小差异大
7	A_{avg}	算数平均峰面积	608.2	平均峰面积处于较高水平
8	δ	几平比	0.258	该值较低代表均化性差
9	η	指纹空间利用率	12.8	指纹空间利用率很低,为 12.8%
10	$\sum A_i$	指纹峰面积总和	18246	总峰面积较大,表明信号较大
11	$A_1\%(i)$	第 1 强峰比 $A_1\%(i)$	58.3(28)	第 1 强峰为第 28 号指纹峰,占比为 58.3%
12	$A_2\%(i)$	第 2 强峰比 $A_2\%(i)$	14.1(24)	第 2 强峰为第 24 号指纹峰,占比为 14.1%
13	$A_3\%(i)$	第 3 强峰比 $A_3\%(i)$	4.3(30)	第 3 强峰为第 30 号指纹峰,占比为 4.3%
14	$A_4\%(i)$	第 4 强峰比 $A_4\%(i)$	3.7(25)	第 4 强峰为第 25 号指纹峰,占比为 3.7%
15	$A_5\%(i)$	第 5 强峰比 $A_5\%(i)$	1.9(11)	第 5 强峰为第 11 号指纹峰,占比为 1.9%
16	$A_6\%(i)$	第 6 强峰比 $A_6\%(i)$	1.6(22)	第 6 强峰为第 22 号指纹峰,占比为 1.6%
17	$A_7\%(i)$	第 7 强峰比 $A_7\%(i)$	1.3(15)	第 7 强峰为第 15 号指纹峰,占比为 1.3%
18	$A_8\%(i)$	第 8 强峰比 $A_8\%(i)$	1.2(6)	第 8 强峰为第 6 号指纹峰,占比为 1.2%
19	$A_1:A_2:A_3$	三强峰比	13.5:3.3:1	第 1 强峰面积:第 2 强峰面积:第 3 强峰面积=13.5:3.3:1
20	H_{avg}	平均峰高	51.6	平均峰高为 51.6mAU,表明系统信号中等
21	W_{avg}	平均峰宽	0.24	平均峰宽为 0.24,表明柱效较高
22	N	最强峰柱效	237003	第一强峰柱效为 237003
23	$\sum R_i$	分离度总和	234.1	29 对儿指纹的分离度之和为 234.1
24	R_{avg}	平均分离度	8.1	平均分离度为 8.1,分离度很好
25	τ	分离度均化系数	0.739	分离度均化系数为 0.734,表明指纹峰间距均匀
26	T	末指纹保留时间	57.3	末指纹峰保留时间为 57.3,指纹峰出完时间长
27	Q	表观进样质量(g 或 mg)	1.0	称样量为 1.0g
28	F	指纹图谱指数	19.9	指纹图谱指数为 19.9,表明指纹信号处于中低水平
29	F_r	指纹谱相对指数	17.4	指纹谱相对指数为 17.4,表明指纹信号处于中低水平
30	$F_{r(t)}$	校时指纹谱指数	17.4	校时指纹谱指数为 17.4,表明末指纹出峰慢
31	$F_{r(q)}$	标准指纹谱指数	19.9	标准指纹谱指数为 19.9,表明样品浓度信息较低
32	S	指纹图谱信息熵	1.77	指纹图谱信息熵为 1.77,表明指纹信息较低
33	I	指纹信息量指数	11.4	指纹信息量指数为 11.4,表明指纹信息处于较低水平
34	I_r	相对信息量指数	10	相对指纹信息量指数为 10.0,表明指纹信息较低
35	$I_{r(t)}$	校时信息量指数	10	校时信息量指数为 10,表明末指纹出峰时间长
36	$I_{r(q)}$	标准信息量指数	11.4	标准信息量指数为 11.4,表明指纹浓度较低
37	ω	两种指纹指数比	1.74	F 指数与 I 指数比为 1.74,表明信息低,有效分离率和均化性低
38	RF	指纹分离量指数	424.2	指纹分离量指数为 424.2,表明指纹分离量处于中等水平
39	RF_r	相对分离量指数	370.2	相对分离量指数为 370.2,表明指纹分离量指数处于中强水平

No.	参数	参数名称	对照 RFP	参数意义
40	$RF_{r(t)}$	校时分离量指数	370.2	校时分离量指数为370.2,表明末指纹出峰慢
41	$RF_{r(q)}$	标准分离量指数	424.2	标准分离量指数为424.2,表明指纹对应浓度信息相当
42	RI	分离信息量指数	71.9	分离信息量指数为71.9,表明指纹分离信息和信号处于中等
43	RI_r	相对分离信息量	62.8	相对分离信息量为62.8,处于中强,样品内含样品信息低
44	$RI_{r(t)}$	校时分离信息量	62.8	校时分离信息量为62.8<RI,末指纹出峰慢
45	$RI_{r(q)}$	标准分离信息量	71.9	标准分离信息量为71.9<RI,中强,表明样品浓度信息相当
46	$R\omega$	分离量两指数比	5.9	RF与RI之比为5.9
47	TZ	指纹图谱分离数	232.9	指纹图谱分离数为232.9,表明可容纳指纹峰很多
48	μ	指纹纵空间利用率	1.17	指纹纵空间利用率为1.17,表明纵空间占效较低
49	ψ	F/I去均化率	5.77	指纹分布最佳时的两种指数比值为5.77
50	ξ	三强衰减率	4.5	第1、2强峰与第2、3强峰间面积的衰减率为4.5,第2峰衰减快
51	P_e	8强峰百分比	86.4	8强峰面积占总指纹峰面积的86.4%,占绝对优势
52	ρ	方均均方比	10.95	标准指纹平方均值与其均值平方之比为10.95,表明指纹峰信号均化差
53	ε	均化相似度	1.0	样品指纹与对照指纹均化系数之比为1.0,表明样品与对照指纹相似
54	X	指纹复杂度	72.9	复杂度为72.9,表明指纹复杂度处于中等水平
55	X_r	相对复杂度	63.6	相对复杂度为63.6<X,表明指纹样品信息量小
56	$X_{r(t)}$	校时复杂度	63.6	校时复杂度63.6<X,表明末指纹出峰慢
57	$X_{r(q)}$	标准复杂度	72.9	标准复杂度为72.9<X,表明指纹样品信息量相当
58	Y	指纹清晰度	51.2	清晰度为51.2,表明指纹清晰度处于中等水平
59	Y_r	相对清晰度	44.7	相对清晰度为44.7<Y,表明指纹样品信息量中等
60	$Y_{r(t)}$	校时清晰度	44.7	校时清晰度44.7<Y,表明指纹出峰慢
61	$Y_{r(q)}$	标准清晰度	51.2	标准清晰度为51.2>Y,表明指纹样品信息量相当
62	$X\omega$	指纹复清比	1.42	X与Y的比值为1.42
63	Δ	综合指数和	110.4	综合四种指数和为110.4,表明指纹综合信息量中等
64	f_{wi}	称样校正因子	1.0	RFP与样品的称样质量比为1.0
65	π	指纹积分度	0.7	总积分面积占色谱最大空间的百分比为0.7%
66	ζ	指纹时效度	96.2	指纹时效度百分比为96.2%,表明指纹横向占时较大
67	Ω	指纹动能度	0.75	指纹动能度百分比为0.75%,表明指纹总动能占最大动能百分比低
68	SX	简复杂度	374.8	简复杂度为374.8,指纹图谱处于中等复杂度
69	SY	简清晰度	90.4	简清晰度为90.4,指纹图谱清晰度中等
70	$S\omega$	简复清比	4.15	SX与SY的比值为4.15
71	TX	体复杂度	668.7	体复杂度为668.7,表明指纹体复杂度处于高复杂度
72	TX_r	相对体复杂度	334.9	相对体复杂度为334.9<TX,表明指纹样品信息量小
73	$TX_{r(t)}$	校时体复杂度	583.5	校时体复杂度为583.5<TX,表明末指纹出峰慢
74	$TX_{r(q)}$	标准体复杂度	383.7	标准体复杂度为383.7<TX,表明指纹样品信息量小
75	TY	体清晰度	5.6	体清晰度为5.6,表明指纹清晰度处于很低水平
76	TY_r	相对体清晰度	8.5	相对体清晰度为8.5>TY,表明指纹样品信息量较大

No.	参数	参数名称	对照 RFP	参数意义
77	$TY_{r(t)}$	校时体清晰度	4.9	校时体清晰度 4.9<TY，表明指纹出峰慢
78	$TY_{r(q)}$	标准体清晰度	9.7	标准体清晰度为 9.7>TY，表明样品指纹所含化学指纹清晰
79	$T\omega$	体复清比	119.82	TX 与 TY 之比为 119.82
80	Θ	积分波动度	171.7	单位时间内相邻峰积分比的自然对数的平均变化率为 171.7

5.4 红曲提取物 UV 指纹图谱[6-7]

指纹图谱 照紫外-可见分光光度法（《中国药典》2020 年版四部通则 0401），结合中药指纹图谱技术规范进行测定。

色谱条件与系统适用性试验 以空心聚醚醚酮（PEEK）管（5000 mm×0.12 mm）代替色谱柱；以 0.2％磷酸-水溶液（含 0.005 mol/L 庚烷磺酸钠）为流动相 A，乙腈-甲醇（9：1）溶液为流动相 B，流动相比例 1：1 进行等度洗脱；柱温为 35 ℃，流速为每分钟 0.5 mL，进样量为 0.6 μL。检测波长为 190～400 nm。

供试品溶液的制备 精密称取红曲提取物 0.3 g，置于 25 mL 容量瓶中，精密加入提取溶剂（80％甲醇溶液）10 mL，精密称定，超声（功率 240 W，频率 40 kHz）30 min，冷却至室温，再精密称定，用提取溶剂补足减失的重量，摇匀，即得。

测定方法 Ⅰ 分别精密吸取参照物溶液与供试品溶液各 0.6 μL，注入液相色谱仪测定，记录色谱图及光谱图，即得。红曲提取物 UV 对照指纹图谱见图 5-3。用"中药主组分一致性数字化评价系统 3.0"软件进行评价，每 2 点合并得 1 个量子指纹峰（图 5-4），供试品特征图谱与对照指纹图谱的宏定性相似度不得低于 0.90，宏定量相似度应在 80％到 120％之间。

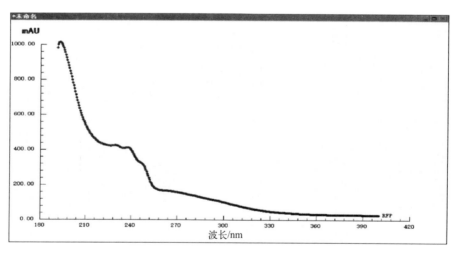

图 5-3 红曲提取物 UV 对照指纹图谱

注：所用仪器为 Agilent 1260 型液相色谱仪（配有 DAD、四元泵、在线脱气装置、
自动进样器），数据由 ChemStation 工作站记录（Agilent 科技有限公司）。

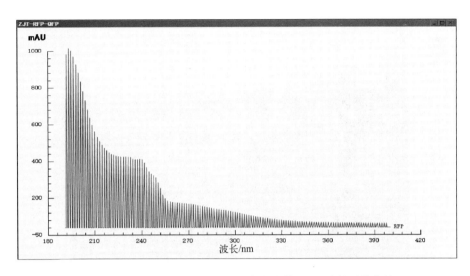

图 5-4　红曲提取物 UV 对照量子指纹图谱（138 个量子指纹峰）

用"中药光谱量子指纹一致性数字化评价系统 4.0"软件进行评价，供试品特征图谱与对照指纹图谱的宏定性相似度不得低于 0.90，宏定量相似度应在 80％到 120％之间。

采用正文拟定的红曲提取物 UV 指纹图谱的测定方法，测定 S1 至 S30 共 30 批由北大维信生物科技有限公司提供的红曲提取物，每批测定一次，记录色谱图（见图 5-5），量子指纹图谱见图 5-6。用平均值法生成对照指纹图谱，用对照指纹图谱评价 30 批样品的指纹图谱，结果见表 5-5，$S_m \geqslant 0.999$，P_m 处于 92.2％～114.2％之间，$\alpha \leqslant 0.009$，样品被划分为 1～3 级，说明 30 批红曲提取物质量一致性良好。

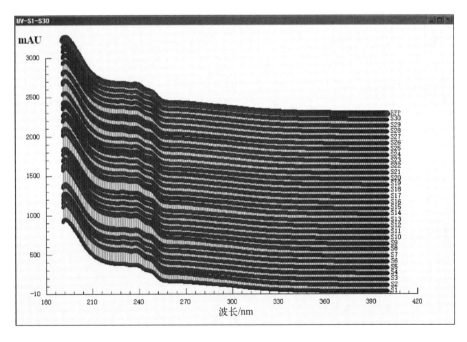

图 5-5　30 批红曲提取物 UV 指纹图谱

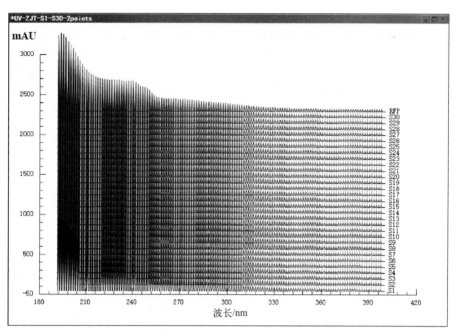

图 5-6　30 批红曲提取物 UV 对照量子指纹图谱

表 5-5　30 批红曲提取物 UV 指纹图谱评价结果

样品批次	S_m	$P_m/\%$	α	Grade
S1	1.000	94.2	0.004	2
S2	0.999	114.2	0.004	3
S3	1.000	99.0	0.001	1
S4	1.000	101.4	0.001	1
S5	1.000	98.3	0.000	1
S6	1.000	102.5	0.003	1
S7	1.000	92.2	0.008	2
S8	1.000	113.1	0.002	3
S9	1.000	100.2	0.000	1
S10	1.000	96.9	0.005	1
S11	1.000	96.3	0.002	1
S12	1.000	97.0	0.000	1
S13	1.000	94.1	0.005	2
S14	1.000	110.3	0.002	3
S15	1.000	99.4	0.004	1
S16	1.000	97.0	0.004	1
S17	1.000	101.9	0.003	1
S18	1.000	101.4	0.001	1
S19	1.000	103.0	0.001	1
S20	1.000	95.9	0.002	1
S21	1.000	92.7	0.007	2
S22	1.000	96.7	0.000	1
S23	1.000	104.6	0.002	1
S24	1.000	98.3	0.002	1
S25	1.000	103.2	0.009	1
S26	1.000	94.9	0.002	2
S27	1.000	101.0	0.002	1
S28	1.000	101.2	0.004	1

样品批次	S_m	$P_m/\%$	α	Grade
S29	1.000	100.2	0.003	1
S30	1.000	98.7	0.003	1
RFP	1.000	100.0	0.000	1

5.5 红曲提取物 FTIR 指纹图谱[7-9]

指纹图谱 照中药红外指纹图谱技术规范进行测定。

检测条件与系统适用性试验 使用配备有 DTGS 检测器的 iCAN9 傅里叶变换红外光谱仪在 $4000\sim400$ cm^{-1} 波数范围扫描。使用纯 KBr 压片（无红曲提取物样品）的光谱进行背景扣除。初步实验评估分辨率（4 cm^{-1}、8 cm^{-1}、16 cm^{-1}）、扫描次数（16、32、64）和样品/KBr 质量比（1/25、1/100、1/120）对光谱质量的影响。确定提供最佳质量光谱（更高强度和更低噪声干扰）的条件是：扫描次数为 8、分辨率为 16 cm^{-1} 和样品/KBr 为 1/25。

供试品的制备 将红曲提取物研磨成细粉，随后，取一定量的细粉置于 100℃ 的鼓风干燥箱中放置 30 min，然后取出，放置在含有五氧化二磷作为干燥剂的玻璃真空干燥器中，以最大限度地减少水分干扰，并获得高质量的光谱（更高的强度和更低的噪声干扰）。所有样品均以 1/25 的比例与 KBr 在玛瑙研钵中同一方向研磨混合均匀。然后将混合物（0.156 g）在大约 15 MPa 的压力下压缩 2 min，形成一个均匀的薄的透明晶片，取出，即得。

空白样品的制备 不加入红曲提取物，其余步骤平行制备。在 15 MPa 压力下压缩 2 min，形成一个均匀的薄的透明溴化钾晶片，取出，即得。

测定方法 分别精密称定盛有红曲提取物供试品的铝坩埚与空白铝坩埚，放入 iCAN9 傅里叶变换红外光谱仪测定，记录混合物在 $4000\sim400$ cm^{-1} 波数范围内的变化，即得。红曲提取物 FTIR 对照指纹图谱见图 5-7。将 30 批样品的数据导出并保存为 CSV 文件格式，用"中药主组分一致性数字化评价系统 3.0"软件进行评价，每 10 个点合并得 1 个红外量子峰（图 5-8），供试品特征图谱与对照指纹图谱的宏定性相似度不得低于 0.90，宏定量相似度应在 80% 到 120% 之间。

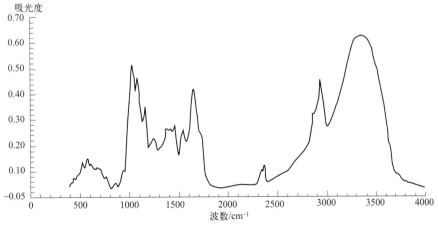

图 5-7 红曲提取物 FTIR 对照指纹图谱

注：所用仪器为 iCAN9 傅里叶变换红外光谱仪（天津市能谱科技有限公司）。

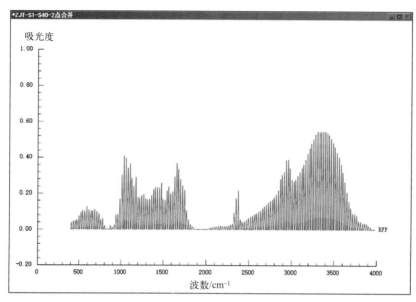

图 5-8　红曲提取物 FTIR 对照量子指纹图谱（153 个量子指纹峰）

用"中药光谱量子指纹一致性数字化评价系统 4.0"软件进行评价，供试品特征图谱与对照指纹图谱的宏定性相似度不得低于 0.90，宏定量相似度应在 80％到 120％之间。

采用正文拟定的 FTIR 指纹图谱的测定方法，测定 S1 至 S30 共 30 批由北大维信生物科技有限公司提供的红曲提取物，每批测定一次，记录色谱图（见图 5-9），得到量子指纹图谱（见图 5-10）。用平均值法生成对照指纹图谱，用对照指纹图谱评价 30 批样品指纹图谱，结果见表 5-6，$S_m \geqslant 0.977$，P_m 处于 56.1％～148.8％之间；由于检测原理不同，FTIR 的评价结果表现出比 HPLC 和 UV 更大的差异性。这进一步凸显了多种技术结合进行复杂成分分析的重要性。

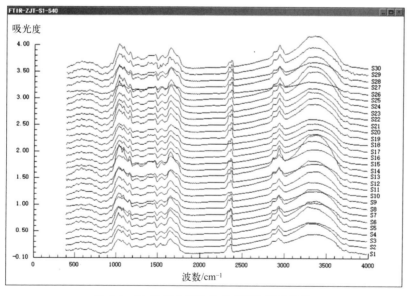

图 5-9　30 批红曲提取物的 FTIR 指纹图谱

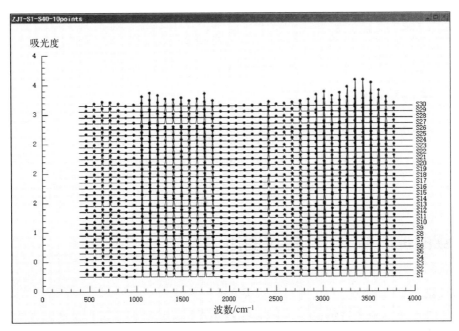

图 5-10　30 批红曲提取物的 FTIR 量子指纹图谱

表 5-6　30 批红曲提取物 FTIR 量子指纹图谱评价结果

样品批次	S_m	$P_m/\%$	α	Grade
S1	0.977	87.1	0.028	3
S2	0.998	97.9	0.000	1
S3	0.996	80.8	0.016	4
S4	0.956	104.8	0.018	1
S5	0.997	108.9	0.007	2
S6	0.980	83.4	0.028	4
S7	0.975	104.4	0.015	1
S8	0.982	74.6	0.018	5
S9	0.982	89.7	0.021	3
S10	0.987	94.6	0.028	2
S11	0.993	116.9	0.005	4
S12	0.978	84.4	0.022	4
S13	0.992	148.8	0.033	7
S14	0.994	88.9	0.013	3
S15	0.984	95.3	0.011	1
S16	0.994	94.6	0.004	2
S17	0.993	94.5	0.018	2
S18	0.978	87.9	0.017	3
S19	0.989	84.3	0.019	4
S20	0.994	114.1	0.000	3
S21	0.987	110.4	0.005	3
S22	0.996	108.4	0.004	2
S23	0.984	106.0	0.009	2

样品批次	S_m	$P_m/\%$	α	Grade
S24	0.985	127.0	0.028	5
S25	0.989	124.4	0.022	5
S26	0.973	56.1	0.045	7
S27	0.994	115.4	0.026	4
S28	0.982	81.8	0.024	4
S29	0.982	109.3	0.000	2
S30	0.989	122.3	0.022	5
RFP	1.000	100.0	0.000	1

▶ 5.6 红曲提取物 DSC 指纹图谱[10-12]

指纹图谱 照中药 DSC 指纹图谱技术规范进行测定。

检测条件与系统适用性试验 采用梯度升温程序：40～490 ℃升温速率为 5 ℃/min，490～500 ℃升温速率为 2 ℃/min，500 ℃恒温 5 min。进样量为 6 mg，气氛为空气。检测 40～500 ℃的热流率数据。控制大多数样品热反应完全。

供试品的制备 取红曲提取物适量，研细，精密称取 6 mg，置于铝制坩埚中，铺平即得。

测定方法 分别将红曲提取物供试品铝坩埚和空白铝坩埚，放入热天平测定，记录热流率变化，即得。红曲提取物 DSC 对照指纹图谱见图 5-11。将 30 批样品数据导出并保存为 CSV 格式，用"中药主组分一致性数字化评价系统 3.0"软件进行评价，每 100 点合并为 1 个量子峰（图 5-12），供试品特征图谱与对照指纹图谱的宏定性相似度不得低于 0.90，宏定量相似度应在 80% 到 120% 之间。

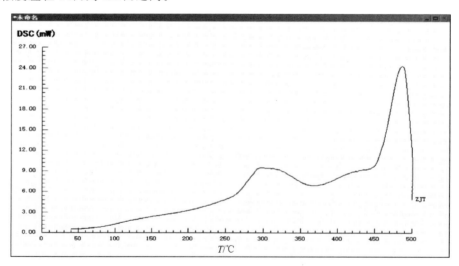

图 5-11 红曲提取物 DSC 对照指纹图谱

注：所用仪器为 DSC-500B（上海研锦科学仪器有限公司），此设备用铟、锡、锌标准物质进行校准，样品测量使用不加盖铝制坩埚。数据由 DSC 工作站记录（上海研锦科学仪器有限公司）。

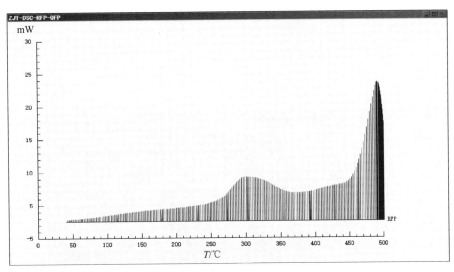

图 5-12　红曲提取物 DSC 对照量子指纹图谱（227 个量子指纹峰）

用"中药光谱量子指纹一致性数字化评价系统 4.0"软件进行评价，供试品特征图谱与对照指纹图谱（图 5-12）的宏定性相似度不得低于 0.90，宏定量相似度应在 80％到 120％之间。

采用正文拟定的 DSC 指纹图谱的测定方法，测定 S1 至 S30 共 30 批由北大维信生物科技有限公司提供的红曲提取物，每批测定一次，记录色谱图（见图 5-13），量子指纹图谱见图 5-14。用平均值法生成对照指纹图谱，用对照指纹图谱评价 30 批样品的指纹图谱，结果见表 5-7，$S_m \geqslant 0.984$，P_m 处于 87.9％～114.3％之间。

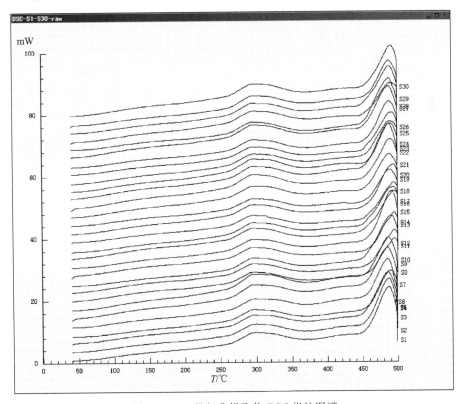

图 5-13　30 批红曲提取物 DSC 指纹图谱

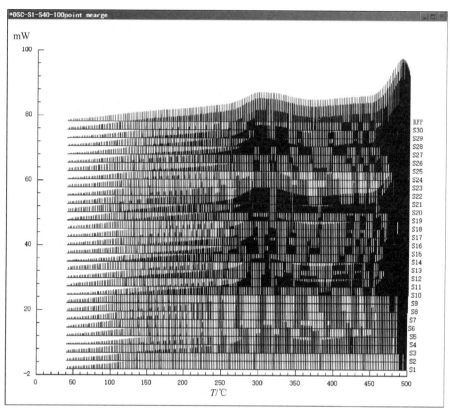

图 5-14　30 批红曲提取物 DSC 量子指纹图谱

表 5-7　30 批红曲提取物 DSC 量子指纹图谱评价结果

样品批次	S_m	$P_m/\%$	α	Grade
S1	0.995	99.2	0.021	1
S2	0.993	98.6	0.024	1
S3	0.988	99.8	0.015	1
S4	0.989	90.9	0.051	2
S5	0.990	94.3	0.002	2
S6	0.995	109.2	0.016	2
S7	0.996	113.7	0.015	3
S8	0.994	98.9	0.020	1
S9	0.994	98.9	0.020	1
S10	0.993	94.7	0.051	2
S11	0.989	95.0	0.005	2
S12	0.998	102.5	0.036	1
S13	0.995	107.5	0.012	2
S14	0.995	95.7	0.026	1
S15	0.996	91.6	0.000	2
S16	0.998	102.7	0.013	1
S17	0.999	87.9	0.015	3
S18	0.999	101.3	0.022	1
S19	0.992	108.3	0.009	2
S20	0.993	114.3	0.026	3
S21	0.999	106.3	0.014	2
S22	0.999	99.1	0.000	1
S23	0.998	94.9	0.001	2
S24	0.998	91.7	0.026	2
S25	0.996	109.4	0.021	2
S26	0.997	96.0	0.037	1

样品批次	S_m	$P_m/\%$	α	Grade
S27	0.987	94.4	0.004	2
S28	0.999	98.5	0.008	1
S29	0.984	91.7	0.030	2
S30	1.000	106.5	0.003	2
RFP	1.000	100.0	0.000	1

5.7　红曲提取物电化学指纹图谱

指纹图谱　照中药电化学指纹图谱技术规范进行测定。

检测条件　采用 B-Z 振荡体系：包括 12 mL H_2SO_4 溶液（3.0 mol/L）、6 mL $CH_2(COOH)_2$ 溶液（0.4 mol/L，由 0.2 mol/L H_2SO_4 溶液制备）和 3 mL 硫酸铈铵溶液（0.02 mol/L，由 0.2 mol/L H_2SO_4 溶液制备）。保证样品振荡曲线稳定，振荡时间适中。

供试品的制备　精密称定红曲提取物约 0.3 g，置于自制反应器中即得。

测定方法　在自制的 40 mL 反应器中依次加入样品和振荡体系的混合溶液，包括 12 mL H_2SO_4 溶液（3.0 mol/L）、6 mL $CH_2(COOH)_2$ 溶液（0.4 mol/L，由 0.2 mol/L H_2SO_4 溶液制备）和 3 mL 硫酸铈铵溶液（0.02 mol/L，由 0.2 mol/L H_2SO_4 溶液制备）。组装电极于反应器上并置于恒温槽（309.15 K）中以 400 rpm 的转速搅拌。待温度稳定并且搅拌均匀后（8 min）向反应体系注入 3 mL 溴酸钾溶液（0.3 mol/L），同时开始记录样品的电位时间（$E\text{-}T$）曲线，直至电位振荡消失，见图 5-15，这由上述四种溶液组成的空白 B-Z 振荡系统得到。将 30 批样品数据导出并保存为 CSV 格式，用"中药主组分一致性数字化评价系统 3.0"软件进行评价，供试品特征图谱与对照指纹图谱的宏定性相似度不得低于 0.90，宏定量相似度应在 80% 到 120% 之间。

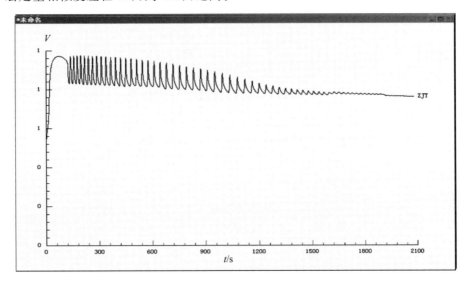

图 5-15　红曲提取物 EC 特征指纹图谱

注：所用仪器为 CHI760E 电化学工作站（上海辰华仪器有限公司），DF-101S 集热式恒温加热磁搅拌器（上海力辰邦西仪器科技有限公司），工作电极为 CHI 115 型铂电极（CH Instrument，Inc），参比电极为 CHI150 型饱和甘汞电极（CH Instrument，Inc），ES-E120D 电子分析天平（天津市德安特传感技术有限公司）。

采用正文拟定的电化学指纹图谱的测定方法，测定 S1 至 S30 共 30 批由北大维信生物科技有限公司提供的红曲提取物样品，每批测定一次，记录色谱图（见图 5-16）。用平均值法生成对照指纹图谱，用对照指纹图谱评价 30 批样品的电化学指纹图谱，结果见表 5-8，$S_m \geqslant 0.831$，P_m 处于 64.9%～133.3% 之间。

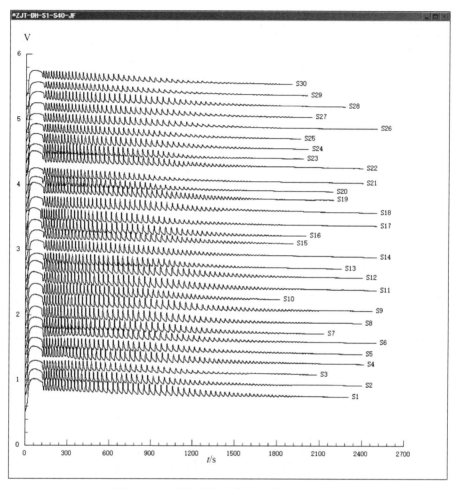

图 5-16　30 批红曲提取物的电化学指纹图谱

表 5-8　30 批红曲提取物电化学指纹图谱评价结果

样品批次	S_m	P_m/%	α	Grade
S1	0.969	133.3	0.010	6
S2	0.991	110.4	0.090	3
S3	0.956	98.6	0.158	4
S4	0.831	115.4	0.058	4
S5	0.894	110.7	0.052	3
S6	0.966	110.6	0.052	3
S7	0.977	112.6	0.048	3
S8	0.987	113.6	0.074	3
S9	0.884	127.2	0.002	5
S10	0.968	110.7	0.078	3
S11	0.967	118.2	0.133	4
S12	0.984	118.3	0.104	4

样品批次	S_m	$P_m/\%$	α	Grade
S13	0.958	90.4	0.115	3
S14	0.965	100.1	0.011	1
S15	0.972	94.3	0.162	4
S16	0.976	106.2	0.047	2
S17	0.868	80.3	0.324	6
S18	0.973	99.7	0.107	3
S19	0.956	120.7	0.083	5
S20	0.918	79.1	0.010	5
S21	0.921	68.2	0.030	6
S22	0.965	98.5	0.058	2
S23	0.942	92.8	0.150	4
S24	0.978	96.9	0.016	1
S25	0.978	83.2	0.025	4
S26	0.965	91.1	0.031	2
S27	0.982	87.9	0.002	3
S28	0.965	84.8	0.122	4
S29	0.936	64.9	0.022	6
S30	0.947	72.6	0.007	5
RFP	1.000	100.0	0.000	1

（杜保民）

参 考 文 献

[1] 曹雨晴，楚尧娟，刘克锋，等．我国中药指纹图谱研究的可视化分析［J］．世界科学技术-中医药现代化，2020，22（09）：3073-3081.

[2] 孙国祥，闫波，侯志飞，等．中药色谱指纹图谱评价方法研究进展［J］．中南药学，2015，13（07）：673-681.

[3] 赵玉丛，李艳玲．基于 HPLC 指纹图谱和人工神经网络的山茱萸鉴别方法研究［J］．黑龙江畜牧兽医，2013，（04）：111-112.

[4] 孙国祥，杨婷，孙万阳，等．中药一致性评价关键技术——中药光谱量子指纹评价中药一致性的理论与应用［J］．中南药学，2022，20（07）：1467-1477.

[5] LI X，YANG T，BU H，et al. Constructing a "Four in One" fingerprint quality evaluation system of Cistanche Herba［J］．Microchem J，2023，186：108359.

[6] YANG F，CHU T，ZHANG Y，et al. Quality assessment of licorice (Glycyrrhiza glabra L.) from different sources by multiple fingerprint profiles combined with quantitative analysis, antioxidant activity and chemometric methods［J］．Food Chem，2020，324：126854.

[7] 杨惠智，杨婷，孙万阳，等．中药一致性评价新技术——中药太赫兹光谱发展及其量子指纹图谱在中药一致性评价中的应用［J］．中南药学，2022，20（07）：1478-1486.

[8] 徐玉玲，杨茂春，姚运秀，等．基于紫外-红外指纹图谱的淫羊藿根、茎及叶质量研究［J］．成都大学学报（自然科学版），2019，38（02）：138-141＋49.

[9] 王晶，胡晋红，肖杰，等．红外指纹图谱与计算机辅助解析技术定性分析中药注射剂［J］．中成药，2005，27（05）：505-508.

[10] 沈紧治，许逊福，苏玉纯．差示扫描量热法鉴别 6 种海洋矿物药［J］．西南国防医药，2020，30（12）：1084-1088.

[11] GONG D，CHEN J，LI X，et al. A smart spectral analysis strategy-based UV and FT-IR spectroscopy fingerprint: Application to quality evaluation of compound liquorice tablets［J］．J Pharm Biomed Anal，2021，202：114172.

[12] 李维峰，刘益，王玉蓉，等．应用热分析法鉴别根茎类药材及其提取物［J］．中成药，2008，30（01）：99-102.

第 **6** 章

血脂康多维指纹规范评价

6.1 名称、汉语拼音

血脂康胶囊（Xuèzhǐkāng Jiāonáng）

6.2 来源、制法

本品主要由红曲提取物制备而得。

6.3 血脂康胶囊 HPLC 指纹图谱[1-8]

指纹图谱 照高效液相色谱法［《中国药典》（2020 年版）四部通则 0512］，结合中药指纹图谱技术规范进行测定。

色谱条件与系统适用性试验 采用十八烷基硅烷键合硅胶色谱柱（型号为 COS-MOSIL 5C_{18}-MS-Ⅱ，柱长为 25 cm，内径为 4.6 mm，粒径为 5 μm）；以 0.2% 磷酸-水溶液（含 0.005 mol/L 庚烷磺酸钠）为流动相 A，以乙腈-甲醇（9∶1）溶液为流动相 B，按表 6-1 中的规定进行梯度洗脱；采用 DAD 检测器，检测波长为 237 nm；柱温为 35 ℃，流速为每分钟 1.0 mL，进样量 10 μL。理论塔板数按洛伐他汀峰计算应不低于 4000。

表 6-1 血脂康胶囊梯度洗脱程序

时间/min	流动相 A/%	流动相 B/%
0～7	95→86	5→14
7～15	86→67	14→33
15～25	67→45	33→55
25～40	45→35	55→65
40～43	35→33	65→67
43～50	33→32	67→68
50～55	32→23	68→77
55～60	23→95	77→5

参照物溶液制备 分别取大豆苷元对照品、染料木素对照品、洛伐他汀对照品适量，精密称定，加入提取溶剂（80%甲醇溶液）制成每 1 mL 含 10 μg 大豆苷元、19 μg 染料木素、447 μg 洛伐他汀的混合对照品溶液，摇匀，即得。

供试品溶液的制备 取装量差异项下的本品内容物，研匀，精密称定一粒量（约 0.3g），置于 25 mL 容量瓶中，精密加入提取溶剂（80%甲醇溶液）10 mL，精密称定，超声（功率 240 W，频率 40 kHz）30min，冷却至室温，再精密称定，用提取溶剂补足减失的重量，摇匀，滤过即得。

测定方法 分别精密吸取参照物溶液与供试品溶液各 10 μL，注入液相色谱仪测定，记录色谱图。确定供试品色谱图中的大豆苷元、染料木素和洛伐他汀峰，以大豆苷元为参照物峰（S 峰），供试品色谱中应呈现 30 个与对照指纹图谱相对应的特征峰（图 6-1）。用"中药

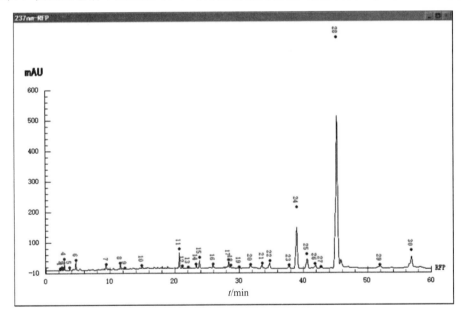

图 6-1 血脂康胶囊 HPLC 对照指纹图谱（237 nm）

30 个共有峰：峰 11 为大豆苷元（S）；峰 15 为染料木素；峰 28 为洛伐他汀

注：所用仪器为 Agilent 1260 型液相色谱仪（配有 DAD 检测器、四元泵、在线脱气装置、自动进样器），

数据由 AgZKilent OpenLAB CDS Chemstation（Edition C. 01.07）网络工作站记录（Agilent 科技有限公司）。

主组分一致性数字化评价系统3.0"软件进行评价，供试品特征图谱与对照指纹图谱的宏定性相似度不得低于0.90，宏定量相似度应在80%到120%之间。

HPLC指纹图谱的表征技术参数如下。

特征指纹峰相对保留时间，单位为分钟（共有峰序号）：

0.105（峰1），0.122（峰2），0.132（峰3），0.140（峰4），0.180（峰5），0.229（峰6），0.456（峰7），0.559（峰8），0.595（峰9），0.720（峰10），1.000（峰11，S），1.022（峰12），1.065（峰13），1.1256（峰14），1.151（峰15），1.253（峰16），1.371（峰17），1.386（峰18），1.449（峰19），1.535（峰20），1.622（峰21），1.681（峰22），1.827（峰23），1.883（峰24），1.960（峰25），2.023（峰26），2.068（峰27），2.180（峰28），2.508（峰29），2.749（峰30）。

特征指纹峰相对峰面积（共有峰序号）：

0.064（峰1），0.106（峰2），0.060（峰3），0.366（峰4），0.169（峰5），0.506（峰6），0.435（峰7），0.347（峰8），0.087（峰9），0.2000（峰10），1.00（峰11，S），0.154（峰12），0.079（峰13），0.232（峰14），0.586（峰15），0.280（峰16），0.457（峰17），0.175（峰18），0.098（峰19），0.405（峰20），0.427（峰21），0.（峰22），0.420（峰23），6.071（峰24），1.580（峰25），0.528（峰26），0.269（峰27），24.769（峰28），0.574（峰29），2.077（峰30）。

6.3.1 血脂康胶囊HPLC指纹图谱的检测

用血脂康胶囊HPLC指纹图谱的测定方法，测定S1至S30共30批由北大维信生物科技有限公司生产的血脂康胶囊，每批测定一次，记录237nm波长下的共有指纹峰为30个，见图6-2，以大豆苷元为参照物峰，用平均值法生成对照指纹图谱见图6-3。用系统指纹定量法评价30批样品HPLC指纹图谱和其比率指纹图谱（图6-4）的结果见表6-2。

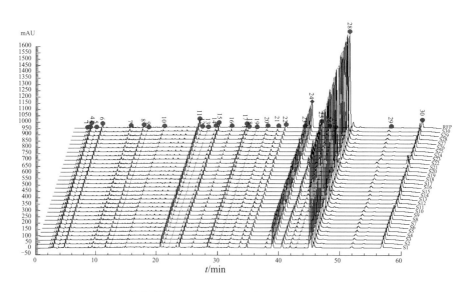

图6-2　30批血脂康胶囊HPLC指纹图谱和标准指纹图谱RFP（237 nm）

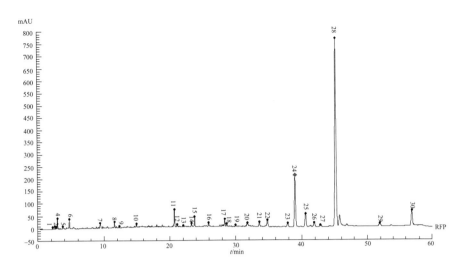

图 6-3 血脂康胶囊 HPLC 对照指纹图谱（237 nm）

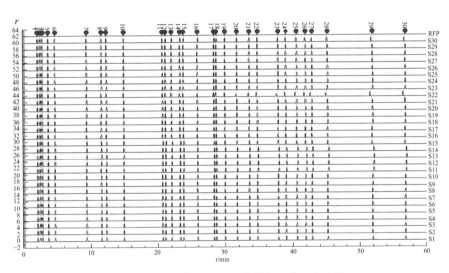

图 6-4 30 批血脂康胶囊 HPLC 比率指纹图谱（真比谱 237 nm）

表 6-2 系统指纹定量法和比率指纹定量法的评价结果的差异比较

样品批次	系统指纹定量法 SQFM					样品批次	比率指纹定量法 QRFM					差异		
	S_m	$P_m/\%$	Grade	质量	Quality		S_m	$P_m/\%$	Grade	质量	Quality	ΔS_m	$\Delta P_m/\%$	Δ
S1	0.999	98.2	1	极好	best	S1	0.999	97.0	1	极好	best	0.000	1.2	0
S2	1.000	97.5	1	极好	best	S2	0.999	97.7	1	极好	best	0.001	−0.2	0
S3	0.999	98.6	1	极好	best	S3	0.998	97.9	1	极好	best	0.001	0.7	0
S4	0.999	99.7	1	极好	best	S4	0.999	100.7	1	极好	best	0.000	−1.0	0
S5	0.999	98.3	1	极好	best	S5	0.998	98.2	1	极好	best	0.001	0.1	0
S6	0.999	99.5	1	极好	best	S6	0.998	96.8	1	极好	best	0.001	2.7	0

样品批次	系统指纹定量法 SQFM					样品批次	比率指纹定量法 QRFM					差异		
	S_m	$P_m/\%$	Grade	质量	Quality		S_m	$P_m/\%$	Grade	质量	Quality	ΔS_m	$\Delta P_m/\%$	Δ
S7	0.999	97.6	1	极好	best	S7	0.997	96.4	1	极好	best	0.002	1.2	0
S8	0.999	99.2	1	极好	best	S8	0.999	100.2	1	极好	best	0.000	−1.0	0
S9	0.999	97.8	1	极好	best	S9	0.999	98.9	1	极好	best	0.000	−1.1	0
S10	0.998	102.6	1	极好	best	S10	0.997	104.2	1	极好	best	0.001	−1.6	0
S11	0.999	102.0	1	极好	best	S11	0.998	101.8	1	极好	best	0.001	0.2	0
S12	1.000	97.7	1	极好	best	S12	0.999	100.1	1	极好	best	0.001	−2.4	0
S13	1.000	100.0	1	极好	best	S13	0.999	101.8	1	极好	best	0.001	−1.8	0
S14	1.000	102.9	1	极好	best	S14	0.999	101.8	1	极好	best	0.001	1.1	0
S15	0.999	98.7	1	极好	best	S15	0.997	99.8	1	极好	best	0.002	−1.1	0
S16	1.000	102.9	1	极好	best	S16	0.999	102.0	1	极好	best	0.001	0.9	0
S17	0.999	98.6	1	极好	best	S17	0.998	98.0	1	极好	best	0.001	0.6	0
S18	1.000	103.7	1	极好	best	S18	0.999	101.2	1	极好	best	0.001	2.5	0
S19	1.000	100.6	1	极好	best	S19	0.999	100.9	1	极好	best	0.001	−0.3	0
S20	0.999	100.1	1	极好	best	S20	0.999	99.8	1	极好	best	0.000	0.3	0
S21	0.997	99.8	1	极好	best	S21	0.996	98.4	1	极好	best	0.001	1.4	0
S22	0.997	96.6	1	极好	best	S22	0.994	96.7	1	极好	best	0.003	−0.1	0
S23	0.999	99.3	1	极好	best	S23	0.997	101.6	1	极好	best	0.002	−2.3	0
S24	0.999	105.3	2	很好	better	S24	0.999	102.3	1	极好	best	0.000	3.0	1
S25	0.999	99.5	1	极好	best	S25	0.997	98.0	1	极好	best	0.002	1.5	0
S26	0.999	98.8	1	极好	best	S26	0.998	99.6	1	极好	best	0.001	−0.8	0
S27	0.999	101.5	1	极好	best	S27	0.999	101.5	1	极好	best	0.000	0.0	0
S28	1.000	101.4	1	极好	best	S28	0.999	100.4	1	极好	best	0.001	1.0	0
S29	0.999	100.7	1	极好	best	S29	0.998	102.2	1	极好	best	0.001	−1.5	0
S30	1.000	100.9	1	极好	best	S30	0.999	101.4	1	极好	best	0.001	−0.5	0
RFP	1.000	100.0	1	极好	best	RFP	1.000	100.0	1	极好	best	0.000	0.0	0
$RSD/\%$	0.06	2.1	17.7			$RSD/\%$	0.12	2.10	0			−0.06	0.00	12.10
Min	S22= 0.997	S22= 96.59	S1=1			Min	S22= 0.994	S7= 96.39	S1=1					
Max	S19= 1.000	S24= 105.27	S24=2			Max	S19= 0.999	S10= 104.21	S1=1					

6.3.2 血脂康胶囊 HPLC 指纹图谱的评价

表 6-2 结果显示，30 批血脂康胶囊 HPLC 指纹图谱用系统指纹定量法和比率指纹定量法分别评价，宏定性相似度差别不大于 0.3%，宏定量相似度差异在 [−2.4%，3%] 范围内，即小于 3%。只有 S24 为 2 级，其余质量均为 1 级。评价结果表明血脂康胶囊质量的均一性达到了极好的级别（十分均一）。按照宏定性和宏定量相似度进行系统聚类分析，SQFM 法评价结果分为 4 类，QRFM 法评价结果分为 3 类，结果见表 6-3 和图 6-5。

表 6-3 系统指纹定量法和比率指纹定量法的评价结果的系统聚类分析

SQFM 分类	样品代码	N	P_m/% 均值	QRFM 分类	样品代码	N	P_m/% 均值
1 类	S1，S2，S3，S4，S6，S10，S13，S26，S27，S29	10		1 类	S2，S4，S6，S9，S12，S16，S19，S22，S23，S24，S25，S26，S28	13	
2 类	S15，S18，S23，S28	4		2 类	S3，S10，S11，S13，S14，S15，S27，S29，S30	9	
3 类	S8，S14，S17，S18，S20	5		3 类	S1，S5，S7，S8，S17，S18，S20，S21	8	
4 类	S5，S7，S9，S11，S12，S16，S19，S21，S21，S24，S25	11					
结论	分为 4 类	30		结论	分为 4 类	30	

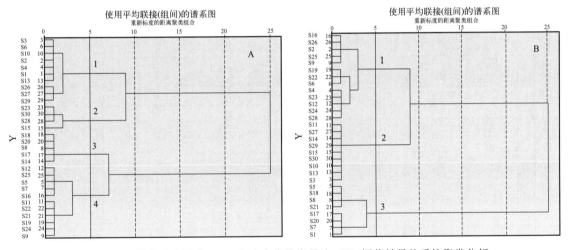

图 6-5 系统指纹定量法（A）和比率指纹定量法（B）评价结果的系统聚类分析

6.3.3 血脂康胶囊 HPLC 数字化指纹图谱解析

为揭示指纹图谱中蕴含的潜信息特征，用 100 个超信息数字化特征参数评价血脂康胶囊的 HPLC 指纹图谱。通过这些数字化特征参数的解析，我们能够更深入地掌握中药指纹图谱所揭示的内在规律，为中药质量控制和药效研究提供有力的数字化支持。将 237 nm HPLC 指纹图谱导入"中药色谱指纹图谱超信息特征数字化评价系统智能 6.0"，得到能够反映样品指纹图谱信息的 100 个超信息特征参数，见表 6-4。对 HPLC 数字化指纹图谱评价结果的解析意义见表 6-5。

表 6-4 237nm 血脂康胶囊 HPLC 指纹图谱数字化评价结果

序号	参数	S1	S2	S3	S4	S5	S6	S7	S8	S9	S10	S11	S12	S13	S14	S15	RFP
1	λ	237	237	237	237	237	237	237	237	237	237	237	237	237	237	237	237
2	n	30	30	30	30	30	30	30	30	30	30	30	30	30	30	30	30
3	m	29	29	29	29	29	29	29	29	29	29	29	29	29	29	29	29
4	β	1	1	1	1	1	1	1	1	1	1	1	1	1	1	1	1
5	γ	0.306	0.306	0.304	0.309	0.309	0.307	0.309	0.307	0.306	0.305	0.307	0.309	0.309	0.307	0.306	0.307
6	A_{geo}	157.2	158.4	158.5	163.2	159.1	156.7	156.5	162.4	160.3	168.7	165	162.3	165	165	161.7	162.2
7	A_{avg}	603	598.4	603.1	615.2	606	611.9	601.5	610	601.1	629.6	627.7	602.4	617.1	633.4	606.1	614.8
8	δ	0.261	0.265	0.263	0.265	0.263	0.256	0.259	0.266	0.267	0.268	0.263	0.269	0.267	0.261	0.267	0.264
9	η	12.6	12.7	12.7	12.7	12.7	12.7	12.7	12.7	12.9	12.7	12.7	12.7	12.7	12.7	12.7	12.7
10	$\sum A_i$	18088	17953	18092	18456	18179	18355	18045	18299	18031	18888	18830	18072	18513	19001	18184	18444
11	$A_1\%(i)$	57.3(28)	57.5(28)	58.0(28)	56.8(28)	56.8(28)	57.3(28)	56.9(28)	57.3(28)	57.5(28)	57.6(28)	57.1(28)	57.0(28)	56.9(28)	57.2(28)	57.4(28)	57.3(28)
12	$A_2\%(i)$	14.4(24)	14.0(24)	14.5(24)	14.4(24)	14.6(24)	14.2(24)	14.1(24)	14.0(24)	13.8(24)	14.1(24)	14.4(24)	13.9(24)	14.1(24)	13.8(24)	14.3(24)	14.0(24)
13	$A_3\%(i)$	4.6(30)	4.7(30)	3.9(30)	4.7(30)	4.7(30)	5.2(30)	5.1(30)	4.4(30)	4.4(30)	3.9(30)	4.5(30)	4.7(30)	4.7(30)	5.3(30)	4.3(30)	4.8(30)
14	$A_4\%(i)$	3.7(25)	3.6(25)	3.4(25)	3.8(25)	3.7(25)	3.7(25)	3.8(25)	3.8(25)	3.6(25)	3.5(25)	3.7(25)	3.8(25)	3.7(25)	3.8(25)	3.4(25)	3.7(25)
15	$A_5\%(i)$	2.3(11)	2.4(11)	2.3(11)	2.4(11)	2.4(11)	2.3(11)	2.4(11)	2.5(11)	2.4(11)	2.5(11)	2.5(11)	2.4(11)	2.5(11)	2.2(11)	2.4(11)	2.3(11)
16	$A_6\%(i)$	1.8(22)	1.6(22)	1.6(22)	1.7(22)	1.8(22)	1.6(22)	1.7(22)	1.6(22)	1.9(22)	1.6(22)	1.7(22)	1.7(22)	1.6(22)	1.6(22)	1.6(22)	1.7(22)
17	$A_7\%(i)$	1.4(15)	1.4(15)	1.4(15)	1.4(29)	1.4(15)	1.5(29)	1.6(29)	1.4(15)	1.4(15)	1.5(15)	1.4(15)	1.4(15)	1.5(15)	1.4(29)	1.4(15)	1.4(15)
18	$A_8\%(i)$	1.3(26)	1.3(26)	1.3(29)	1.4(15)	1.3(26)	1.4(15)	1.4(15)	1.3(29)	1.3(29)	1.4(6)	1.4(29)	1.4(29)	1.3(29)	1.3(15)	1.2(23)	1.3(29)
19	$A_1 :$ $A_2 : A_3$	12.5 : 3.2:1	12.2 : 3.0:1	14.9 : 3.7:1	12.1 : 3.1:1	12.1 : 3.1:1	11.1 : 2.7:1	11.1 : 2.8:1	12.9 : 3.2:1	12.9 : 3.1:1	14.6 : 3.6:1	12.6 : 3.2:1	12.1 : 3.0:1	12.2 : 3.0:1	10.8 : 2.6:1	13.4 : 3.3:1	11.9 : 2.9:1
20	H_{avg}	50.2	52.7	53.7	50.3	51.7	51.9	50.5	53.3	52.6	54.9	53.7	52.5	53.9	54	51.1	52.7
21	W_{avg}	0.23	0.23	0.23	0.23	0.23	0.23	0.23	0.23	0.23	0.23	0.23	0.23	0.23	0.23	0.23	0.23
22	N	238016	248088	240079	239129	239460	240473	240226	239113	238990	239302	239717	238199	238279	240045	238816	239627
23	$\sum R_i$	235.3	234.8	233.4	234.6	232.9	234.8	234.1	234.4	232.1	234.3	235.0	232.3	232.8	232.7	232.8	233.6
24	R_{avg}	8.1	8.1	8.0	8.1	8.0	8.1	8.1	8.1	8.0	8.1	8.1	8.0	8.0	8.0	8.0	8.1
25	τ	0.754	0.749	0.753	0.75	0.75	0.752	0.747	0.746	0.743	0.753	0.749	0.751	0.751	0.755	0.754	0.751
26	T/min	56.9	56.9	56.9	56.9	56.9	56.9	56.9	56.9	56.9	56.9	57.1	57.1	57	57.1	56.9	56.9
27	Q/mg	0.298	0.315	0.319	0.293	0.305	0.306	0.302	0.312	0.314	0.311	0.307	0.313	0.313	0.308	0.302	0.308

序号	参数	S1	S2	S3	S4	S5	S6	S7	S8	S9	S10	S11	S12	S13	S14	S15	RFP
28	F	20.2	20.2	20.0	20.5	20.4	20.2	20.3	20.4	20.3	20.4	20.4	20.5	20.5	20.4	20.3	20.3
29	F_r	22.0	21.8	21.6	22.4	22.1	21.9	22.1	22.0	21.9	22.0	22.1	22.0	22.1	22.0	22.1	22.0
30	$F_{\tau(t)}$	17.7	17.7	17.6	18.0	17.9	17.7	17.8	17.9	17.8	17.9	17.9	17.9	18.0	17.9	17.9	17.9
31	$F_{\tau(q)}$	25.0	24.8	24.6	25.5	25.2	24.9	25.1	25.0	24.9	25.1	25.2	25.1	25.2	25.2	25.1	25.1
32	S	1.8	1.8	1.8	1.8	1.8	1.8	1.8	1.8	1.8	1.8	1.8	1.8	1.8	1.8	1.8	1.8
33	I	11.6	11.6	11.5	11.8	11.7	11.6	11.7	11.7	11.7	11.7	11.7	11.8	11.8	11.8	11.6	11.7
34	I_r	12.1	12.0	11.9	12.3	12.2	12.1	12.2	12.1	12.1	12.1	12.1	12.1	12.2	12.2	12.1	12.1
35	$I_{\tau(t)}$	10.2	10.2	10.1	10.3	10.3	10.2	10.3	10.3	10.2	10.3	10.3	10.3	10.3	10.3	10.2	10.3
36	$I_{\tau(q)}$	13.8	13.7	13.5	14.0	13.8	13.8	13.9	13.8	13.7	13.8	13.8	13.9	13.9	13.9	13.8	13.8
37	ω	1.74	1.74	1.75	1.74	1.74	1.74	1.74	1.74	1.74	1.75	1.74	1.74	1.74	1.74	1.74	1.74
38	RF	436.1	432.2	431.4	434.9	431.2	434.2	429.6	432.2	425.7	439.0	436.9	431.3	434.2	435.9	434.0	433.5
39	RF_r	578.0	563.9	561.3	578.0	567.0	571.5	567.8	564.9	555.1	572.7	571.3	561.4	564.0	569.2	572.9	568.7
40	$RF_{\tau(t)}$	383.1	379.7	379.0	382.1	378.8	381.4	377.5	379.8	373.9	385.7	382.7	377.8	380.2	381.8	381.7	380.9
41	$RF_{\tau(q)}$	658.0	641.9	638.8	657.9	645.5	650.7	646.2	642.9	632.0	651.9	652.1	640.9	644.1	649.7	651.4	647.3
42	RI	75.2	74.8	74.0	76.1	75.3	75.6	75.5	75.3	74.3	76.1	76.1	75.7	76.4	76.3	75.4	75.5
43	RI_r	78.3	77.4	76.4	79.4	78.2	78.4	78.4	78.0	76.8	78.8	78.6	78.1	78.7	78.8	78.4	78.3
44	$RI_{\tau(t)}$	66.1	65.7	65.0	66.8	66.2	66.4	66.3	66.2	65.2	66.9	66.6	66.3	66.9	66.9	66.3	66.3
45	$RI_{\tau(q)}$	89.2	88.1	87.0	90.3	89.0	89.2	89.3	88.8	87.5	89.7	89.7	89.2	89.9	89.9	89.2	89.1
46	R_ω	5.8	5.8	5.8	5.7	5.7	5.8	5.7	5.7	5.7	5.8	5.7	5.7	5.7	5.7	5.8	5.7
47	TZ	229.8	225.2	225.1	225.8	227.9	227.5	227.3	228.1	230.0	225.4	230.4	231.7	232.8	231.8	226.8	227.7
48	μ	1.16	1.16	1.17	1.16	1.16	1.16	1.16	1.16	1.16	1.16	1.16	1.16	1.15	1.16	1.16	1.16
49	ψ	5.68	5.69	5.75	5.64	5.64	5.66	5.62	5.67	5.68	5.72	5.67	5.64	5.64	5.66	5.69	5.67
50	ξ	4.3	4.7	4.1	4.4	4.3	4.8	4.7	4.5	4.7	4.3	4.3	4.7	4.5	5.1	4.3	4.7
51	P_e	0.9	0.9	0.9	0.9	0.9	0.9	0.9	0.9	0.9	0.9	0.9	0.9	0.9	0.9	0.9	0.9
52	ρ	10.65	10.67	10.85	10.47	10.50	10.63	10.51	10.60	10.65	10.72	10.59	10.49	10.48	10.59	10.65	10.62
53	ε	1.0	1.0	1.0	1.0	1.0	1.0	1.0	1.0	1.0	1.0	1.0	1.0	1.0	1.0	1.0	1.0
54	X	74.0	73.6	72.8	73.3	72.5	73.4	72.7	73.5	71.8	74.3	74.1	72.4	73.1	73.1	72.9	73.1
55	X_r	93.9	92.2	91.0	93.3	91.4	92.5	92.0	92.3	90.0	93.1	92.9	90.6	91.2	91.6	92.3	92.0

序号	参数	S1	S2	S3	S4	S5	S6	S7	S8	S9	S10	S11	S12	S13	S14	S15	RFP
56	$X_{r(t)}$	65.0	64.7	64.0	64.4	63.7	64.5	63.9	64.6	63.1	65.2	64.9	63.5	64.0	64.1	64.1	64.2
57	$X_{r(q)}$	106.9	104.9	103.6	106.2	104.1	105.3	104.7	105.0	102.4	105.9	106.1	103.4	104.2	104.5	104.9	104.7
58	Y	49.8	50.0	51.0	50.1	50.5	50.2	50.3	50.0	51.1	50.1	50.0	50.4	50.2	50.6	50.5	50.4
59	Y_r	37.5	37.8	38.6	37.7	38.2	38.0	38.0	37.8	38.6	37.9	37.7	38.0	37.9	38.2	38.1	38.1
60	$Y_{r(t)}$	43.8	43.9	44.8	44.0	44.4	44.1	44.2	43.9	44.9	44.0	43.8	44.2	43.9	44.3	44.4	44.3
61	$Y_{r(q)}$	42.7	43.0	44.0	42.9	43.5	43.2	43.2	43.0	44.0	43.1	43.0	43.4	43.2	43.6	43.4	43.4
62	X_ω	1.49	1.47	1.43	1.46	1.44	1.46	1.45	1.47	1.41	1.48	1.48	1.44	1.46	1.45	1.44	1.45
63	Δ	113.7	113.1	112.3	114.5	113.6	113.7	113.4	113.6	112.3	114.7	114.6	113.9	114.6	114.6	113.7	113.8
64	f_{wi}	1.0	1.0	1.0	1.1	1.0	1.0	1.0	1.0	1.0	1.0	1.0	1.0	1.0	1.0	1.0	1.0
65	π	0.8	0.7	0.7	0.8	0.7	0.7	0.8	0.7	0.7	0.7	0.7	0.7	0.7	0.7	0.7	0.7
66	ζ	96.2	96.2	96.2	96.2	96.2	96.2	96.2	96.2	96.2	96.2	96.2	96.2	96.2	96.2	96.2	96.2
67	Ω	0.77	0.78	0.77	0.79	0.78	0.74	0.76	0.81	0.79	0.81	0.78	0.80	0.80	0.75	0.79	0.77
68	SX	351.2	377.9	382.7	345.6	359.7	363.0	359.4	374.3	381.3	371.7	363.5	370.2	369.2	364.7	358.1	366.0
69	SY	89.1	89.7	90.6	90.6	91.1	89.7	90.5	90.2	92.1	90.0	89.8	91.5	91.0	91.0	90.9	90.7
70	$S\omega$	3.94	4.21	4.22	3.82	3.95	4.04	3.97	4.15	4.14	4.13	4.05	4.05	4.06	4.01	3.94	4.04
71	TX	629.8	664.6	670.4	601.6	622.9	668.9	640.3	636.5	653.2	640.3	644.5	634.1	636.3	664.2	617.7	648.6
72	TXr	439.6	458.9	460.8	421.1	432.0	464.8	446.9	440.2	451.6	441.3	444.5	437.1	437.5	458.7	430.3	449.6
73	$TX_{r(t)}$	553.2	583.9	589.0	528.6	547.2	587.5	562.6	559.2	573.7	562.5	564.6	555.4	557.2	581.9	543.3	569.8
74	$TX_{r(q)}$	500.4	522.3	524.4	479.3	491.8	529.2	508.6	501.0	514.1	502.3	507.4	499.0	499.6	523.6	489.3	511.7
75	TY	5.9	5.5	5.5	6.1	5.9	5.5	5.7	5.8	5.6	5.8	5.7	5.8	5.8	5.6	6.0	5.7
76	TY_r	8.0	7.6	7.6	8.3	8.1	7.6	7.8	7.9	7.7	8.0	7.9	7.9	7.9	7.6	8.2	7.8
77	$TY_{r(t)}$	5.1	4.9	4.9	5.4	5.2	4.8	5.0	5.1	4.9	5.1	5.0	5.0	5.0	4.9	5.2	5.0
78	$TY_{r(q)}$	9.1	8.6	8.7	9.5	9.2	8.6	8.9	9.0	8.8	9.1	9.0	9.0	9.0	8.7	9.3	8.9
79	$T\omega$	107.6	120.1	121.0	98.7	105.8	121.4	112.2	110.2	116.3	110.0	112.2	110.1	110.4	119.2	103.6	114.1
80	θ	25.0	42.9	42.9	150.0	66.7	36.4	25.0	100.0	76.5	400.0	233.3	150.0	172.7	200.0	130.8	0.0
81	Φ	16.5	17.8	36.5	159.8	43.2	26.1	19.4	113.4	59.4	420.7	223.0	110.3	319.8	388.0	99.4	0.0
82	φ	66.1	41.4	85.2	106.6	64.7	71.7	77.5	113.4	77.7	105.2	95.6	73.5	185.1	194.0	76.0	0.0
83	Θ	170.0	168.2	168.7	168.6	167.7	167.9	167.7	168.2	169.5	167.7	167.9	169.4	167.2	171.2	171.4	169.5

序号	参数	S1	S2	S3	S4	S5	S6	S7	S8	S9	S10	S11	S12	S13	S14	S15	RFP
84	j	0.990	1.000	1.000	1.000	1.000	1.000	1.000	1.000	1.010	1.000	1.000	1.010	1.000	1.000	1.000	1.000
85	$j\gamma$	1.000	1.000	1.000	1.000	1.000	1.000	1.000	1.000	0.999	0.999	1.000	1.000	1.000	1.000	1.000	1.000
86	H	95.3	100.1	102.1	95.6	98.1	98.6	96	101.2	99.9	104.3	102.1	99.8	102.4	102.6	97	100
87	r	100.7	100.5	99.9	100.4	99.7	100.5	100.2	100.3	99.3	100.3	100.6	99.4	99.6	99.6	99.6	100
88	MI	0.01	-0.62	-0.74	0.73	-0.13	-0.32	-0.21	-0.13	-0.41	0.41	0.29	-0.21	0	0.22	0.25	0
89	$SR1$	1.07(22)	1.06(13)	1.09(23)	1.09(13)	1.08(13)	1.12(29)	1.17(29)	1.09(6)	1.14(22)	1.29(23)	1.10(29)	1.09(3)	1.09(11)	1.14(30)	1.22(23)	1.00(1)
90	$SR2$	1.04(18)	1.02(17)	1.07(13)	1.08(3)	1.06(3)	1.07(30)	1.04(30)	1.06(2)	1.09(23)	1.20(6)	1.10(13)	1.08(14)	1.08(12)	1.12(29)	1.07(27)	1.00(2)
91	$SR3$	1.04(16)	1.02(14)	1.06(1)	1.07(6)	1.05(22)	1.06(13)	1.02(25)	1.06(3)	1.05(12)	1.13(12)	1.08(11)	1.06(13)	1.08(15)	1.09(27)	1.06(20)	1.00(3)
92	$SR4$	1.01(19)	1.01(1)	1.04(3)	1.06(29)	1.04(26)	1.04(17)	1.01(13)	1.05(8)	1.03(7)	1.11(1)	1.08(15)	1.04(6)	1.08(8)	1.07(25)	1.06(19)	1.00(4)
93	$WR1$	0.84(29)	0.86(29)	0.80(30)	0.84(23)	0.80(23)	0.75(23)	0.71(23)	0.89(20)	0.89(20)	0.84(30)	0.86(23)	0.92(7)	0.92(13)	0.94(1)	0.80(29)	1.00(1)
94	$WR2$	0.85(23)	0.90(20)	0.87(20)	0.91(27)	0.88(18)	0.86(18)	0.86(18)	0.91(30)	0.90(30)	0.88(20)	0.90(18)	0.94(23)	0.97(19)	0.96(3)	0.88(30)	1.00(2)
95	$WR3$	0.90(20)	0.93(12)	0.91(25)	0.96(20)	0.90(27)	0.89(12)	0.90(27)	0.92(18)	0.92(19)	0.95(29)	0.92(20)	0.95(18)	0.97(26)	0.97(14)	0.92(9)	1.00(3)
96	$WR4$	0.93(27)	0.94(7)	0.92(9)	0.98(9)	0.92(20)	0.91(27)	0.90(7)	0.93(19)	0.93(26)	0.97(26)	0.93(27)	0.96(30)	0.98(30)	0.98(6)	0.93(25)	1.00(4)
97	$A_1:A_{1r}$	0.98(28)	0.98(28)	0.99(28)	0.99(28)	0.98(28)	0.99(28)	0.97(28)	0.99(28)	0.98(28)	1.03(28)	1.02(28)	0.97(28)	1.00(28)	1.03(28)	0.99(28)	1.00(28)
98	$A_2:A_{2r}$	1.01(24)	0.97(24)	1.01(24)	1.03(24)	1.03(24)	1.00(24)	0.99(24)	0.99(24)	0.96(24)	1.03(24)	1.05(24)	0.97(24)	1.01(24)	1.01(24)	1.00(24)	1.00(24)
99	$A_3:A_{3r}$	0.94(30)	0.96(30)	0.80(30)	0.98(30)	0.96(30)	1.07(30)	1.04(30)	0.91(30)	0.90(30)	0.84(30)	0.96(30)	0.96(30)	0.98(30)	1.14(30)	0.88(30)	1.00(30)
100	$A_4:A_{4r}$	1.00(25)	0.96(25)	0.91(25)	1.03(25)	1.01(25)	1.01(25)	1.02(25)	1.03(25)	0.96(25)	0.98(25)	1.03(25)	1.02(25)	1.02(25)	1.07(25)	0.93(25)	1.00(25)

序号	参数	S16	S17	S18	S19	S20	S21	S22	S23	S24	S25	S26	S27	S28	S29	S30	RFP
1	λ	237	237	237	237	237	237	237	237	237	237	237	237	237	237	237	237
2	n	30	30	30	30	30	30	30	30	30	30	30	30	30	30	30	30
3	m	29	29	29	29	29	29	29	29	29	29	29	29	29	29	29	29
4	β	1	1	1	1	1	1	1	1	1	1	1	1	1	1	1	1
5	γ	0.307	0.308	0.304	0.307	0.304	0.307	0.31	0.307	0.305	0.303	0.308	0.306	0.307	0.308	0.309	0.307
6	A_{geo}	165.4	158.8	164	163.6	161.7	159.3	156.3	164.6	165.8	158.7	161.3	164.4	162.8	165.6	164.4	162.2
7	A_{avg}	633.3	607.8	634.7	618.3	612.8	614.7	596.9	610.8	645.3	608.2	608.3	623.5	623.2	619.7	622.1	614.8
8	δ	0.261	0.261	0.258	0.265	0.264	0.259	0.262	0.269	0.257	0.261	0.265	0.264	0.261	0.267	0.264	0.264
9	η	12.8	12.7	12.7	12.7	12.7	12.7	12.7	12.7	12.7	12.7	12.7	12.7	12.7	12.7	12.8	12.7
10	$\sum A_i$	18997	18232	19040	18549	18384	18442	17906	18323	19358	18244	18249	18705	18694	18590	18663	18444
11	$A_1\%(i)$	57.2(28)	57.0(28)	58.0(28)	57.4(28)	57.8(28)	57.2(28)	56.6(28)	57.3(28)	57.7(28)	58.0(28)	57.0(28)	57.5(28)	57.4(28)	57.2(28)	57.0(28)	57.3(28)

序号	参数	S16	S17	S18	S19	S20	S21	S22	S23	S24	S25	S26	S27	S28	S29	S30	RFP
12	$A_2\%(i)$	13.9(24)	13.9(24)	13.6(24)	13.9(24)	14.1(24)	13.2(24)	14.3(24)	13.8(24)	13.9(24)	14.6(24)	14.4(24)	13.6(24)	13.8(24)	14.0(24)	14.0(24)	14.0(24)
13	$A_3\%(i)$	5.0(30)	5.2(30)	4.9(30)	4.8(30)	4.2(30)	6.6(30)	5.5(30)	4.7(30)	5.1(30)	3.3(30)	5.1(30)	5.1(30)	4.9(30)	4.6(30)	5.2(30)	4.8(30)
14	$A_4\%(i)$	3.8(25)	3.9(25)	3.7(25)	3.7(25)	3.5(25)	3.5(25)	3.9(25)	3.5(25)	3.7(25)	3.3(25)	3.5(25)	3.6(25)	3.9(25)	3.5(25)	3.7(25)	3.7(25)
15	$A_5\%(i)$	2.4(11)	2.4(11)	2.3(11)	2.2(11)	2.1(11)	2.2(11)	2.3(11)	2.2(11)	2.1(11)	2.2(11)	2.1(11)	2.2(11)	2.3(11)	2.3(11)	2.3(11)	2.3(11)
16	$A_6\%(i)$	1.6(22)	1.7(22)	1.6(22)	1.6(22)	1.6(22)	1.5(22)	1.7(22)	1.6(22)	1.6(22)	1.6(22)	1.7(22)	1.6(22)	1.6(22)	1.9(22)	1.6(22)	1.7(22)
17	$A_7\%(i)$	1.4(15)	1.4(29)	1.4(15)	1.4(29)	1.4(29)	1.3(15)	1.6(29)	1.3(29)	1.5(29)	1.3(23)	1.3(15)	1.3(15)	1.4(29)	1.3(15)	1.4(15)	1.4(15)
18	$A_8\%(i)$	1.4(29)	1.4(15)	1.3(29)	1.3(15)	1.3(15)	1.3(26)	1.3(15)	1.3(15)	1.2(15)	1.2(23)	1.2(26)	1.2(29)	1.3(15)	1.3(29)	1.3(29)	1.3(29)
19	A_1	11.6:	10.9:	11.9:	11.9:	13.7:	8.7:	10.4:	12.2:	11.3:	14.1:	11.3:	11.4:	11.6:	12.4:	11.0:	11.9:
	$A_2:A_3$	2.8:1	2.7:1	2.8:1	2.9:1	3.4:1	2.0:1	2.6:1	2.9:1	2.7:1	3.5:1	2.8:1	2.7:1	2.8:1	3.0:1	2.7:1	2.9:1
20	H_{avg}	53.7	51.5	51.8	53.6	51	53	51.4	51.7	54.5	53.4	53.1	52.6	53.8	54.3	52.9	52.7
21	W_{avg}	0.23	0.23	0.23	0.23	0.23	0.23	0.23	0.23	0.23	0.23	0.23	0.23	0.23	0.23	0.23	0.23
22	N	239754	238402	237840	239152	240558	239486	251351	237139	236685	236261	239531	237278	237538	239851	240933	239627
23	$\sum R_i$	232.7	234.9	233.9	233.2	233.6	235.7	233.9	233.4	233.4	233.3	234.0	233.3	233.1	233.7	232.1	233.6
24	R_{avg}	8.0	8.1	8.0	8.0	8.1	8.1	8.1	8.0	8.0	8.0	8.1	8.0	8.0	8.1	8.0	8.1
25	τ	0.747	0.749	0.752	0.75	0.749	0.749	0.751	0.754	0.753	0.75	0.75	0.753	0.754	0.753	0.755	0.751
26	T/min	56.9	56.8	56.9	56.9	56.9	56.9	56.5	56.9	56.9	56.9	56.9	56.9	56.9	56.9	56.7	56.9
27	Q/mg	0.304	0.304	0.294	0.312	0.299	0.312	0.306	0.304	0.307	0.317	0.314	0.304	0.311	0.315	0.305	0.308
28	F	20.5	20.4	20.2	20.4	20.2	20.3	20.4	20.4	20.3	20.0	20.4	20.4	20.3	20.5	20.5	20.3
29	F_r	22.2	22.1	22.0	22.0	21.9	22.0	22.3	22.1	22.0	21.6	22.0	22.1	22.0	22.1	22.3	22.0
30	$F_{r(t)}$	18.0	17.9	17.7	17.9	17.7	17.9	18.1	17.9	17.8	17.6	17.9	17.9	17.9	18.0	18.1	17.9
31	$F_{r(q)}$	25.2	25.1	25.0	25.0	25.0	25.0	25.2	25.2	25.0	24.5	25.0	25.1	25.0	25.1	25.3	25.1
32	S	1.8	1.8	1.8	1.8	1.8	1.8	1.8	1.8	1.8	1.8	1.8	1.8	1.8	1.8	1.8	1.8
33	I	11.8	11.7	11.6	11.7	11.6	11.7	11.7	11.7	11.7	11.5	11.7	11.7	11.7	11.8	11.8	11.7
34	I_r	12.2	12.2	12.1	12.1	12.1	12.1	12.3	12.2	12.1	11.9	12.1	12.2	12.1	12.2	12.3	12.1
35	$I_{r(t)}$	10.3	10.3	10.2	10.3	10.2	10.3	10.4	10.3	10.2	10.1	10.3	10.3	10.3	10.3	10.4	10.3
36	$I_{r(q)}$	13.9	13.9	13.8	13.8	13.7	13.8	13.9	13.9	13.8	13.5	13.8	13.8	13.8	13.8	13.9	13.8
37	ω	1.74	1.74	1.74	1.74	1.74	1.74	1.74	1.74	1.74	1.75	1.74	1.74	1.74	1.74	1.74	1.74
38	RF	432.4	434.0	435.8	432.9	431.3	434.7	430.5	435.5	435.8	430.0	432.7	435.0	435.4	436.5	434.6	433.5
39	RF_r	568.7	572.0	578.1	565.0	570.4	569.1	571.0	572.6	570.9	559.9	564.7	572.4	568.8	568.1	572.6	568.7
40	$RF_{r(t)}$	380.3	381.7	382.8	380.3	378.9	382.1	380.8	382.5	382.7	377.7	380.2	382.3	382.6	383.4	383.0	380.9

序号	参数	S16	S17	S18	S19	S20	S21	S22	S23	S24	S25	S26	S27	S28	S29	S30	RFP
41	$RF_{r(q)}$	646.7	650.4	658.2	643.3	649.4	647.4	645.4	652.0	650.1	637.4	642.7	651.2	647.4	646.6	649.7	647.3
42	RI	75.7	76.3	75.1	75.5	74.4	75.6	76.0	75.9	75.5	73.3	75.1	75.4	75.9	76.1	76.4	75.5
43	RI_r	78.6	79.3	78.2	78.1	77.5	78.2	79.4	78.8	78.1	75.8	77.6	78.3	78.5	78.7	79.5	78.3
44	$RI_{r(t)}$	66.6	67.1	65.9	66.3	65.4	66.4	67.3	66.7	66.3	64.4	66.0	66.3	66.7	66.9	67.3	66.3
45	$RI_{r(q)}$	89.4	90.1	89.0	88.9	88.2	89.0	89.8	89.7	89.0	86.3	88.4	89.1	89.4	89.6	90.2	89.1
46	$R\omega$	5.7	5.7	5.8	5.7	5.8	5.8	5.7	5.7	5.8	5.9	5.8	5.8	5.7	5.7	5.7	5.7
47	TZ	227.4	225.8	227.8	227.5	225.0	226.6	220.5	229.5	228.1	227.9	227.5	229.4	228.0	228.7	225.6	227.7
48	μ	1.16	1.16	1.17	1.16	1.17	1.16	1.16	1.16	1.17	1.17	1.16	1.16	1.16	1.16	1.16	1.16
49	ψ	5.66	5.63	5.72	5.68	5.73	5.65	5.61	5.67	5.71	5.76	5.66	5.69	5.67	5.66	5.64	5.67
50	ξ	4.8	5.0	5.1	4.8	4.4	6.7	4.8	4.8	5.0	4.2	4.5	5.1	4.9	4.6	4.9	4.7
51	P_e	0.9	0.9	0.9	0.9	0.9	0.9	0.9	0.9	0.9	0.9	0.9	0.9	0.9	0.9	0.9	0.9
52	ρ	10.58	10.51	10.82	10.63	10.79	10.58	10.41	10.60	10.75	10.88	10.54	10.67	10.64	10.56	10.50	10.62
53	ε	1.0	1.0	1.0	1.0	1.0	1.0	1.0	1.0	1.0	1.0	1.0	1.0	1.0	1.0	1.0	1.0
54	X	73.0	73.6	73.8	73.0	72.9	73.7	72.2	73.2	73.4	72.9	72.8	73.4	73.1	73.2	72.3	73.1
55	X_r	92.0	92.9	93.7	91.5	92.5	92.5	91.8	92.4	92.2	91.2	91.2	92.6	91.7	91.5	91.4	92.0
56	$X_{r(t)}$	64.2	64.7	64.8	64.1	64.1	64.8	63.9	64.3	64.5	64.1	64.0	64.5	64.3	64.3	63.7	64.2
57	$X_{r(q)}$	104.7	105.7	106.7	104.2	105.3	105.2	103.7	105.2	105.0	103.8	103.8	105.4	104.3	104.1	103.6	104.7
58	Y	50.7	49.7	50.6	50.5	50.9	49.9	50.0	50.2	51.0	51.1	50.5	50.4	50.5	50.3	50.9	50.4
59	Y_r	38.3	37.6	38.1	38.2	38.3	37.8	38.4	37.8	38.5	38.7	38.2	38.1	38.3	38.1	38.5	38.1
60	$Y_{r(t)}$	44.6	43.7	44.4	44.4	44.7	43.9	44.6	44.1	44.7	44.9	44.4	44.3	44.4	44.2	44.8	44.3
61	$Y_{r(q)}$	43.6	42.8	43.4	43.5	43.6	43.0	43.4	43.1	43.9	44.0	43.5	43.3	43.5	43.3	43.7	43.4
62	$X\omega$	1.44	1.48	1.46	1.45	1.43	1.48	1.43	1.46	1.44	1.43	1.44	1.45	1.45	1.45	1.42	1.45
63	Δ	114.0	114.3	113.6	113.8	112.8	113.9	113.9	114.3	114.0	111.8	113.6	113.9	114.2	114.7	114.7	113.8
64	f_{wi}	1.0	1.0	1.0	1.0	1.0	1.0	1.0	1.0	1.0	1.0	1.0	1.0	1.0	1.0	1.0	1.0
65	π	0.7	0.7	0.8	0.7	0.7	0.7	0.7	0.7	0.7	0.7	0.7	0.7	0.7	0.7	0.7	0.7
66	ζ	96.2	96.2	96.2	96.2	96.2	96.2	96.2	96.2	96.2	96.2	96.2	96.2	96.2	96.2	96.2	96.2
67	Ω	0.77	0.76	0.73	0.77	0.76	0.75	0.80	0.77	0.73	0.75	0.77	0.76	0.75	0.77	0.78	0.77
68	SX	363.3	361.0	352.5	373.3	361.9	371.6	361.3	360.6	363.3	377.9	371.6	361.5	368.6	374.7	360.9	366.0
69	SY	91.2	89.7	90.0	90.9	90.8	89.6	91.1	90.8	90.7	90.5	91.0	90.6	90.7	91.0	92.0	90.7
70	$S\omega$	3.98	4.02	3.91	4.11	3.98	4.15	3.96	3.97	4.00	4.17	4.09	3.99	4.06	4.12	3.92	4.04
71	TX	646.5	659.0	658.9	661.4	642.2	683.2	615.0	642.7	672.9	676.0	659.3	649.9	669.6	666.9	628.5	648.6

续表

序号	参数	S16	S17	S18	S19	S20	S21	S22	S23	S24	S25	S26	S27	S28	S29	S30	RFP
72	TX_r	449.2	459.3	460.7	456.8	447.8	473.3	430.5	446.8	465.3	464.6	454.5	452.0	463.0	459.7	437.6	449.6
73	$TX_{r(t)}$	568.6	579.6	578.6	580.9	564.1	600.6	544.1	564.5	590.9	593.8	579.3	571.2	588.4	585.9	554.0	569.8
74	$TX_{r(q)}$	510.8	522.2	524.5	520.1	509.7	538.4	486.6	508.8	529.9	528.9	517.3	514.2	527.0	523.3	496.5	511.7
75	TY	5.7	5.6	5.7	5.6	5.8	5.4	5.9	5.7	5.6	5.5	5.6	5.7	5.5	5.5	5.9	5.7
76	TY_r	7.9	7.6	7.8	7.7	7.9	7.4	8.2	7.8	7.6	7.6	7.7	7.8	7.6	7.6	8.0	7.8
77	$TY_{r(t)}$	5.0	4.9	5.0	4.9	5.1	4.7	5.2	5.0	4.9	4.8	4.9	5.0	4.8	4.8	5.2	5.0
78	$TY_{r(q)}$	8.9	8.7	8.8	8.7	9.0	8.4	9.2	8.9	8.7	8.6	8.7	8.9	8.6	8.6	9.1	8.9
79	$T\omega$	113.0	118.7	116.2	118.6	111.1	126.9	103.8	112.4	121.0	122.6	118.3	114.2	121.3	120.8	107.4	114.1
80	θ	233.3	57.9	100.0	114.3	76.5	30.4	50.0	87.5	172.7	57.9	100.0	150.0	87.5	150.0	233.3	0.0
81	Φ	357.3	42.0	208.5	209.9	91.5	64.2	39.3	227.7	395.1	46.5	89.3	225.5	136.7	316.3	289.7	0.0
82	φ	153.1	72.5	208.5	183.7	119.7	210.9	78.7	260.3	228.7	80.3	89.3	150.4	156.3	210.9	124.2	169.5
83	Θ	168.8	169.1	171.3	170.4	170.9	174.2	168.9	170.1	172.3	170.0	169.2	169.5	169.4	167.5	171.3	169.5
84	j	1.000	1.000	1.000	1.000	1.000	0.990	0.990	1.000	1.000	1.000	1.000	1.000	1.000	1.000	1.000	1.000
85	$j\gamma$	1.000	1.000	1.000	1.000	1.000	1.000	0.999	1.000	1.000	1.000	1.000	1.000	1.000	1.000	1.000	1.000
86	H	102	97.7	98.3	101.9	96.9	100.7	97.6	98.2	103.5	101.4	100.8	100	102.2	103.2	100.5	100
87	r	99.6	100.6	100.1	99.8	100	100.9	100.1	99.9	99.9	99.9	100.2	99.9	99.8	100	99.4	100
88	MI	0.43	-0.09	0.73	-0.08	0.33	-0.35	-0.31	0.36	0.32	-0.66	-0.32	0.35	-0.1	-0.02	0.3	0
89	SR_1	1.08(15)	1.08(29)	1.12(18)	1.08(20)	1.14(20)	1.37(30)	1.17(29)	1.28(23)	1.21(29)	1.21(23)	1.15(23)	1.18(23)	1.07(7)	1.19(22)	1.10(7)	1.00(1)
90	SR_2	1.08(11)	1.07(30)	1.10(20)	1.07(29)	1.11(23)	1.19(18)	1.12(18)	1.22(18)	1.12(30)	1.08(19)	1.11(16)	1.10(20)	1.07(25)	1.17(23)	1.09(30)	1.00(2)
91	SR_3	1.07(12)	1.06(20)	1.07(12)	1.07(9)	1.07(29)	1.09(20)	1.10(30)	1.12(20)	1.09(20)	1.06(16)	1.10(9)	1.09(27)	1.07(20)	1.13(9)	1.09(20)	1.00(3)
92	SR_4	1.07(25)	1.05(12)	1.05(27)	1.05(18)	1.07(3)	1.03(26)	1.06(9)	1.09(27)	1.07(25)	1.05(20)	1.08(17)	1.08(18)	1.07(29)	1.09(17)	1.06(16)	1.00(4)
93	WR_1	0.95(7)	0.75(23)	0.95(1)	0.96(15)	0.87(30)	0.88(29)	0.68(20)	0.93(22)	0.92(23)	0.83(29)	0.82(29)	0.94(7)	0.89(23)	0.94(12)	0.94(18)	1.00(1)
94	WR_2	0.95(13)	0.88(1)	0.96(13)	0.96(1)	0.94(2)	0.90(6)	0.70(23)	0.94(3)	0.96(15)	0.85(30)	0.87(12)	0.95(29)	0.96(1)	0.95(13)	0.97(12)	1.00(2)
95	WR_3	0.96(16)	0.91(16)	0.96(16)	0.97(12)	0.95(25)	0.90(22)	0.76(16)	0.96(25)	0.97(11)	0.88(13)	0.91(6)	0.95(19)	0.96(3)	0.97(30)	0.97(3)	1.00(3)
96	WR_4	0.97(3)	0.93(27)	0.96(7)	0.97(11)	0.95(11)	0.91(1)	0.92(27)	0.96(11)	0.98(16)	0.90(25)	0.91(11)	0.95(3)	0.97(27)	0.97(18)	0.97(22)	1.00(4)
97	$A_1:A_{1r}$	1.03(28)	0.98(28)	1.04(28)	1.01(28)	1.01(28)	1.00(28)	0.96(28)	0.99(28)	1.06(28)	1.00(28)	0.98(28)	1.02(28)	1.02(28)	1.01(28)	1.01(28)	1.00(28)
98	$A_2:A_{2r}$	1.02(24)	0.97(24)	1.00(24)	0.99(24)	1.00(24)	0.94(24)	0.99(24)	0.98(24)	1.04(24)	1.03(24)	1.02(24)	0.98(24)	0.99(24)	1.00(24)	1.01(24)	1.00(24)
99	$A_3:A_{3r}$	1.06(30)	1.07(30)	1.05(30)	1.01(30)	0.87(30)	1.37(30)	1.10(30)	0.97(30)	1.12(30)	0.85(30)	1.04(30)	1.07(30)	1.04(30)	0.97(30)	1.09(30)	1.00(30)
100	$A_4:A_{4r}$	1.07(25)	1.04(25)	1.03(25)	1.01(25)	0.95(25)	0.96(25)	1.03(25)	0.96(25)	1.07(25)	0.90(25)	0.94(25)	1.01(25)	1.07(25)	0.97(25)	1.02(25)	1.00(25)

表 6-5 对 237nm 血脂康胶囊 HPLC 数字化指纹图谱评价结果的解析

序号	参数	参数名称	对照 RFP	参数意义
1	λ	检测波长	237	检测波长为 237nm
2	n	指纹峰总数	30	有 30 个共有指纹峰
3	m	分离峰对儿数	29	29 对儿峰间隔
4	β	有效分离率	1	指纹全部基线分离
5	γ	均化系数	0.307	指纹均化性低,有极大峰
6	A_{geo}	几何平均峰面积	162.2	几何平均峰面积处于中等水平
7	A_{avg}	算数平均峰面积	614.8	平均峰面积处于较高水平
8	δ	几平比率	0.264	该值低代表均化性差
9	η	指纹空间占率	12.7	指纹空间利用率低,为 12.7%
10	$\sum A_i$	指纹峰面积总和	18444	总峰面积处于中等水平
11	$A_1\%(i)$	第 1 强峰比 $A_1\%(i)$	57.3(28)	第 1 强峰为第 28 号指纹峰,占比为 57.3%
12	$A_2\%(i)$	第 2 强峰比 $A_2\%(i)$	14.0(24)	第 2 强峰为第 24 号指纹峰,占比为 14.0%
13	$A_3\%(i)$	第 3 强峰比 $A_3\%(i)$	4.8(30)	第 3 强峰为第 30 号指纹峰,占比为 4.8%
14	$A_4\%(i)$	第 4 强峰比 $A_4\%(i)$	3.7(25)	第 4 强峰为第 25 号指纹峰,占比为 3.7%
15	$A_5\%(i)$	第 5 强峰比 $A_5\%(i)$	2.3(11)	第 5 强峰为第 11 号指纹峰,占比为 2.3%
16	$A_6\%(i)$	第 6 强峰比 $A_6\%(i)$	1.7(22)	第 6 强峰为第 22 号指纹峰,占比为 1.7%
17	$A_7\%(i)$	第 7 强峰比 $A_7\%(i)$	1.4(15)	第 7 强峰为第 15 号指纹峰,占比为 1.4%
18	$A_8\%(i)$	第 8 强峰比 $A_8\%(i)$	1.3(29)	第 8 强峰为第 29 号指纹峰,占比为 1.3%
19	$A_1:A_2:A_3$	三强峰比	11.9:2.9:1	第 1 强峰面积:第 2 强峰面积:第 3 强峰面积=11.9:2.9:1
20	H_{avg}	平均峰高	52.7	平均峰高为 52.7mAU
21	W_{avg}	平均峰宽	0.23	平均峰宽为 0.23min
22	N	最强峰柱效	239627	最强峰柱效为 239627
23	$\sum R_i$	分离度总和	233.6	29 对儿指纹峰的分离度之和为 233.6
24	R_{avg}	平均分离度	8.1	平均分离度为 8.1,分离很好
25	τ	分离度均化系数	0.751	分离度均化系数为 0.751,表明指纹峰间距均匀
26	T/min	末指纹保留时间	56.9	末指纹峰保留时间为 56.9,指纹峰出完时间长
27	Q/mg	表观进样质量	0.308	称样量为 0.308g
28	F	指纹图谱指数	20.3	指纹图谱指数为 20.3,表明指纹信号处于中低水平
29	F_r	指纹谱相对指数	22.0	指纹谱相对指数为 22,表明指纹信号处于中低水平
30	$F_{r(t)}$	校时指纹谱指数	17.9	校时指纹谱指数为 17.9,表明指纹出峰慢
31	$F_{r(q)}$	标准指纹谱指数	25.1	标准指纹谱指数为 25.1,表明指纹浓度较大
32	S	指纹图谱信息熵	1.8	指纹图谱信息熵为 1.8,表明指纹信息较低
33	I	指纹信息量指数	11.7	指纹信息量指数为 11.7,表明指纹信息处于较低水平
34	I_r	相对信息量指数	12.1	相对信息量指数为 12.1,表明指纹信息较低
35	$I_{r(t)}$	校时信息量指数	10.3	校时信息量指数为 10.3,表明指纹出峰时间长
36	$I_{r(q)}$	标准信息量指数	13.8	标准信息量指数为 13.8,表明指纹浓度较低
37	ω	两种指纹指数比	1.74	F 指数与 I 指数比为 1.74 表明信息低,均化性低
38	RF	指纹分离量指数	433.5	指纹分离量指数为 433.5,表明指纹分离量处于中等水平
39	RF_r	相对分离量指数	568.7	相对分离量指数为 568.7,表明指纹分离量指数中强
40	$RF_{r(t)}$	校时分离量指数	380.9	校时分离量指数为 380.9,表明指纹出峰慢
41	$RF_{r(q)}$	标准分离量指数	647.3	标准分离量指数为 13.8,表明指纹浓度信息高

序号	参数	参数名称	对照 RFP	参数意义
42	RI	分离信息量指数	75.5	分离信息量指数为 75.5,表明指纹分离信息处于中等
43	RI_r	相对分离信息量	78.3	相对分离信息量为 78.3,处于中强,样品内含信息高
44	$RI_{r(t)}$	校时分离信息量	66.3	校时分离信息量为 66.3,低于 RI,出峰慢
45	$RI_{r(q)}$	标准分离信息量	89.1	标准分离信息量为 89.1>RI,中强,浓度信息高
46	X	指纹复杂度	73.1	复杂度为 73.1,表明指纹复杂度处于中等水平
47	X_r	相对复杂度	92.0	相对复杂度为 92>X,表明指纹样品信息量大
48	$X_{r(t)}$	校时复杂度	64.2	校时复杂度 64.2<X,表明指纹出峰慢
49	$X_{r(q)}$	标准复杂度	104.7	标准复杂度为 104.7>X,表明指纹样品信息量大
50	Y	指纹清晰度	50.4	清晰度为 50.4,表明指纹清晰度处于中等水平
51	Y_r	相对清晰度	38.1	相对清晰度为 38.1<Y,表明指纹样品信息量小
52	$Y_{r(t)}$	校时清晰度	44.3	校时清晰度 44.3<Y,表明指纹出峰慢
53	$Y_{r(q)}$	标准清晰度	43.4	标准清晰度为 43.4<Y,表明指纹样品信息量小
54	SX	简复杂度	366.0	简复杂度为 366,指纹图谱处于中等复杂度
55	SY	简清晰度	90.7	简清晰度为 90.7,指纹图谱清晰度中等
56	TX	体复杂度	648.6	体复杂度为 648.6,表明指纹三维复杂度处于高复杂度
57	TX_r	相对体复杂度	449.6	相对体复杂度为 92>X,表明指纹样品信息量大
58	$TX_{r(t)}$	校时体复杂度	569.8	校时体复杂度 64.2<X,表明指纹出峰慢
59	$TX_{r(q)}$	标准体复杂度	511.7	标准体复杂度为 104.7>X,表明指纹样品信息量大
60	TY	体清晰度	5.7	体清晰度为 5.7,表明指纹清晰度处于很低水平
61	TY_r	相对体清晰度	7.8	相对体清晰度为 7.8>TY,表明指纹样品信息量大
62	$TY_{r(t)}$	校时体清晰度	5.0	校时体清晰度 5.0<TY,表明指纹出峰慢
63	$TY_{r(q)}$	标准体清晰度	8.9	标准体清晰度为 8.9>TY,表明指纹样品信息量大

▶ 6.4　血脂康胶囊 UV 指纹图谱

指纹图谱　照紫外-可见分光光度法［《中国药典》（2020 年版）四部通则 0401］,结合中药指纹图谱技术规范进行测定。

色谱条件与系统适用性试验　以空心聚醚醚酮（PEEK）管（5 m×0.12 mm）代替色谱柱;以 0.2% 磷酸-水溶液（含 0.005 mol/L 庚烷磺酸钠）为流动相 A,乙腈-甲醇（9:1）溶液为流动相 B,流动相比例 1:1 进行等度洗脱;柱温为 35 ℃,流速为每分钟 0.5 mL,进样量为 0.6 μL。检测波长为 190～400 nm。

供试品溶液的制备　取装量差异项下的本品内容物,研匀,精密称取 0.3 g,置于 25 mL 容量瓶中,精密加入提取溶剂（80% 甲醇溶液）10 mL,密塞,称定重量,超声（功率 240 W,频率 40 kHz）30min,冷却至室温,再精密称定,用提取溶剂补足减失的重量,摇匀,即得。

测定方法　分别精密吸取参照物溶液与供试品溶液各 0.7 μL,注入液相色谱仪测定,记录色谱图及光谱图,即得（图 6-6）。用"中药主组分一致性数字化评价系统 3.0"软件进行评价，供试品特征图谱与对照指纹图谱的宏定性相似度不得低于 0.90，宏定量相似度应在 80％到 120％之间。

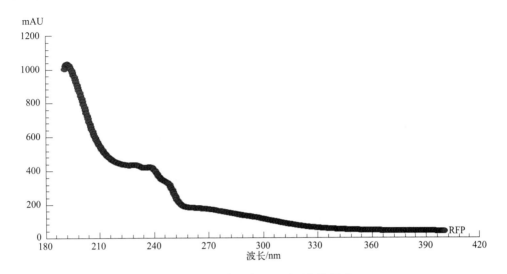

图 6-6　血脂康胶囊 UV 对照指纹图谱

注：所用仪器为 Agilent 1260 型液相色谱仪（配有 DAD、四元泵、在线脱气装置、自动进样器），数据由 ChemStation 工作站记录（Agilent 科技有限公司）。

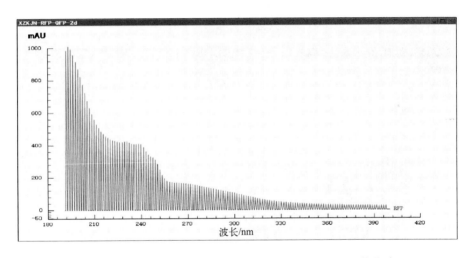

图 6-7　血脂康胶囊 UV 对照量子指纹图谱（138 个量子指纹峰）

用"中药光谱量子指纹一致性数字化评价系统 4.0"软件进行评价，每 2 点合并为 1 个量子指纹峰，见图 6-7，供试品特征图谱与对照指纹图谱的宏定性相似度不得低于 0.90，宏定量相似度应在 80％到 120％之间。

采用正文拟定的血脂康胶囊 UV 指纹图谱的测定方法，测定 S1 至 S30 共 30 批由北大维信生物科技有限公司提供的血脂康胶囊，每批测定一次，记录色谱图（见图 6-8），量子指纹图谱见图 6-9。用平均值法生成对照指纹图谱，用对照指纹图谱评价 30 批样品的指纹图谱，结果见表 6-6，$S_m \geqslant 0.999$，P_m 处于 90.5％～121.2％之间，$\alpha \leqslant 0.016$，样品被划分为 1～5 级。

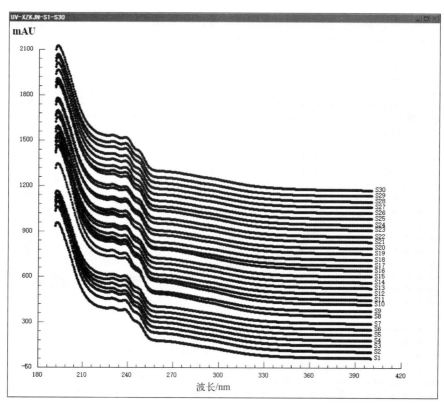

图 6-8　30 批血脂康胶囊的 UV 指纹图谱

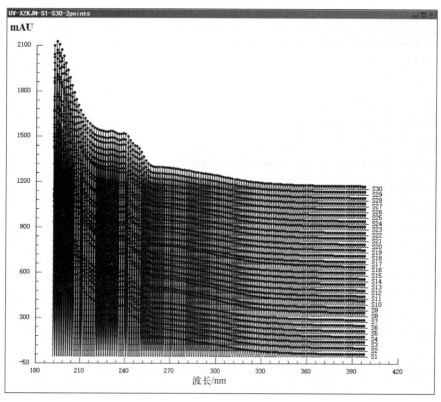

图 6-9　30 批血脂康胶囊样品的 UV 量子指纹图谱

表 6-6　30 批红曲提取物 UV 指纹图谱评价结果

样品批次	S_m	$P_m/\%$	α	Grade
S1	1.000	92.4	0.009	2
S2	1.000	99.5	0.003	1
S3	1.000	99.6	0.004	1
S4	1.000	97.6	0.008	1
S5	1.000	94.9	0.007	2
S6	1.000	92.3	0.007	2
S7	1.000	90.5	0.011	2
S8	1.000	119.4	0.002	4
S9	1.000	102.5	0.002	1
S10	1.000	121.2	0.008	5
S11	1.000	106.5	0.002	2
S12	1.000	101.7	0.002	1
S13	1.000	102.0	0.001	1
S14	1.000	101.2	0.003	1
S15	1.000	98.2	0.001	1
S16	0.999	108.3	0.016	2
S17	1.000	94.3	0.004	2
S18	1.000	92.6	0.000	2
S19	1.000	99.5	0.002	1
S20	1.000	93.7	0.002	2
S21	1.000	98.9	0.007	1
S22	1.000	95.6	0.003	1
S23	1.000	103.8	0.004	1
S24	1.000	98.1	0.002	1
S25	1.000	97.5	0.003	1
S26	1.000	99.4	0.003	1
S27	1.000	99.7	0.001	1
S28	1.000	100.1	0.001	1
S29	1.000	98.7	0.004	1
S30	1.000	100.4	0.003	1
RFP	1.000	100.0	0.000	1

6.5　血脂康胶囊 FTIR 指纹图谱

指纹图谱　照中药指纹图谱技术规范进行测定。

检测条件与系统适用性试验　使用配备有 DTGS 检测器的 iCAN9 傅里叶变换红外光谱仪在 $4000\sim400\ cm^{-1}$ 波数范围扫描。使用纯 KBr 压片（无血脂康胶囊样品）的光谱进行背景扣除。初步实验评估分辨率（$4\ cm^{-1}$、$8\ cm^{-1}$、$16\ cm^{-1}$）、扫描次数（16、32、64）和样品/KBr 质量比（$1/80$、$1/100$、$1/120$）对光谱质量的影响。确定提供最佳质量光谱（更高强度和更低噪声干扰）的条件是：扫描次数为 8、分辨率为 $16\ cm^{-1}$ 和样品/KBr 为 $1/37.5$。

供试品的制备　将血脂康胶囊内容物研细，随后，取一定量的细粉在 100℃ 的鼓风干燥箱中放置 30 min，然后取出，放置在含有五氧化二磷作为干燥剂的玻璃真空干燥器中，以最大限度地减少水分干扰，并获得高质量的光谱（更高的强度和更低的噪声干扰）。所有样品均以质量比 1：25 的比例与 KBr 在玛瑙研钵中同一方向研磨混合均匀。然后将混合物（0.156 g）在约 15 MPa 压力下压缩 2 min，形成一个均匀的薄的透明晶片，取出，即得。

空白样品的制备 不加入血脂康胶囊样品，其余步骤平行制备。在 15 MPa 压力下压缩 2 min，形成一个均匀的薄的透明溴化钾晶片，取出，即得。

测定方法 分别取血脂康胶囊胶囊供试品晶片与空白溴化钾晶片放入 iCAN9 傅里叶变换红外光谱仪测定，记录混合物在 4000～400 cm^{-1} 波数范围内的变化，即得。血脂康胶囊 FTIR 对照指纹图谱见图 6-10。将 30 批样品数据导出并保存为 CSV 格式，用"中药主组分一致性数字化评价系统 3.0"软件进行评价，供试品特征图谱与对照指纹图谱的宏定性相似度不得低于 0.90，宏定量相似度应在 80％到 120％之间。

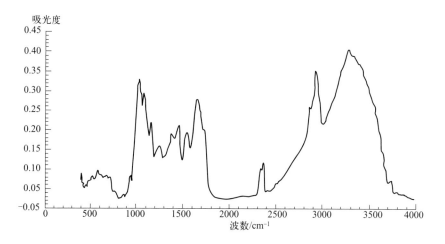

图 6-10 血脂康胶囊 FTIR 对照指纹图谱

注：所用仪器 iCAN9 傅里叶变换红外光谱仪（天津市能谱科技有限公司）。

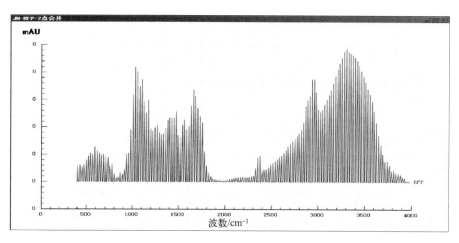

图 6-11 血脂康胶囊 FTIR 对照量子指纹图谱（153 个量子指纹峰）

用"中药光谱量子指纹一致性数字化评价系统 4.0"软件进行评价，每 10 点合并得 1 个量子指纹峰（图 6-11），供试品特征图谱与对照指纹图谱的宏定性相似度不得低于 0.90，宏定量相似度应在 80％到 120％之间。

采用正文拟定的血脂康胶囊 FTIR 指纹图谱的测定方法，测定 S1 至 S30 共 30 批由北大维信生物科技有限公司提供的血脂康胶囊，每批测定一次，记录色谱图（见图 6-12），量子指纹图谱见图 6-13。用平均值法生成对照指纹图谱，用对照指纹图谱评价 30 批样品的指纹图谱，结果见表 6-7，$S_m \geqslant 0.821$，$P_m\%$ 处于 67.4%～147.9% 之间，$\alpha \leqslant 0.034$，样品被划分为 1～7 级，显示出更多样品间的差异性。

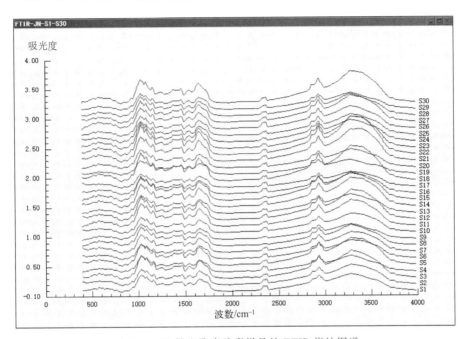

图 6-12　30 批血脂康胶囊样品的 FTIR 指纹图谱

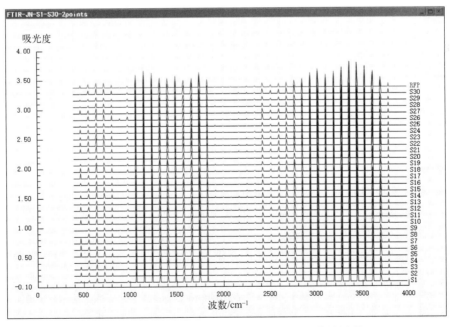

图 6-13　30 批血脂康胶囊样品的 FTIR 量子指纹图谱

表 6-7　30 批血脂康胶囊样品的 FTIR 指纹图谱评价结果

样品批次	S_m	$P_m/\%$	α	Grade
S1	0.989	79.1	0.018	5
S2	0.991	87.5	0.014	3
S3	0.991	113.8	0.018	3
S4	0.924	71.6	0.018	5
S5	0.989	115.7	0.002	4
S6	0.982	82.1	0.018	4
S7	0.978	90.0	0.018	2
S8	0.852	87.9	0.004	3
S9	0.895	67.4	0.003	6
S10	0.977	83.9	0.016	4
S11	0.978	110.9	0.015	3
S12	0.990	120.1	0.015	5
S13	0.988	86.4	0.008	3
S14	0.992	120.3	0.011	5
S15	0.987	120.4	0.005	5
S16	0.994	85.9	0.002	3
S17	0.964	70.1	0.034	5
S18	0.991	140.5	0.017	7
S19	0.974	67.6	0.021	6
S20	0.978	83.3	0.007	4
S21	0.988	132.2	0.014	6
S22	0.991	147.9	0.026	7
S23	0.990	127.4	0.023	5
S24	0.982	100.9	0.013	1
S25	0.987	93.3	0.006	2
S26	0.821	103.8	0.025	4
S27	0.992	112.9	0.005	3
S28	0.986	93.8	0.008	2
S29	0.981	73.7	0.006	5
S30	0.984	125.5	0.027	5
RFP	1.000	100.0	0.000	1

6.6　血脂康胶囊 DSC 指纹图谱

指纹图谱　照中药 DSC 指纹图谱技术规范进行测定。

检测条件与系统适用性试验　采用梯度升温程序：$40\sim490$ ℃升温速率为 5 ℃/min，$490\sim500$ ℃升温速率为 2 ℃/min，500 ℃恒温 5 min。气氛为空气。检测 $40\sim500$ ℃的热流率数据。控制大多数样品热反应完全。

供试品的制备　取血脂康胶囊内容物，研细。精密称取 6 mg，置于铝制坩埚中，铺平即得。

测定方法　分别取血脂康胶囊供试品铝制坩埚和空白铝坩埚，放入热天平测定，记录热流率变化，即得。血脂康胶囊 DSC 对照指纹图谱见图 6-14。将 30 批样品数据导出并保存为 CSV 格式，用"中药主组分一致性数字化评价系统 3.0"软件进行评价，供试品特征图谱与对照指纹图谱的宏定性相似度不得低于 0.90，宏定量相似度应在 80% 到 120% 之间。

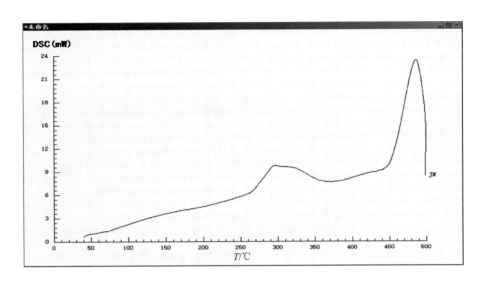

图 6-14　血脂康胶囊 DSC 对照指纹图谱

注：所用仪器为 DSC-500B（上海研锦科学仪器有限公司），

此设备用铟、锡、锌标准物质进行校准，样品测量使用不加盖

铝制坩埚。数据由 DSC 工作站记录（上海研锦科学仪器有限公司）。

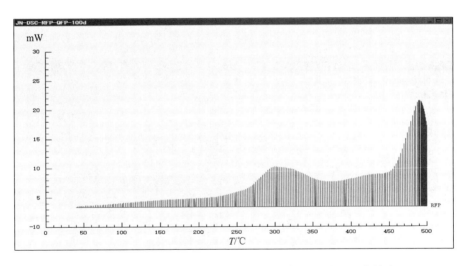

图 6-15　血脂康胶囊 DSC 对照量子指纹图谱（228 个量子指纹峰）

用"中药光谱量子指纹一致性数字化评价系统 4.0"软件进行评价，每 100 点合并得 1 个量子指纹峰，如图 6-15 供试品特征图谱与对照特征图谱的宏定性相似度不得低于 0.90，宏定量相似度应在 80％到 120％之间。

采用正文拟定的 DSC 指纹图谱的测定方法，测定 S1 至 S30 共 30 批由北大维信生物科技有限公司提供的血脂康胶囊，每批测定一次，记录色谱图（见图 6-16），量子指纹图谱见图 6-17。用平均值法生成对照指纹图谱，用对照指纹图谱评价 30 批样品的指纹图谱，结果见表 6-8，$S_m \geqslant 0.983$，P_m 处于 87.7％～114.1％之间，$\alpha \leqslant 0.052$。30 批次样品被划分为 1～3 级。

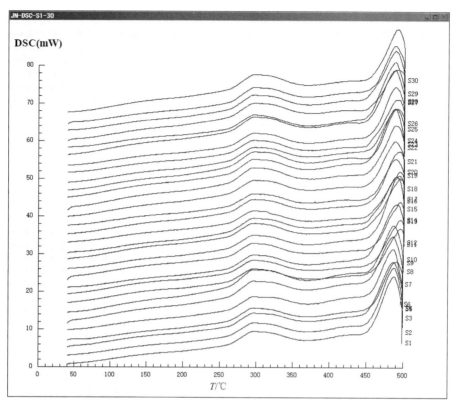

图 6-16　30 批血脂康胶囊样品的 DSC 指纹图谱

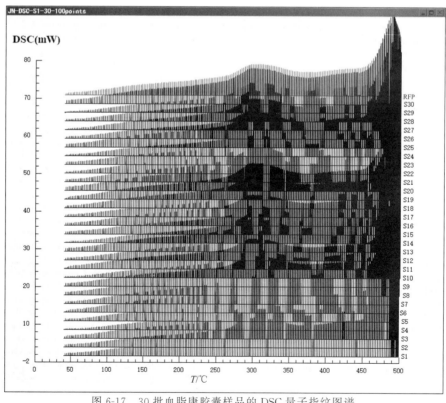

图 6-17　30 批血脂康胶囊样品的 DSC 量子指纹图谱

表 6-8　30 血脂康胶囊样品的 DSC 量子指纹图谱评价结果

样品批次	S_m	$P_m/\%$	α	Grade
S1	0.995	99.2	0.021	1
S2	0.993	98.6	0.024	1
S3	0.988	99.8	0.015	1
S4	0.989	90.9	0.051	2
S5	0.990	94.3	0.002	2
S6	0.995	109.2	0.016	2
S7	0.996	113.7	0.015	3
S8	0.994	98.9	0.020	1
S9	0.994	98.9	0.020	1
S10	0.993	94.7	0.051	2
S11	0.989	95.0	0.005	2
S12	0.998	102.5	0.036	1
S13	0.995	107.5	0.012	2
S14	0.995	95.7	0.026	1
S15	0.996	91.6	0.000	2
S16	0.998	102.7	0.013	1
S17	0.999	87.9	0.015	3
S18	0.999	101.3	0.022	1
S19	0.992	108.3	0.009	2
S20	0.993	114.3	0.026	3
S21	0.999	106.3	0.014	2
S22	0.999	99.1	0.000	1
S23	0.998	94.9	0.001	2
S24	0.998	91.7	0.026	2
S25	0.996	109.4	0.021	2
S26	0.997	96.0	0.037	1
S27	0.987	94.4	0.004	2
S28	0.999	98.5	0.008	1
S29	0.984	91.7	0.030	2
S30	1.000	106.5	0.003	2
RFP	1.000	100.0	0.000	1

6.7　血脂康胶囊电化学指纹图谱

指纹图谱　照中药电化学指纹图谱技术规范进行测定。

检测条件与系统适用性试验　采用 B-Z 振荡体系：包括 12 mL H_2SO_4 溶液（3.0 mol/L）、6 mL $CH_2(COOH)_2$ 溶液（0.4 mol/L，由 0.2 mol/L H_2SO_4 溶液制备）和 3 mL 硫酸铈铵溶液（0.02 mol/L，由 0.2 mol/L H_2SO_4 溶液制备）。保证样品振荡曲线稳定，振荡时间适中。

供试品的制备　取血脂康胶囊内容物，混匀。精密称定内容物量（约 0.3g），置于自制反应器中，即得。

测定方法　在自制的 40 mL 反应器中依次加入样品和振荡体系的混合溶液，包括 12 mL H_2SO_4 溶液（3.0 mol/L）、6 mL $CH_2(COOH)_2$ 溶液（0.4 mol/L，由 0.2 mol/L H_2SO_4 溶液制备）和 3 mL 硫酸铈铵溶液（0.02 mol/L，由 0.2 mol/L H_2SO_4 溶液制备）。组装电极于反应器上并置于恒温槽（309.15 K）中以 400 r/min 的转速搅拌。待温度稳定并且搅拌均匀后（8 min）向反应体系注入 3 mL 溴酸钾溶液（0.3 mol/L），同时开始记录样品的电位时间（E-T）曲线，直至电位振荡消失，见图 6-18，这由上述四种溶液组成的空白 B-Z 振荡系统得到。

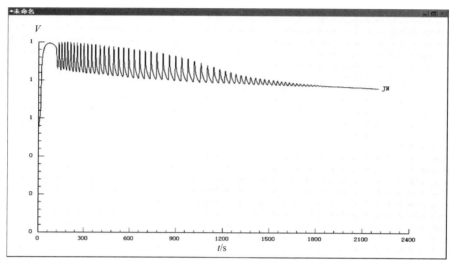

图 6-18　血脂康胶囊 ECFP 对照指纹图谱

注：所用仪器为 CHI760E 电化学工作站（上海辰华仪器有限公司），DF-101S 集热式恒温加热磁搅拌器（上海力辰邦西仪器科技有限公司），工作电极为 CHI 115 型铂电极（CH Instrument，Inc），参比电极为 CHI150 型饱和甘汞电极（CH Instrument，Inc），ES-E120D 电子分析天平（天津市德安特传感技术有限公司）。

采用正文拟定的电化学指纹图谱的测定方法，测定 S1 至 S30 共 30 批由北大维信生物科技有限公司提供的血脂康胶囊，每批测定一次，记录色谱图（见图 6-19）。用平均值法生成

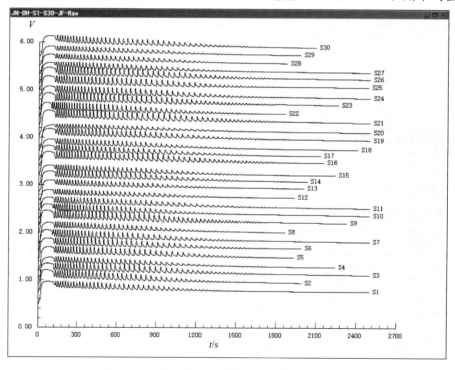

图 6-19　30 批血脂康胶囊样品的电化学指纹图谱

对照指纹图谱，用对照指纹图谱评价 30 批样品的电化学指纹图谱，结果见表 6-9，$S_m \geqslant$ 0.943，P_m 处于 74.5%～132.6% 之间，$\alpha \leqslant 0.143$。样品被划分为 1～6 级。

表 6-9　30 批血脂康胶囊样品的电化学指纹图谱评价结果

样品批次	S_m	P_m/%	α	Grade
S1	0.943	92.2	0.061	2
S2	0.966	113.0	0.093	3
S3	0.973	118.2	0.059	4
S4	0.970	90.0	0.100	3
S5	0.977	102.6	0.006	1
S6	0.982	104.6	0.080	2
S7	0.976	103.1	0.058	2
S8	0.980	82.0	0.055	4
S9	0.968	132.6	0.006	6
S10	0.987	86.6	0.061	3
S11	0.978	95.3	0.013	1
S12	0.970	77.4	0.038	5
S13	0.968	77.6	0.005	5
S14	0.993	102.7	0.027	1
S15	0.985	81.7	0.143	4
S16	0.952	127.6	0.010	5
S17	0.981	90.8	0.003	2
S18	0.984	83.7	0.014	4
S19	0.990	100.2	0.066	2
S20	0.975	120.8	0.133	5
S21	0.963	129.4	0.027	5
S22	0.981	90.7	0.067	2
S23	0.975	128.0	0.084	5
S24	0.987	112.9	0.034	3
S25	0.995	111.2	0.030	3
S26	0.981	115.0	0.096	3
S27	0.990	79.0	0.044	5
S28	0.973	74.5	0.020	5
S29	0.957	74.9	0.031	5
S30	0.986	94.4	0.142	3
RFP	1.000	100.0	0.000	1

参　考　文　献

[1] 马学敏，郭树仁，段震文，等 . RP-HPLC 法测定血脂康胶囊中大豆苷元、黄豆黄素和染料木素 [J]. 中草药，2007，38（11）：1645-1647.

[2] 李雪梅，薛岚，符鹏，等 . HPLC 法测定血脂康胶囊中洛伐他汀和洛伐他汀酸的含量 [J]. 中国药师，2012，15（02）：164-166.

[3] 李媛，孙鑫 . HPLC-DAD 法同时测定血脂康胶囊中 8 个成分的含量 [J]. 中国药房，2019，30（15）：2066-2070.

[4] 王丽娟，陈四喜，杨雁冰，等 . HPLC 法测定血脂康胶囊中 Monacolin 类成分的含量 [J]. 中国疗养医学，2015，24（05）：479-481.

[5] 马学敏，郭树仁，段震文，等 . HPLC 法同时测定血脂康胶囊中 3 种异黄酮和洛伐他汀的含量 [J]. 药物分析杂志，2007，27（8）：1172-1174.

[6] 韦娟 . HPLC 法测定血脂康胶囊的有关物质 [J]. 中国现代药物应用，2012，6（09）：125-126.

[7] 谢静，李东，王敏，等 . HPLC 法测定血脂康胶囊中洛伐他汀的含量 [J]. 中国药房，2010，21（45）：4287-4289.

[8] 刘小宝 . 高效液相色谱法测定血脂康软胶囊中洛伐他汀的含量 [J]. 江西中医药，2007，38（07）：76-76.

第 **7** 章

血脂康胶囊规范化评价软件

2015 年 6 月，北大维信生物科技有限公司引入沈阳药科大学孙国祥教授开发的"中药色谱指纹图谱超信息特征数字化评价系统 4.0"中文国际版和英文国际版软件[1,2]，用于血脂康胶囊与其原料药物的质量控制研究。这是由于血脂康胶囊在美国 FDA 注册申请时，发布意见提出用《中国药典》指纹图谱软件评价 HPLC 指纹图谱时，要把指纹峰的保留时间、峰面积、相对保留时间和相对峰面积 4 个指标纳入夹角余弦相似度的计算。为此，孙国祥教授在 4.0 国际版软件中，提出了四维相似度概念 S_{4d}，其计算时包含了上述 HPLC 指纹图谱的四个参数的整合计算。正是血脂康胶囊 HPLC 指纹图谱的美国 FDA 发补要求促进了中药指纹图谱的双层次控制模型理论的实际发展与应用。四维相似度 S_{4d} 是国内外第一次把 HPLC 指纹图谱 DL 控制模型（保留时间、峰面积、相对保留时间和相对峰面积）应用于具体工业化产品血脂康胶囊的 HPLC 指纹图谱的评价。

7.1 三种定性相似度

中药指纹图谱可获得样品指纹向量 $X = (x_1, x_2, \cdots, x_n)$ 和对照指纹向量 $Y = (y_1, y_2, \cdots, y_n)$，$x_i$ 与 y_i 为各指纹峰面积。

7.1.1 余弦定性相似度 S_F

把 X 和 Y 夹角余弦值称为定性相似度 S_F，见式(7-1)，用于评价样品指纹图谱与标准指纹图谱的相似程度，简称余弦法。大峰掩蔽小峰，但真实突出大指纹峰的贡献，其能有效地解决各指纹峰含量的分布比例问题[3]。

$$S_F = \frac{\sum\limits_{i=1}^{n} x_i y_i}{\sqrt{\sum\limits_{i=1}^{n} x_i^2}\sqrt{\sum\limits_{i=1}^{n} y_i^2}} \qquad (7\text{-}1)$$

7.1.2　限比定性相似度 S_r

为消除大比率指纹产生的巨大误差，孙国祥教授提出了限比定性相似度概念。将 $\boldsymbol{Y}$ 作 $\boldsymbol{P}_0 = (1,1,1,\cdots,1)$，$\boldsymbol{X}$ 作 $\boldsymbol{P}_s = (r_1, r_2, \cdots, r_n)$，若 $x_i \leqslant y_i$ 则 $r_i = \dfrac{x_i}{y_i}$，若 $x_i > y_i$ 则 $r_i = 2 - \dfrac{y_i}{x_i}$，这样大比率就限定在 2 以内。计算 $\boldsymbol{P}_s$ 与 $\boldsymbol{P}_0$ 间的夹角余弦值见式(7-2)，称为限比相似度 S_r，其强烈削弱了大比率指纹峰的影响，显著突出小峰作用，从根本上消除大比率峰严重掩蔽小比率峰的现象。该算法限定 $0 \leqslant r_i \leqslant 2$，使各比率指纹峰差异变小，彻底消除大比率峰对定性相似度的突出贡献。

$$S_r = \frac{\sum\limits_{i=1}^{n} r_i}{\sqrt{n \sum\limits_{i=1}^{n} r_i^2}} \qquad (7\text{-}2)$$

7.1.3　比率定性相似度 S'_F

S'_F 是样品比率向量 $\boldsymbol{P}_s = (r_1, r_2, \cdots, r_n)$ 和标准指纹向量 $\boldsymbol{P}_0 = (1,1,1,\cdots,1)$ 的夹角余弦值，见式(7-3)。其具有一定的等权性，但仍然存在极大比率值对评价结果的突出影响。

$$S'_F = \frac{\sum\limits_{i=1}^{n} r_i}{\sqrt{n \sum\limits_{i=1}^{n} r_i^2}} \qquad (7\text{-}3)$$

▶ 7.2　三种系统指纹定量法

7.2.1　系统指纹定量法——余弦法

用定性相似度 S_F、宏定量相似度 P_m 和指纹变动系数 α 来定性定量控制样品质量方法，称为**系统指纹定量法——余弦法**[4,5]，见式(7-4)～式(7-6)。该方法将揭示指纹分布浓度作为基本控制手段，并和定量相似度有机地结合在一起。其在三级控制中难度最小，要求低。

$$S_m = S_F \qquad (7\text{-}4)$$

$$P_m = \frac{1}{2}(C + P) \qquad (7\text{-}5)$$

$$\alpha = \left| 1 - \frac{\gamma_x}{\gamma_Y} \right| \qquad (7\text{-}6)$$

7.2.2　系统指纹定量法——限比法

用限比定性相似度 S_r 替代 S'_F 得到限比宏定性相似度 S_m，结合宏定量相似度 P_m 和指纹变动系数 α 来定性定量控制样品质量方法，称为**系统指纹定量法——限比法**，见式(7-7)～式(7-9)。这种方法限制了大比率引起的误差，反映的定性相似度效果好、准确。在三级控制中这种方法既能反映差异又具有良好的效果。

$$S_m = \frac{1}{2}(S_F + S_r) \qquad (7\text{-}7)$$

$$P_m = \frac{1}{2}(C + P) \qquad (7\text{-}8)$$

$$\alpha = \left| 1 - \frac{\gamma_x}{\gamma_Y} \right| \qquad (7\text{-}9)$$

7.2.3　系统指纹定量法——比率法

用宏定性相似度 S_m，宏定量相似度 P_m 和指纹变动系数 α 来定性定量控制样品质量方法，称为系统指纹定量法——比率法，见式(7-10)～式(7-12)。由于比率指纹数值变动性大，此法对定性相似度要求的严格程度最大。在 SQFM 中难度最大，要求极高，为系统指纹定量法。

$$S_m = \frac{1}{2}(S_F + S'_F) \qquad (7\text{-}10)$$

$$P_m = \frac{1}{2}(C + P) \qquad (7\text{-}11)$$

$$\alpha = \left| 1 - \frac{\gamma_x}{\gamma_Y} \right| \qquad (7\text{-}12)$$

可以看到这三种方法之间只有定性相似度在变化，宏定性量似度 P_m 和指纹变动系数 α 不变。这三种方法为定性相似度提供了一种多选择，防止极为特殊峰对定性相似度的评价产生的巨大波动，可剔除极大偏颇数值。评价时三种方法最好都初步预计算一次。

7.3　中药指纹图谱 DL 控制模型

7.3.1　特征指纹图谱 L1 控制

中药指纹图谱控制是双层（DL）控制，L1 控制采用特征指纹图谱控制模式［用各指纹峰相对峰面积（RA）对相对保留时间（RRT）作图得相对特征指纹图谱（RCFP），简称特征指纹图谱］。RCFP 强调检测时样品指纹相对保留时间（RRT）和相对峰面积（RA）与对应的特征指纹图谱要高度一致。RCFP 是对真实指纹特征的升华，因此也称为永恒指纹图谱，是中药指纹图谱的气态。公布指纹特征技术参数，其实质就是利用特征指纹图谱对色谱系统进行适用性控制与对色谱系统基本功能进行必要控制[6-9]：①一直以来国内外没有注意到该技术层面在客观上存在巨大困难，其不应定位在对系统 RRT 和 RA 变动幅度的控制方面（属于定量），这机械地、理想化地和苛求式地限制了中药指纹图谱的检验标准的适用性。②该方法建立在色谱系统高度重现的基础上，限制指纹峰的相对保留时间（RRT）和相对峰面积（RA）的变动范围必然扼杀中药和植物药产品的生命，该技术标准不符合客观规律。③采用样品指纹图谱的相对保留时间（RRT）和相对峰面积（RA）与特征指纹图谱的对应系列标准进行夹角余弦的定性鉴定，作为色谱系统适用性试验（不低于 0.90）的一部分内容最为合理，绝不能以变动幅度方式控制单一或几组指纹峰，事实上即使满足此标准也不代表产品质量的合格。④利用参照峰校正系数对特征指纹图谱进行准确校正后，可对样品进行准确的整体定量（因为这种校正返回原谱）。

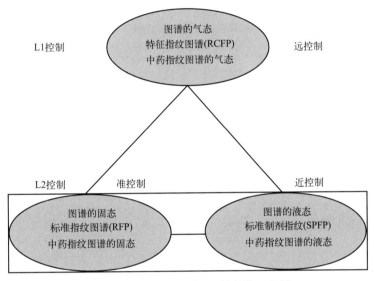

图 7-1　中药指纹图谱 DL 控制的三态图

7.3.2　标准指纹图谱 L2 控制

L2 控制采用真实指纹图谱控制，其实质是使用色谱系统直接检测获得的标准色谱指纹图谱。

7.3.2.1　标准指纹图谱控制模式

目前国内外广泛采用了这种固定的标准指纹图谱控制模式，标准指纹图谱控制模式以研究时建立的统计指纹图谱为标准[10-12]。因为一旦研究好标准指纹图谱这种固定模式后，检验人员和研究人员都不再考虑其应用时的检验系统与标准建立时所用的色谱系统之间可能存在的任何差异，尽管第一层次对检验色谱系统进行了严格的规定和规范，但检验用色谱系统无法准确复制当初建立标准指纹图谱的色谱系统而使色谱条件的真实状态完全等价一致，两者之间存在巨大的矛盾和不可调和的不确定度[13]。目前这是中药色谱指纹图谱的技术死角和无法克服的矛盾。2018 年 5 月孙国祥教授提出建立标准指纹图谱时，要采用双标法对所用色谱系统的定量度进行标定[14]，认为在标准指纹图谱未来应用时，应使用同浓度双标标定新色谱系统，通过双标校正系数排除标准建立的色谱系统与当前色谱系统的误差。因此这种指纹图谱也叫固体指纹图谱，代表图谱的一种固体状态（图 7-1），所以标准指纹图谱法是中药定量指纹谱图的最重要方法，其前提条件就是要校准两个色谱系统的定量度。

7.3.2.2　标准制剂指纹控制模式

孙国祥教授在近二十年研究定量指纹图谱的过程中始终提倡 L2 控制应采用标准制剂控制模式——双标谱模式[15]，以中药原料药物（标准药材、标准饮片、标准提取物、标准配方颗粒）和标准制剂提取液即时检测采集色谱指纹数据作为标准指纹图谱，也称机动标准指纹图谱，之后马上检验样品指纹图谱，用前者直接测评后者。其完全消除了两个色谱系统间可能存在的各种误差并符合当前国际对西药控制的通行方法与理念（随行对照法）。用标准制剂控制模式检测获得的标准指纹图谱也称液体标准指纹图谱，其特点为像液体一样具有极好的适用性和应变性，不因检测系统改变而产生检测误差。当然由标准制剂获得的标准指纹图谱与固定标准（对照）指纹图谱之间也接受相应的检测合约与协定。国内外文献中有检测标准提取物和道地药材提取液的图谱作为标准指纹图谱的做法，日本早以道地药材制备的标准汤剂作为检验生产制剂的标准，具有创新性和科学性。

中药指纹图谱是双层次控制，二者紧密统一不可分割，是基础和建筑的关系，是特征与真实的统一与协调。如图 7-2 所示，L1 司定性，L2 司定量。中药现代化和国际化必须利用好中药指纹图谱的一般控制（定性鉴别）和高级控制（整体定量）功能。中药指纹图谱是复杂的系统也是简单的系统，是整体和特征的有机统一。认清实质有助于对中药指纹图谱控制进入深层次研究，中药指纹图谱 DL 控制模式理论第一次从理论层面揭示中药指纹图谱控制方式要进行深入研究，不能简单一蹴而就。中药指纹图谱评价不像想象中那样简单和容易，实际上是对复杂体系的重点和关键控制。

7.4　DL 控制模型定量方法

基于 DL 控制模型的定量方法见表 7-1。

（1）L1D2 定性相似度 S_{L1}

用特征指纹峰相对保留时间（RRT）和相对峰面积（RA）分别计算定性相似度，把这两个定性相似度相乘后的平方根称为 L1D2 定性相似度 S_{L1}，见式（7-13）。数值与近控制一致，无特征性。

（2）L1D2 宏定量相似度 P_{L1}

用特征指纹峰相对保留时间（RRT）和相对峰面积（RA）分别计算宏定量相似度，将二者的几何平均数称为 L1D2 宏定量相似度 P_{L1}，见式（7-14）。用 S_{L1} 和 P_{L1} 联合评价中药质量等级的方法称为 L1D2 定量指纹法。

$$S_{L1} = \sqrt{S_{RRT} S_{RA}} \tag{7-13}$$

$$P_{L1} = \sqrt{P_{RA} P_{RRT}} \tag{7-14}$$

（3）L2D2 定性相似度 S_{L2}

分别用指纹峰保留时间和峰面积计算定性相似度，将二者相乘后的平方根称为 L2D2 定性相似度 S_{L2}，见式（7-15）。

（4）L2D2 宏定量相似度 P_{L2}

分别用指纹峰面积和保留时间计算宏定量相似度，将二者乘积的百分之一称为 L2D2 宏定量相似度 P_{L2}，见式（7-16）。用 S_{L2} 和 P_{L2} 联合评价中药质量等级的方法称为 L2D2 定量指纹法。

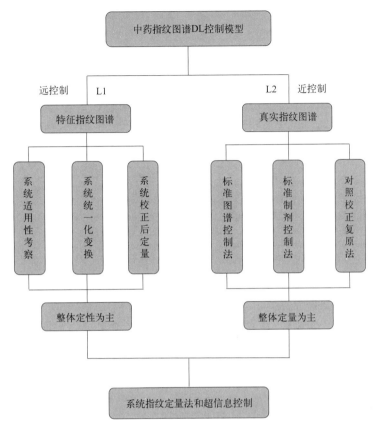

图 7-2　中药指纹图谱 DL 控制模型图

$$S_{\text{L2}}=\sqrt{S_{\text{F}}S_{\text{T}}}=\sqrt{S_{RRT}S_{RA}}=S_{\text{L1}} \tag{7-15}$$

$$P_{\text{L2}}=\frac{1}{100}P_{\text{m}}P_{T} \tag{7-16}$$

（5）3D 定性相似度 S_{3d}

用指纹峰面积计算定性相似度并乘以 L1D2 定性相似度的平方，将其立方根称为 3D 定性相似度 S_{3d}，见式(7-17)。

（6）3D 宏定量相似度 P_{3d}

用宏定量相似度乘以 L1D2 宏定量相似度，其百分之一称为 3D 宏定量相似度 P_{3d}，见(7-18) 式。用 S_{3d} 和 P_{3d} 联合评价中药质量等级的方法称为 3D 定量指纹法。

$$S_{3d}=\sqrt[3]{S_{\text{F}}S_{\text{L1}}^{2}}=\sqrt[3]{S_{\text{F}}^{2}S_{\text{T}}} \tag{7-17}$$

$$P_{3d}=\frac{1}{100}P_{\text{m}}P_{\text{L1}} \tag{7-18}$$

（7）4D 定性相似度 S_{4d}

将 L1D2 和 L2D2 的定性相似度之积的平方根称为 4D 定性相似度 S_{4d}，见式(7-19)。

（8）4D 宏定量相似度 P_{4d}

将 L1D2 和 L2D2 的宏定量相似度之积的百分之一称为 4D 宏定量相似度 P_{4d}，见式(7-20)。用 S_{4d} 和 P_{4d} 联合评价中药质量等级的方法称为 4D 定量指纹法。

$$S_{4d}=\sqrt{S_{L1}S_{L2}}=\sqrt[4]{S_{RRT}S_{RA}S_FS_T}=S_{L1}=S_{L2} \tag{7-19}$$

$$P_{4d}=\frac{1}{100}P_{L1}P_{L2} \tag{7-20}$$

（9）Ner 定性相似度 S_{ner}

用柱效、分离度和积分率分别计算定性相似度，将三者的立方根称为 Ner 定性相似度 S_{ner}，见式（7-21），其本质上是三者的综合相似度，反映柱效、分离度和积分率 3 维信息。

（10）Ner 宏定量相似度 P_{ner}

用积分率 A/t 计算宏定量相似度，再乘以用柱效和分离度计算的宏定量相似度百分之一的平方根，称为 Ner 宏定量相似度 P_{ner}，见式（7-22）。用 S_{ner} 和 P_{ner} 联合评价中药质量等级的方法称为 Ner 定量指纹法。由于主要考虑积分率的宏定量相似度，保留时间变动对结果影响很大，计算时用柱效和分离度计算的宏定量相似度的几何平均值进行校正。

$$S_{ner}=\sqrt[3]{S_N S_R S_{A/t}} \tag{7-21}$$

$$P_{ner}=P_{A/t}\sqrt{\frac{P_N}{100}\frac{P_R}{100}} \tag{7-22}$$

（11）Nerr 定性相似度 S_{nerr}

分别计算相对柱效（RN）、相对积分率（RA/RT）和相对分离度（RR）的定性相似度，把三者的几何平均数称为 Nerr 定性相似度 S_{nerr}，见式（7-23）。由于定性相似度的特点决定了 $S_{nerr}=S_{ner}$，即夹角余弦相似度在除以一个恒定值时不会发生改变。

（12）Nerr 宏定量相似度 P_{nerr}

分别计算相对柱效（RN）、相对积分率（RA/RT）和相对分离度（RR）的宏定量相似度，三者的几何平均数称为 Nerr 宏定量相似度 P_{nerr}，见式（7-24）。用 S_{nerr} 和 P_{nerr} 联合评价中药质量等级的方法称为 Nerr 定量指纹法。

$$S_{nerr}=\sqrt[3]{S_{RN}S_{RR}S_{RA/RT}}=S_{ner} \tag{7-23}$$

$$P_{nerr}=\sqrt[3]{P_{RN}P_{RR}P_{RA/RT}} \tag{7-24}$$

（13）Ner6 定性相似度 S_{ner6}

Ner 定性相似度与 Nerr 定性相似度之积的平方根，称为 Ner6 定性相似度 S_{ner6}，见式（7-25）。

（14）Ner6 宏定量相似度 P_{ner6}

把 Ner 定量相似度与 Nerr 宏定量相似度相乘并除以 100，称为 Ner6 宏定量相似度 P_{ner6}，见式（7-26）。用 S_{ner6} 和 P_{ner6} 联合评价中药质量等级的方法称为 Ner6 定量指纹法。

$$S_{ner6}=\sqrt{S_{ner}S_{nerr}}=S_{ner}=S_{nerr} \tag{7-25}$$

$$P_{ner6}=\frac{1}{100}P_{ner}P_{nerr} \tag{7-26}$$

（15）5D 近定性相似度 S_{5d}

分别以保留时间、峰面积、柱效、分离度（R）和积分率（A/t）计算定性相似度，五者之积的 5 次方根称为 5D 近定性相似度 S_{5d}，见式（7-27）。

（16）5D 近定量相似度 P_{5d}

由峰面积和积分率（A/t）计算宏定量相似度的乘积的平方根，再乘以保留时间、柱效、分离度（R）计算的宏定量相似度的百分之一之积的立方根称为 5D 近定量相似度 S_{5d}，见式(7-28)。用 S_{5d} 和 P_{5d} 联合评价中药质量等级的方法称为5D近定量指纹法。

$$S_{5d} = \sqrt[5]{S_T S_A S_N S_R S_{A/t}} \qquad (7\text{-}27)$$

$$P_{5d} = \sqrt{P_m P_{A/t}} \times \sqrt[3]{\frac{P_N}{100} \times \frac{P_R}{100} \times \frac{P_T}{100}} \qquad (7\text{-}28)$$

（17）5D 远定性相似度 S_{r5d}

分别以相对保留时间（RRT）、相对峰面积（RA）、相对柱效（RN）、相对分离度（RR）和相对积分率（RA/RRT）计算定性相似度，五者乘积的 5 次方根称为 5D 远定性相似度 S_{r5d}，见式(7-29)。

（18）5D 远定量相似度 P_{r5d}

分别以相对保留时间（RRT）、相对峰面积（RA）、相对柱效（RN）、相对分离度（RR）和相对积分率（RA/RRT）计算宏定量相似度，五者乘积的 5 次方根称为 5D 远定量相似度 P_{r5d}，见式(7-30)。用 S_{r5d} 和 P_{r5d} 联合评价中药质量等级的方法称为5D远定量指纹法。

$$S_{r5d} = \sqrt[5]{S_{RRT} S_{RA} S_{RN} S_{RR} S_{RA/RT}} = S_{5d} \qquad (7\text{-}29)$$

$$P_{r5d} = \sqrt[5]{P_{RRT} P_{RA} P_{RN} P_{RR} P_{RA/RT}} \qquad (7\text{-}30)$$

（19）10D 定性相似度 S_{10d}

把 5D 近定性相似度和 5D 远定性相似度的几何平均数称为 10D 定性相似度 S_{10d}，见式(7-31)。

（20）10D 宏定量相似度 P_{10d}

把 5D 近定量相似度和 5D 远定量相似度乘积的百分之一称为 10D 宏定量相似度 P_{10d}，见式(7-32)。用 S_{10d} 和 P_{10d} 联合评价中药质量等级的方法称为 10D 定量指纹法。

$$S_{10d} = \sqrt{S_{5d} S_{r5d}} = S_{r5d} = S_{5d} \qquad (7\text{-}31)$$

$$P_{10d} = \frac{1}{100} P_{5d} P_{r5d} \qquad (7\text{-}32)$$

表 7-1　基于 DL 控制模型构造的 20 种定量方法

序号	参数	公式	中文名称	含义
1	S_{L1}	$S_{L1} = \sqrt{S_{RRT} S_{RA}}$	L1D2 定性相似度	用相对保留时间（RRT）和相对峰面积（RA）分别计算定性相似度,取二者几何平均数
2	P_{L1}	$P_{L1} = \sqrt{P_{RA} P_{RRT}}$	L1D2 宏定量相似度	用相对保留时间（RRT）和相对峰面积（RA）分别计算宏定量相似度,取二者几何平均数
3	S_{L2}	$S_{L2} = \sqrt{S_F S_T} = S_{L1}$	L2D2 定性相似度	用保留时间和峰面积分别计算定性相似度,取二者几何平均数
4	P_{L2}	$P_{L2} = \frac{1}{100} P_m P_T$	L2D2 宏定量相似度	用保留时间和峰面积分别计算宏定量相似度,取二者之积除以 100
5	S_{3d}	$S_{3d} = \sqrt[3]{S_F S_{L1}} = \sqrt[3]{S_F^2 S_T}$	3D 定性相似度	用峰面积计算定性相似度,乘以 L1D2 定性相似度的平方,取其立方根
6	P_{3d}	$P_{3d} = \frac{1}{100} P_m P_{L1}$	3D 宏定量相似度	用宏定量相似度乘以 L1D2 定量相似度,取乘积的百分之一
7	S_{4d}	$S_{4d} = \sqrt{S_{L1} S_{L2}}$	4D 定性相似度	用 L1D2 定性相似度乘以 L2D2 定性相似度,取其平方根
8	P_{4d}	$P_{4d} = \frac{1}{100} P_{L1} P_{L2}$	4D 宏定量相似度	取 L1D2 定量相似度乘以 L2D2 定量相似度的百分之一

序号	参数	公式	中文名称	含义
9	S_{ner}	$S_{ner}=\sqrt[3]{S_N S_R S_{A/t}}$	Ner 定性相似度	用柱效、分离度和积分率分别计算定性相似度,取三者乘积的立方根
10	P_{ner}	$P_{ner}=P_{A/t}\sqrt{\dfrac{P_N}{100}\dfrac{P_R}{100}}$	Ner 定量相似度	用积分率(A/t)计算宏定量相似度,再乘以用柱效和分离度计算的宏定量相似度的百分之一的平方根
11	S_{nerr}	$S_{nerr}=\sqrt[3]{S_{RN} S_{RR} S_{RA/RT}}$	Nerr 定性相似度	用相对柱效(RN)、相对积分率(RA/RT)和相对分离度(RR)分别计算定性相似度,取三者几何平均数
12	P_{nerr}	$P_{nerr}=\sqrt[3]{P_{RN} P_{RR} P_{RA/RT}}$	Nerr 宏定量相似度	用相对柱效(RN)、相对积分率(RA/RT)和相对分离度(RR)分别计算宏定量相似度,取三者几何平均数
13	S_{ner6}	$S_{ner6}=\sqrt{S_{ner} S_{nerr}}$	Ner6 定性相似度	用 Ner 定性相似度和 Nerr 定性相似度的几何平均数得 Ner6 定性相似度,三者在数值上完全相等,本质上都与柱效、分离度和积分率紧密相关
14	P_{ner6}	$P_{ner6}=\dfrac{1}{100}P_{ner} P_{nerr}$	Ner6 宏定量相似度	P_{ner} 和 P_{nerr} 相乘并除以 100
15	S_{5d}	$S_{5d}=\sqrt[5]{S_T S_A S_N S_R S_{A/t}}$	5D 近定性相似度	用保留时间、峰面积、柱效、分离度和积分率分别计算定性相似度,五者的几何平均数即 5D 近定性相似度,越大越好
16	P_{5d}	$P_{5d}=\sqrt{P_m P_{A/t}}\cdot\sqrt[3]{\dfrac{P_N}{100}\cdot\dfrac{P_R}{100}\cdot\dfrac{P_T}{100}}$	5D 近定量相似度	用峰面积和积分率分别计算宏定量相似度,取二者几何平均数,之后用保留时间、柱效、分离度计算的宏定量相似度的百分之一之积的立方根进行校正
17	S_{r5d}	$S_{r5d}=\sqrt[5]{S_{RT} S_{RA} S_{RN} S_{RR} S_{RA/RT}}$	5D 远定性相似度	用保留时间、峰面积、柱效、分离度和积分率的相对值分别计算定性相似度,五者的几何平均数即 5D 近定性相似度,与 S_{5d} 相等
18	P_{r5d}	$P_{r5d}=\sqrt[5]{P_{RT} P_{RA} P_{RN} P_{RR} P_{RA/RT}}$	5D 远定量相似度	用保留时间、峰面积、柱效、分离度和积分率的相对值分别计算宏定量相似度,五者的几何平均数即 5D 远定量相似度
19	P_{10d}	$S_{10d}=\sqrt{S_{5d} S_{r5d}}$	10D 定性相似度	是 5D 近定性相似度和 5D 远定性相似度的几何平均数
20	P_{10d}	$P_{10d}=\dfrac{1}{100}P_{5d} P_{r5d}$	10D 定量相似度	是 5D 近定量相似度和 5D 远定量相似度的乘积除以 100

▶ 7.5 积分率、柱效和分离度

7.5.1 定量积分率指纹法

定量积分率指纹法（quantified integrated efficiency profiling，QIEP）是用系统指纹定量法对积分率构成的指纹向量进行定性定量评价,以反映积分率向量代表的质量状态。把指纹峰面积除以保留时间称为积分率,则样品积分率向量（**SIEV**）和对照积分率向量（**RIEV**）分别被定义为 $\boldsymbol{X}=\left(\dfrac{A_1}{t_{R1}},\dfrac{A_2}{t_{R2}},\cdots,\dfrac{A_n}{t_{Rn}}\right)_{SIEV}=(x_1,x_2,\cdots,x_n)$，$\boldsymbol{Y}=\left(\dfrac{A_1}{t_{R1}},\dfrac{A_2}{t_{R2}},\cdots,\dfrac{A_n}{t_{Rn}}\right)_{RIEV}=(y_1,y_2,\cdots,y_n)$，

其中 x_i 和 y_i 分别是样品和对照各指纹峰积分率。计算 **SIEV** 和 **RIEV** 间的夹角余弦定性相似度 S_F 来清晰地反映 **SIEV** 与 **RIEV** 在分布比例上的相似度，但大值掩蔽小值。为消除此效应使每个峰具有等权性，故将 **Y** 变成 $P_0 = (1,1,1,\cdots,1)$，将 **X** 变成 $P_s = \left(\dfrac{x_1}{y_1}, \dfrac{x_2}{y_2}, \cdots, \dfrac{x_n}{y_n}\right)$，然后计算 P_0 和 P_s 间夹角余弦，并定义为比率定性相似度 S'_F。取 S_F 和 S'_F 均值作为宏定性相似度 S_m，见式(7-33)，用其整体监测 **SIEV** 和 **RIEV** 间指纹数量和分布比例。为定量评价积分率，通过计算 **X** 到 **Y** 投影得到投影含量相似度 C，以反映 **SIEV** 积分率与 **RIEV** 积分率在总量上的接近程度，其同样存在大值掩蔽小值问题。通过定性相似度 S_F 校正，见式(7-34)，得到的积分率宏定量相似度 P，能等权反映各指纹积分率分布比例和总效率。C 和 P 的均值称为宏定量相似度 P_m，见式(7-34)，用其整体监测 **SIEV** 和 **RIEV** 间指纹积分率的分布和总量。指纹均化性变动系数 α，见式(7-35)，用来控制 **SIEV** 和 **RIEV** 之间变动性差异，α 越小越好。

$$S_m = \frac{1}{2}(S_F + S'_F) = \frac{1}{2}\left(\frac{\sum\limits_{i=1}^{n} x_i y_i}{\sqrt{\sum\limits_{i=1}^{n} x_i^2}\sqrt{\sum\limits_{i=1}^{n} y_i^2}} + \frac{\sum\limits_{i=1}^{n}\dfrac{x_i}{y_i}}{\sqrt{n\sum\limits_{i=1}^{n}\left(\dfrac{x_i}{y_i}\right)^2}}\right) \tag{7-33}$$

$$P_m = \frac{1}{2}(C + P) = \frac{1}{2}\left(\frac{\sum\limits_{i=1}^{n} x_i y_i}{\sum\limits_{i=1}^{n} y_i^2} + \frac{\sum\limits_{i=1}^{n} x_i}{\sum\limits_{i=1}^{n} y_i} S_F\right) \times 100\% \tag{7-34}$$

$$\alpha = \left|1 - \frac{\gamma_X}{\gamma_Y}\right| = \left|1 - \frac{P}{C}\right| \tag{7-35}$$

7.5.2 定量相对积分率指纹法

定量相对积分率指纹法（quantified relative integrated efficient profiling，QRIEP）是用系统指纹定量法对相对积分率构成的指纹向量进行定性定量评价，以反映相对积分率向量代表的质量状态。相对积分率的宏定性相似度和变动系数不变，宏定量相似度须经校正，见式(7-36)。

$$P_m = \frac{1}{2}(C + P)\frac{e_S^Y}{e_S^X} = \frac{1}{2}\left(\frac{\sum\limits_{i=1}^{n} x_i y_i}{\sum\limits_{i=1}^{n} y_i^2} + \frac{\sum\limits_{i=1}^{n} x_i}{\sum\limits_{i=1}^{n} y_i} S_F\right)\frac{A_S^Y}{A_S^X} \cdot \frac{T_S^X}{T_S^Y} \times 100\% \tag{7-36}$$

7.5.3 定量柱效指纹法

定量柱效指纹法（quantified column efficiency profiling，QCEP）用系统指纹定量法对柱效构成的指纹向量进行定性定量评价，以反映柱效向量代表的质量状态。样品柱效向量（**SCEV**）和对照柱效向量（**RCEV**）分别为 $X = (x_1, x_2, \cdots, x_n)$ 和 $Y = (y_1, y_2, \cdots, y_n)$，其中 x_i 和 y_i 分别是 **SCEV** 和 **RCEV** 中各柱效指纹。①计算 **SCEV** 和 **RCEV** 间夹角余弦定性相似度 S_F，用该指标清晰地反映 **SCEV** 与 **RCEV** 柱效指纹的分布的相似程度。为消除大值效应，

计算 $\boldsymbol{P}_o$ 和 $\boldsymbol{P}_s$ 间夹角余弦即比率定性相似度。将 S_F 和 S'_F 均值定义为宏定性相似度 S_m，用其整体监测 $\boldsymbol{SCEV}$ 和 $\boldsymbol{RCEV}$ 间柱效指纹数量和分布比例。②计算 $\boldsymbol{X}$ 到 $\boldsymbol{Y}$ 的投影含量相似度 C，以反映 $\boldsymbol{SCEV}$ 与 $\boldsymbol{RCEV}$ 柱效指纹在总量上的相似程度；通过定性相似度 S_F 校正得到定量相似度 P。③将 C 和 P 均值称为宏定量相似度 P_m，用其整体监测 $\boldsymbol{SCEV}$ 和 $\boldsymbol{RCEV}$ 间柱效指纹向量的大小。柱效指纹均化性变动系数 α 主要控制 $\boldsymbol{SCEV}$ 和 $\boldsymbol{RCEV}$ 之间的变动性差异，α 越小越好。用 S_m、P_m 和 α 综合评价柱效指纹大小的方法称为定量柱效指纹法（QCEM），见式（7-33）～式（7-35）。根据 S_m、P_m 和 α 值可将柱效指纹代表的质量划分为 8 个等级，见表 7-2 和表 7-3。

7.5.4　定量相对柱效指纹法

定量相对柱效指纹法（quantified relative column efficiency profiling，QRCEP）　用系统指纹定量法对相对柱效构成的指纹向量进行定性定量评价，以反映相对柱效向量代表的质量状态。定量相对柱效指纹的宏定性相似度和变动系数不变，宏定量相似度须经校正，见式（7-37）。

$$P_m = \frac{1}{2}(C+P)\frac{N_S^Y}{N_S^X} = \frac{1}{2}\left(\frac{\sum_{i=1}^{n}x_iy_i}{\sum_{i=1}^{n}y_i^2} + \frac{\sum_{i=1}^{n}x_i}{\sum_{i=1}^{n}y_i}S_F\right)\frac{N_S^Y}{N_S^X} \times 100\% \tag{7-37}$$

7.5.5　定量分离度指纹法

定量分离度指纹法（quantified resolution profiling，QRP）　用系统指纹定量法对分离度构成的指纹向量进行定性定量评价，以反映分离度向量代表的质量状态。样品分离度指纹向量（$\boldsymbol{SRFV}$）和对照分离度指纹向量（$\boldsymbol{RRFV}$）分别被定义为 $\boldsymbol{X}=(x_1, x_2, \cdots, x_n)$ 和 $\boldsymbol{Y}=(y_1, y_2, \cdots, y_n)$。其中 x_i 和 y_i 分别是 $\boldsymbol{SRFV}$ 和 $\boldsymbol{RRFV}$ 中各分离度指纹。通过计算 $\boldsymbol{SRFV}$ 和 $\boldsymbol{RRFV}$ 间夹角余弦可得定性相似度 S_F，该指标虽然能清晰地反映 $\boldsymbol{SRFV}$ 与 $\boldsymbol{RRFV}$ 分离度指纹分布相似程度，但大值掩蔽小值。为消除大值效应使各分离度指纹等权，我们将 $\boldsymbol{Y}$ 变成 $\boldsymbol{P}_0=(1, 1, 1, \cdots, 1)$，将 $\boldsymbol{X}$ 变成 $\boldsymbol{P}_s=\left(\frac{x_1}{y_1}, \frac{x_2}{y_2}, \cdots, \frac{x_n}{y_n}\right)$，然后计算 $\boldsymbol{P}_0$ 和 $\boldsymbol{P}_s$ 间夹角余弦，并定义为比率定性相似度 S'_F。综合两种性质取 S_F 和 S'_F 均值定义为宏定性相似度 S_m，用其整体监测 $\boldsymbol{SRFV}$ 和 $\boldsymbol{RRFV}$ 间分离度指纹数目和分布比例。为定量分离度指纹，计算 $\boldsymbol{X}$ 到 $\boldsymbol{Y}$ 的投影，得投影含量相似度 C，以反映 $\boldsymbol{SRFV}$ 分离度指纹与 $\boldsymbol{RRFV}$ 分离度指纹在总量上相似度，但也存在大值掩蔽小值。通过定性相似度 S_F 校正，得到定量相似度 P，能等权反映各分离度指纹分布比例和总量。综合两种定量性质取 C 和 P 均值称为宏定量相似度 P_m，用其整体监测 $\boldsymbol{SRFV}$ 和 $\boldsymbol{RRFV}$ 间分离度大小。指纹均化性变动系数 α，主要反映 $\boldsymbol{SRFV}$ 和 $\boldsymbol{RRFV}$ 之间变动性差异，α 越小越好。综合 S_m、P_m 和 α 以鉴定分离度指纹系统高低的方法称为定量分离度指纹法（ICEM）。根据 S_m、P_m 和 α 值可将分离度法划分为 8 个等级，划分标准如表 7-2，细分标准如表 7-3。

7.5.6　定量相对分离度指纹法

定量相对分离度指纹法（quantified relative resolution profiling，QRRP）　用系统指纹定量法对相对分离度构成的向量进行定性定量评价，以反映相对分离度向量代表的质量状态。定量相对分离度指纹的宏定性相似度和变动系数不变，宏定量相似度须经校正，见式(7-38)。

$$P_m = \frac{1}{2}(C + P)\frac{R_S^Y}{R_S^X} = \frac{1}{2}\left(\frac{\sum\limits_{i=1}^{n} x_i y_i}{\sum\limits_{i=1}^{n} y_i^2} + \frac{\sum\limits_{i=1}^{n} x_i}{\sum\limits_{i=1}^{n} y_i}S_F\right)\frac{R_S^Y}{R_S^X} \times 100\% \tag{7-38}$$

表 7-2　评价中药质量 8 级的划分标准

质量等级	S_m	P_m/%	α	质量	Quality
G1	≥0.95	95～105	≤0.05	极好	Best
G2	≥0.90	90～110	≤0.10	很好	Better
G3	≥0.85	85～115	≤0.15	好	Good
G4	≥0.80	80～120	≤0.20	良好	Fine
G5	≥0.70	70～130	≤0.30	中等	Moderate
G6	≥0.60	60～140	≤0.40	一般	Common
G7	≥0.50	50～150	≤0.50	次等	Defective
G8	<0.5	0～∞	>0.50	劣	Inferior

（1）8 等级划分标准的英文表述方法

[If $S_m \geqslant$, $P_m \in$, $\alpha \leqslant$, then quality]：G1＝[0.95，95～105，0.05，best]；G2＝[0.90，90～110，0.10，better]；G3＝[0.85，85～115，0.15，good]；G4＝[0.80，80～120，0.20，fine]；G5＝[0.70，70～130，0.30，moderate]；G6＝[0.60，60～140，0.40，common]；G7＝[0.50，50～150，0.50，defective]；G8＝[<0.50，0～∞，>0.50，inferior]。

（2）8 等级划分标准的中文表述方法

[如果 $S_m \geqslant$，$P_m \in$，$\alpha \leqslant$，质量]：G1＝[0.95，95～105，0.05，极好]；G2＝[0.90，90～110，0.10，很好]；G3＝[0.85，85～115，0.15，好]；G4＝[0.80，80～120，0.20，良好]；G5＝[0.70，70～130，0.30，中等]；G6＝[0.60，60～140，0.40，一般]；G7＝[0.50，50～150，0.50，次等]；G8＝[<0.50，0～∞，>0.50，劣]。

表 7-3　评价中药质量 8 级的细分标准

质量等级	亚级	S_m	P_m/%	α	质量	Quality
G1		≥0.95	95～105	≤0.05	极好	Best
G2		≥0.90	90～110	≤0.10	很好	Better
G3		≥0.85	85～115	≤0.15	好	Good
G4		≥0.80	80～120	≤0.20	良好	Fine
G5	5up	≥0.75	75～125	≤0.25	中上	Moder/up
	5dn	≥0.70	70～130	≤0.30	中下	Moder/dn
G6	6up	≥0.65	65～135	≤0.35	一般/上	Comn/up
	6dn	≥0.60	60～140	≤0.40	一般/下	Comn/dn
G7	7up	≥0.55	55～145	≤0.45	次上	Defect/up
	7dn	≥0.50	50～150	≤0.50	次下	Defect/dn
G8		<0.5	0～∞	>0.50	劣	Inferior

（3）8等级细分标准的英文表述方法

[If $S_m \geqslant$，$P_m \in$，$\alpha \leqslant$，then quality]：G1＝[0.95，95～105，0.05，best]；G2＝[0.90，90～110，0.10，better]；G3＝[0.85，85～115，0.15，good]；G4＝[0.80，80～120，0.20，fine]；G5up＝[0.75，75～125，0.25，moder/up]；G5dn＝[0.70，70～130，0.30，moder/dn]；G6up＝[0.65，65～135，0.35，comn/up]；G6dn＝[0.60，60～140，0.40，comn/dn]；G7up＝[0.55，55～145，0.45，defect/up]；G7dn＝[0.50，50～150，0.50，defect/dn]；G8＝[<0.50，0～∞，>0.50，inferior]。

（4）8等级细分标准的中文表述方法

[If $S_m \geqslant$，$P_m \in$，$\alpha \leqslant$，质量]：G1＝[0.95，95～105，0.05，极好]；G2＝[0.90，90～110，0.10，很好]；G3＝[0.85，85～115，0.15，好]；G4＝[0.80，80～120，0.20，良好]；G5 上＝[0.75，75～125，0.25，中上]；G5 下＝[0.70，70～130，0.30，中下]；G6 上＝[0.65，65～135，0.35，一般/上]；G6 下＝[0.60，60～140，0.40，一般/下]；G7 上＝[0.55，55～145，0.45，次上]；G7 下＝[0.50，50～150，0.50，次下]；G8＝[<0.50，0～∞，>0.50，劣]。

▶ 7.6　中药指纹超信息软件 4.0

北大维信生物科技有限公司于 2015 年 6 月引入沈阳药大学大孙国祥教授课题组开发的"中药色谱指纹图谱超信息特征数字化评价系统 4.0"中文版软件，见图 7-3 到图 7-6。在血脂康胶囊和其原料及中间体数字化质量控制方面进行了广泛的研究，北大维信生物科技有限公司采用定量指纹图谱的数字化评价技术进行产品的质量控制研究。

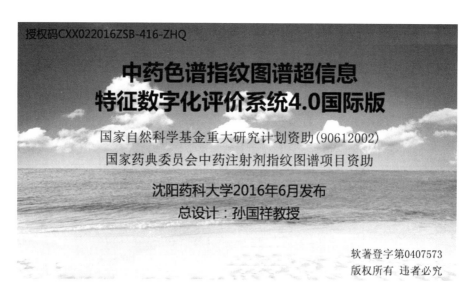

图 7-3　"中药色谱指纹图谱超信息特征数字化评价系统 4.0"国际版的启动画面

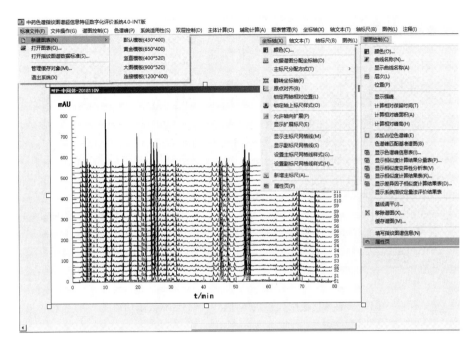

图 7-4 "中药色谱指纹图谱超信息特征数字化评价
系统 4.0"国际版的图表模板和谱图控制及坐标轴菜单

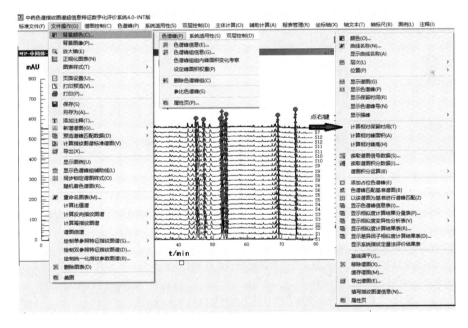

图 7-5 "中药色谱指纹图谱超信息特征数字化评价
系统 4.0"国际版的文件操作和色谱图及右键菜单功能图

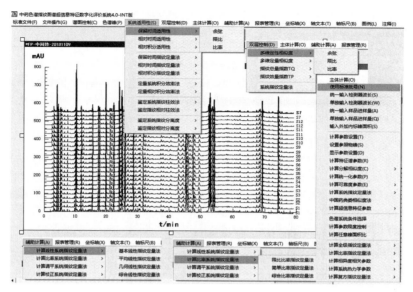

图7-6 "中药色谱指纹图谱超信息特征数字化评价系统4.0"
国际版的系统适用性和主体计算及辅助计算菜单功能图

（孙国祥）

参　考　文　献

［1］　孙国祥，闫波，侯志飞，等．中药色谱指纹图谱评价方法研究进展［J］．中南药学，2015，13（7）：673-681.

［2］　刘永锁，孟庆华，蒋淑敏，等．相似系统理论用于中药色谱指纹图谱的相似度评价［J］．色谱，2005，23（2）：158-163.

［3］　孙国祥，智雪枝，张春玲，等．中药色谱指纹图谱超信息特征数字化评价系统［J］．中南药学，2007，5（6）：
549-555.

［4］　刘永锁，曹敏，王义明，等．相似系统理论定量评价中药材色谱指纹图谱的相似度［J］．分析化学，2006，34
（3）：333-337.

［5］　聂磊，曹进，罗国安，等．中药指纹图谱相似度评价方法的比较［J］．中成药，2005，27（3）：249-252.

［6］　孙国祥，孙万阳，张晶，等．中药质量一致性评价体系-基于定量指纹图谱检查的中药标准制剂控制模式的解析［J］．中
南药学，2018，16（1）：1-13.

［7］　孙国祥，张玉静，孙万阳，等．中药一致性评价关键问题——中药标准制剂控制模式和定量指纹图谱检查项［J］．
中南药学，2016，14（10）：1025-1032＋1025.

［8］　刘娟，冯芮，蒲忠慧，等．指纹图谱结合HPLC定量分析在中药川芎质量评价中的应用研究［J］．中药材，2019，
42（2）：353-357.

［9］　孙国祥，车磊，李闫飞．一种评价多波长中药色谱指纹图谱新方法-均谱法［J］．中南药学，2011，9（7）：
533-538.

［10］　谷瑞敏，郭治昕，刘巍巍，等．中药色谱指纹图谱相似度评价新模型及其论证［J］．中成药，2009，31（1）：1-4.

［11］　孙国祥，李闫飞，邵艳玲，等．中药紫外指纹图谱超信息特征数字化和定量化评价方法研究［J］．中南药学，
2013，11（4）：293-298.

［12］　孙国祥，侯志飞，李文颖，等．中药多元多维指纹图谱特征与构成方式及评价方法研究［J］．中南药学，2014，
12（6）：497-504.

［13］　孙国祥，孙万阳，宋思洋，等．中药色谱指纹图谱评价方法的不确定度和可靠度研究［J］．中南药学，2011，9
（5）：366-371.

［14］　张丽增，张慧芳，刘晓节，等．基于HPLC指纹图谱多软件分析的山西远志药材质量均一性评价［J］．山西医科
大学学报，2012，43（7）：498-502.

［15］　曹玲，刘莉莉，王连芝，等．多维指纹图谱在中药质量评价中的应用［J］．中国医药导报，2014，11（24）：164-
166＋F0003.

第 **8** 章
血脂康胶囊的药效与安全性

血脂康胶囊属于常见的中成药，是一种红曲米的提取物，其中包含天然存在的他汀类药物，血脂康胶囊最初被推荐用于治疗血脂异常[1-2]。近年来，人们对血脂康胶囊在糖尿病、高血压、心血管疾病、脑卒中和脂肪性肝病等疾病的治疗中进行了探索，本章对血脂康胶囊的临床疗效，如调节机体血脂代谢、与其他药物联用治疗各种疾病等进行论述。随着血脂康胶囊在市场的需求量越来越大，全面的知识将有助于解释和评估其药效特性。

血脂康胶囊的主要化学成分为 13 种天然洛伐他汀及其同系物，每粒血脂康胶囊中含有不少于 2.5 mg 洛伐他汀，还含有异黄酮、甾醇类物质、20 种氨基酸、不饱和脂肪酸及多种微量元素[3]，与化学合成的洛伐他汀不同的是，血脂康胶囊中所含的天然洛伐他汀类物质在体内具有较高的溶解度。但西药洛伐他汀基本以内酯型结构为主。随着中药的发展，许多研究人员把目光转移到含有天然他汀类物质的血脂康胶囊[4]，血脂康胶囊中内酯型和酸型洛伐他汀以 1:1 的形式存在，更容易被吸收且对肝肾的副作用也较小。除此之外，红曲的活血化瘀作用，不饱和脂肪酸抑制甘油三酯（TG）合成的作用，异黄酮有部分雌激素样作用等，说明血脂康胶囊除了能代替他汀类药物治疗高脂血症外，还适用于患有高血压、糖尿病、冠心病等疾病的各种心血管风险人群[5]且具有较高的安全性和有效性，因此，值得对其推广并展开深入的研究。

▶ 8.1 高脂血症的基础治疗和血脂康胶囊治疗

我国高脂血症人群逐渐增多，高脂血症是多种疾病的发病因素，大大地增加了冠心病、高血压、糖尿病的发病率[6]。当机体血脂代谢异常时可导致胰腺的腺泡细胞受损，造成机体代谢紊乱，从而诱发高脂血症性胰腺炎（HLP）。目前针对 HLP，临床上主要以药物治疗为主。常用的治疗药物是非诺贝特胶囊，但当患者出现紧急状况时，单一用药疗法很难达到理想的治疗效果。张艳青等[7]从改善机体炎症状态及血脂代谢为突破口，以此来控制病情的发展。按回顾性分析法选择2018年1月至2020年10月临沂市人民医院收治的102例高脂血症性胰腺炎患者为研究对象，并根据入院时间分为两组，以2019年6月为分界线，入院时间在此之前者为对照组，入院时间在此之后者为观察组，各51例。对照组给予非诺贝特胶囊治疗，观察组在此基础上加用血脂康胶囊治疗，疗程2周后比较两组患者血液流变学指标、炎症因子、血脂代谢指标等变化，并统计两组患者的出院时间。采集治疗前后两组患者空腹静脉血5ml，用酶联免疫吸附试验检测血脂代谢水平的变化。

治疗后观察组血液流变学指标水平［全血高切黏度（HBV）、全血低切黏度（LBV）、血浆黏度（PV）、红细胞聚集指数（Arbc）］，见表8-1，炎症因子［巨噬细胞移动抑制因子（MIF）、核因子κB（NF-κB）、可溶性白细胞介素-2受体（sIL-2R）、白细胞介素-32（IL-32）］，见表8-2，以及血脂代谢指标水平［游离脂肪酸（FFA）、载脂蛋白B（ApoB）、甘油三酯］见表8-3，均较对照组低。

表 8-1　两组患者治疗前后的血液流变学指标水平比较（$\bar{x} \pm \sigma$）

组别	例数	HBV/mPa·s		LBV/mPa·s		PV/mPa·s		Arbc	
		治疗前	治疗后	治疗前	治疗后	治疗前	治疗后	治疗前	治疗后
观察组	51	6.12±1.17	2.28±0.48[a]	6.57±1.68	3.01±0.53[a]	1.63±0.27	0.79±0.11[a]	2.76±0.42	1.42±0.13[a]
对照组	51	6.10±1.14	4.12±0.70[a]	6.55±1.65	4.43±0.74[a]	1.61±0.25	1.04±0.20[a]	2.73±0.40	2.02±0.27[a]
t 值		0.087	15.481	0.060	11.141	0.388	7.821	0.369	14.298
P 值		0.930	<0.001	0.951	<0.001	0.698	<0.001	0.712	<0.001

a 与本组治疗前比较，$P<0.05$。

表 8-2　两组患者治疗前后的炎症状态指标水平比较（$\bar{x} \pm \sigma$）

组别	例数	MIF/ng/L		NF-κB/mol/mL		sIL-2R/ng/mL		IL-32/ng/mL	
		治疗前	治疗后	治疗前	治疗后	治疗前	治疗后	治疗前	治疗后
观察组	51	46.75±5.69	23.15±4.63[a]	26.78±4.13	9.89±2.42[a]	375.67±19.63	242.39±13.17[a]	80.47±11.35	33.85±8.62[a]
对照组	51	46.71±5.64	31.40±5.04[a]	26.74±4.30	14.69±3.27[a]	375.62±19.59	291.45±15.19[a]	80.42±11.30	50.42±9.81[a]
t 值		0.035	8.608	0.047	8.426	0.012	17.427	0.022	9.061
P 值		0.971	<0.001	0.961	<0.001	0.989	<0.001	0.982	<0.001

a 与本组治疗前比较，$P<0.05$。

表 8-3　两组患者治疗前后的血脂代谢相关指标水平比较（$\bar{x} \pm \sigma$）

组别	例数	FFA/μmol/L		ApoB/mmol/L		甘油三酯/mmol/L	
		治疗前	治疗后	治疗前	治疗后	治疗前	治疗后
观察组	51	896.47±49.53	421.60±40.33[a]	1.76±0.18	1.08±0.10[a]	12.93±2.44	5.28±1.03[a]
对照组	51	892.40±49.48	529.43±42.61[a]	1.75±0.16	1.24±0.13[a]	12.91±2.42	9.14±1.79[a]
t 值		0.415	13.125	0.296	6.966	0.041	13.347
P 值		0.678	<0.001	0.767	<0.001	0.966	<0.001

a 与本组治疗前比较，$P<0.05$。

治疗后，观察组治疗总有效率为96.08%，较对照组（76.47%）高，差异有统计学意义（$P<0.05$），见表8-4。研究结果表明血脂康胶囊联合非诺贝特胶囊可提高药物疗效，调节血液流变学指标水平，改善机体炎症状态及血脂代谢，缩短患者住院时间。这可能得益于血脂康胶囊中的不饱和脂肪酸和他汀类物质，这些物质具有较好的抗血栓、降血脂的功效，

其中不饱和脂肪酸还具有抗炎、抗脂质过氧化作用，因此能够起到改善机体炎症状态的功效。

表 8-4　两组患者的疗效比较　　　　　　单位：%

组别	例数	显效	有效	无效	总有效
观察组	51	37(72.55)	12(23.53)	2(3.92)	49(96.08)
对照组	51	14(27.45)	25(49.02)	12(23.53)	39(76.47)
χ^2 值					8.279
P 值					0.004

血脂康胶囊中的 monacolin 很容易被肠道吸收，也很容易被细胞色素 P450 3A4 酶（CYP3A4）代谢[8]，被认为是红曲降血脂作用的主要活性物质。Monacolin 通过抑制 β-羟基-β-甲戊二酸单酰辅酶 A 还原酶（HMG-CoA reductase），干扰生物合成胆固醇的中间体——甲羟戊酸的合成，抑制异戊烯焦磷酸、牻牛儿基焦磷酸、焦磷酸法呢酯合成三十六碳六烯、羊毛固醇，最终抑制胆固醇的生成[9]，见图 8-1。

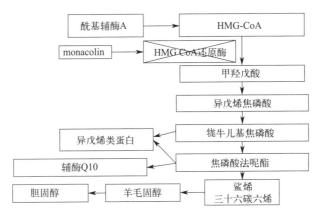

图 8-1　monacolin 抑制胆固醇形成的机制

8.2　高血压及其并发症治疗

高血压是国际上最常见的心血管疾病，多伴有并发症，如长期血压升高，导致心脏负荷过重，会引起心室肥厚、血管壁增厚，心功能下降，很有可能发生左室重构，即高血压患者，患心血管疾病的概率会大幅增加[10]。动脉硬化程度是高血压和心脑血管疾病发生的独立预测指标，故可以选择能够改善动脉硬化程度的药物来预防心脑血管疾病的发生。凌永珍等[11]　根据已有的临床资料，以回顾分析法选择从 2018 年 6 月到 2020 年 12 月中国人民解放军南部战区总医院收治的 128 例老年高血压左室肥厚患者作为研究对象，将其分为观察组（68 例）和对照组（60 例），对照组用血管紧张素 Ⅱ 受体拮抗剂进行常规的降压治疗，观察组在此基础上再加用血脂康胶囊治疗。治疗 6 个月后，观察两组患者治疗前后的血压和血脂指标［总胆固醇（TC）、三酰甘油（TG）、低密度脂蛋白胆固醇（LDL-C）、高密度脂蛋白胆固醇（HDL-C）］、颈动脉内膜中层厚度（IMT）和颈动脉斑块 Crouse 积分、动态动脉硬化指数（AASI）和左室重量指数（LVMI）。结果见表 8-5、表 8-6。

表 8-5　对照组与观察组患者治疗前后血压和血脂指标比较 ($\bar{x}\pm\sigma$)

组别	时间	血压/mmHg			血脂指标/(mmol/L)			
		收缩压	舒张压	脉压差	TC	TG	LDL-C	HDL-C
对照组	治疗前	164.22±9.30	98.80±8.12	65.44±8.63	6.82±0.95	2.33±0.42	3.80±0.42	0.95±0.26
($n=60$)	治疗后	135.41±8.52	78.20±7.22	57.51±7.40	6.92±0.94	2.27±0.44	3.95±0.53	0.95±0.37
观察组	治疗前	162.91±8.92	98.52±7.73	64.42±8.10	6.70±0.83	2.29±0.37	3.74±0.33	0.94±0.32
($n=68$)	治疗后	120.80±7.33	74.52±6.44	46.32±7.20	4.28±0.91	1.85±0.52	2.77±0.51	1.25±0.43
t/P 对照组(治疗前后)		17.693/<0.001	14.685/<0.001	5.403/<0.001	0.580/0.563	0.764/0.446	1.718/0.088	0.000/1.000
t/P 观察组(治疗前后)		30.077/<0.001	19.671/<0.001	13.772/<0.001	16.202/<0.001	5.685/<0.001	13.168/<0.001	4.769/<0.001
t/P 组间值(治疗后)		10.429/<0.001	3.048/0.003	8.661/<0.001	16.128/<0.001	4.879/<0.001	12.825/<0.001	4.203/<0.001

表 8-6　对照组与观察组患者治疗前后 IMT、Crouse 积分、AASI 和 LVMI 比较 ($\bar{x}\pm\sigma$)

组别	时间	IMT/mm	Crouse 积分/分	AASI	LVMI/(g/m²)
对照组($n=60$)	治疗前	1.14±0.15	3.23±0.42	0.60±0.19	147.30±18.51
	治疗后	1.16±0.18	3.29±0.38	0.62±0.18	129.71±19.70
观察组($n=68$)	治疗前	1.12±0.17	3.19±0.49	0.63±0.18	145.90±16.22
	治疗后	0.89±0.20	2.66±0.45	0.51±0.20	115.52±19.20
t/P 对照组(治疗前后)		0.661/0.510	0.821/0.413	0.592/0.555	5.040/<0.001
t/P 观察组(治疗前后)		7.226/<0.001	6.569/<0.001	3.678/<0.001	9.967/<0.001
t/P 组间值(治疗后)		7.985/<0.001	8.495/<0.001	3.253/0.001	4.122/<0.001

　　治疗 6 个月后，观察组患者 TC、TG、LDL-C 水平均低于治疗前及对照组且血压各参数也均低于治疗前及对照组，而 HDL-C 水平高于治疗前及对照组，说明长期服用血脂康胶囊可改善大动脉弹性[12]且能够起到一定的抗炎、抗氧化的功效；观察组患者 IMT、Crouse 积分、AASI 和 LVMI 均低于治疗前及对照组。说明长期服用血脂康胶囊能有效改善老年高血压左室肥厚患者动脉硬化程度，同时改善老年高血压患者左室重构，逆转其左室肥厚。

　　张慧晓[13]在基于安慰剂对照的情况下，也评价了血脂康胶囊对高脂血症患者的血脂调节的有效性和安全性，虽然与凌永珍等[11]的研究方法不同，但两者治疗结果相同，其研究结果证明了血脂康胶囊有较好的临床疗效，而且对高血压有很好的辅助治疗作用。

　　据推测，血脂康胶囊降低血浆 PIP（血浆 PIP 的水平可以在一定程度上代表心肌纤维化的程度）的机制是：血脂康胶囊中的洛伐他汀能够呈剂量依赖性抑制巨噬细胞 HMG-CoA 还原酶，通过减少甲羟戊酸的产生而影响 MMP-2 翻译后的异戊二烯化修饰，从而抑制 MMP-2 的分泌[14]，而 MMP-2 是胶原合成的关键酶[15]（MMP-2 是巨噬细胞所分泌的基质金属蛋白酶，如果 MMP 家族水平升高，可能会引发炎症性疾病和心血管疾病等）。血脂康胶囊对高血压患者心肌纤维化即过度胶原累积生化指标的改善，可能会对改善心室舒张功能产生有益效应[16]。

▶ 8.3　动脉粥样硬化性心血管疾病（ASCVD）发病机制与治疗

　　动脉粥样硬化性心血管疾病（ASCVD）是一种特殊的慢性炎症性疾病，血脂异常是发生 ASCVD 最危险的发病因素[17]。徐瑞霞等[18]研究发现 LDL 的颗粒大小与其在 ASCVD

发病机制中的作用密切相关。将未服用降脂药物治疗的 40 例研究对象均等地分为血脂康胶囊组和对照组，每组 20 例，疗程 8 周，观察 LDL 的颗粒和氧化型低密度脂蛋白（ox-LDL）的变化，采用 Lipoprint 脂蛋白分类检测系统对 LDL 颗粒进行分类。

血脂康胶囊治疗 8 周后，血清 TC、TG、载脂蛋白 B（ApoB）、LDLC 水平较基线下降（$P<0.05$），血清载脂蛋白 AI（ApoAI）和 HDLC 水平无明显变化。血脂康胶囊组的小颗粒 LDLC 浓度及百分比、ox-LDL 水平均有显著下降（$P<0.05$）而对照组均无明显变化，见表 8-7。其中小颗粒 LDL 作为动脉粥样硬化和冠心病发生的预测因子，韩耀霞等发现在稳定型冠心病患者中，血清前蛋白转化酶枯草溶菌素 9（PCSK9）能够与 LDL 受体结合[19]，导致对胆固醇的摄取和分解能力下降，引起血脂升高。

表 8-7　血脂康胶囊对血脂谱、LDL 颗粒和 ox-LDL 水平的影响（$\bar{x}\pm\sigma$）

指标	对照组($n=20$)		血脂康胶囊组($n=20$)	
	基线	8 周	基线	8 周
TC/(mmol/L)	4.86±1.11	4.89±0.97	5.08±1.03	4.14±0.87[b]
TG/(mmol/L)	1.46±0.82	1.51±0.93	1.55±0.61	0.95±0.38[a]
ApoA-I/(g/L)	1.42±0.35	1.38±0.29	1.81±0.72	1.70±0.35
ApoB/(g/L)	1.08±0.19	1.11±0.26	1.03±0.16	0.83±0.17[a]
HDLC/(mg/dL)	47.56±8.84	46.93±9.11	61.56±20.30	64.26±21.50
LDLC/(mg/dL)	101.48±20.75	102.46±21.48	123.34±23.99	87.26±24.45[b]
大颗粒 LDLC/(mg/dL)	30.50±7.65	30.00±7.81	21.56±5.57	18.78±3.87
中等颗粒 LDLC/(mg/dL)	14.08±8.25	14.09±8.65	12.67±7.71	9.11±4.81
小颗粒 LDLC/(mg/dL)	2.50±2.47	2.55±2.58	6.33±7.78	1.78±2.17[a]
大颗粒 LDL/%	15.84±2.93	15.67±3.01	10.61±1.94	11.97±2.27
中等颗粒 LDL/%	7.26±3.95	7.30±4.14	6.51±3.63	5.72±2.58
小颗粒 LDL/%	1.34±1.10	1.35±1.16	3.07±3.09	1.09±1.12[a]
ox-LDL/(U/L)	47.34±11.00	47.43±11.08	49.20±15.01	36.36±5.31[a]

a 为 $P<0.05$，b 为 $P<0.001$，与同组基线值比较。

血脂康胶囊对血脂谱的影响已有报道，但对于 LDL 颗粒的分布影响却是首次提出，徐瑞霞等[18] 用 1200mg/d 血脂康胶囊治疗 8 周可以显著降低高脂血症患者小颗粒 LDLC 的浓度及其百分比，可以改善 LDL 颗粒的分布表型，进而起到降血脂、抗动脉硬化的作用；同时，还可显著降低高脂血症患者血清 ox-LDL 浓度，ox-LDL 是不稳定型冠心病患者未来心肌梗死风险的预测因子[20]，血脂康胶囊能显著降低其浓度水平，减轻其氧化应激反应，进而能够起到抗动脉粥样硬化的功效，这揭示了血脂康胶囊的多种抗动脉粥样硬化作用机制[21]。因此，血脂康胶囊治疗可显著降低血脂水平，降低冠心病患者的心血管事件发生率，减少不良反应的发生[22]。此外，中国冠心病二级预防研究（CCSPS）临床试验证实，血脂康胶囊可有效降低心血管事件的发生率和冠心病病死率，并具有良好的安全性[23]。

随着对血脂康胶囊治疗相关研究的不断深入，血脂康胶囊心血管临床获益已远超出其降脂作用：一方面得益于其主要成分为 HMG-CoA 还原酶抑制剂[24]；另一方面也与其多成分发挥的协同作用相关[25]。血脂康胶囊降脂外的心血管临床获益的可能作用机制概括为：增加内皮活性、保护内皮祖细胞、改善氧化应激及减轻炎症反应[26]，见图 8-2。

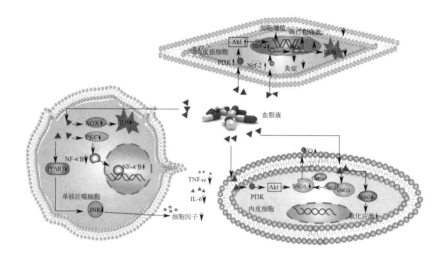

图 8-2　血脂康胶囊降脂外心血管保护机制

eNOS：endothelial nitric oxide synthase，内源性一氧化氮合酶；Cav-1：caveolin-1，小窝蛋白；

GSSG：oxidized glutathione，氧化型谷胱甘肽；PI3K：phosphoinositide 3-kinase，磷脂酰肌醇 3 激酶；

Akt：protein kinase B，蛋白激酶 B；NF-κB：nuclear factor κB，核因子 κB；

PKC：protein kinase C，蛋白激酶 C；NOX：nicotinamide adenine dinucleotide phosphate oxidase，

烟酰胺腺嘌呤二核苷酸磷酸氧化酶；ROS：reactive oxygen species，活性氧；PPARγ：peroxisome proliferators

activated receptor γ，过氧化物酶体增殖物激活受体 γ；JNK：c-Jun N-terminal kinase，c-Jun 氨基末端激酶；

Nrf-2：nuclear factor erythroid 2-related factor，核因子 E2 相关因子 2；HO-1：Heme oxygenase-1，血红素加氧酶 1

8.4　脑卒中发病机制及治疗

脑卒中（stroke）又称中风或脑血管意外，属于起病急、变化迅速的脑血管堵塞或破裂导致大脑缺血而引起脑部组织损伤的一类疾病[27]。大动脉粥样硬化是急性缺血性脑卒中（AIS）最常见的发病因素，而 LDL 被认为是动脉粥样硬化的重要危险因素[28]。彭婉慧等[29] 根据已有的临床资料，按回顾分析法选取 2018 年 12 月至 2020 年 11 月于南京江北人民医院住院治疗的 96 例 AIS 患者作为研究对象，将其分为湿热体质组（46 例）和平和体质组（50 例），两组在常规治疗的基础上均给予血脂康胶囊治疗，0.6 g/次，2 次/d，疗程 2周，采用 Lipoprint LDL System 检测 7 种 LDL 亚型水平。

治疗两周后，观察两组患者治疗前后 LDL1～7 水平变化，见表 8-8、表 8-9。在 7 种 LDL 亚型中，LDL3～7 为小分子 LDL（sdLDL），sdLDL 有较强致动脉硬化和冠心病发病的风险，其机制可能是小颗粒的 LDL 越容易汇聚，则越容易到达斑块的下层内皮层，形成斑块；而且密集的 LDL 小颗粒对动脉蛋白质有较高的亲和力，因此在动脉壁停留的时间增加，随之衍生成动脉粥样硬化[30]。

治疗后，结果显示不同体质的 AIS 患者服用血脂康胶囊后，疗效有一定的差异。用血脂康胶囊治疗后，可抑制 LDLC 合成，从而抑制炎症细胞因子的释放，sdLDL 水平也明显降低[31-32]。此外，王景文等[33] 还指出血脂康胶囊中的红曲成分具备抑制巨噬细胞所分泌的基质金属蛋白酶-2（MMP-2）活性的作用，如果 MMP 家族水平升高，可能会引发炎症性

疾病和心血管疾病等，因此，血脂康胶囊能预防或减少动脉粥样硬化斑块破裂所引发的急性心血管事件的发生[29-33]。但是血脂康胶囊对不同LDL亚型的影响，尚有待进一步研究[29]。

表8-8　两组患者治疗前后LDL1、LDL2及LDL3水平的比较（$\bar{x} \pm \sigma$，mmol/L）

组别	n	LDL1		t 值	P 值	LDL2		t 值	P 值	LDL3		t 值	P 值
		治疗前	治疗后			治疗前	治疗后			治疗前	治疗后		
平和体质组	50	18.32±9.29	19.29±8.08	−1.150	0.260	20.86±9.27	18.86±6.38	1.720	0.097	12.18±5.74	8.86±5.28	3.282	0.003
湿热体质组	46	20.48±6.30	19.09±5.36	1.230	0.232	12.52±4.50	13.39±6.93	−0.779	0.444	8.86±5.28	4.65±2.90	−1.994	0.059
t 值		−1.322	0.142			5.530	4.027			8.762	4.783		
P 值		0.190	0.888			<0.001	<0.001			<0.001	<0.001		

表8-9　两组患者治疗前后LDL4、LDL5、LDL6及LDL7水平的比较［M（QR），mmol/L］

组别	n	LDL4		z 值	P 值	LDL5		z 值	P 值
		治疗前	治疗后			治疗前	治疗后		
平和体质组	50	6.00(8.25)	2.00(6.00)	−2.708	0.007	1.00(3.50)	0.00(1.25)	−2.691	0.007
湿热体质组	46	1.00(1.00)	1.00(2.00)	−0.473	0.639	0.00(0.25)	0.00(0.00)	−2.470	0.805
z 值		−5.382	−3.704			−4.094	−1.866		
P 值		<0.001	<0.001			<0.001	0.062		

组别	n	LDL6		z 值	P 值	LDL7		z 值	P 值
		治疗前	治疗后			治疗前	治疗后		
平和体质组	50	0.00(0.00)	0.00(0.00)	−0.886	0.376	0.00(0.00)	0.00(0.00)	−0.804	0.421
湿热体质组	46	0.00(0.00)	0.00(0.00)	−1.104	0.295	0.00(0.00)	0.00(0.00)	−1.472	0.141
z 值		−0.479	−0.635			−1.500	−0.769		
P 值		0.632	0.525			0.134	0.442		

8.5　非酒精性脂肪性肝病(NAFLD)发病机制及血脂康胶囊治疗机制

非酒精性脂肪性肝病（NAFLD）已经成为发达国家最常见的肝脏疾病。当人的机体血脂代谢异常时，容易形成脂肪堆积，进而可能发展为非酒精性脂肪性肝炎（NASH），严重的甚至可能发展为肝硬化、肝癌[34]。经研究证明，肝脏中的AMPK被激活后，能够促进脂肪酸（FA）氧化，抑制胆固醇（LDLC）合成、脂肪（FAT）生成和甘油三酯合成。Zhang J 等采用棕榈酸（PA）处理HepG2细胞诱导脂肪生成，研究激活AMPK后肝细胞脂肪变性模型脂质积累的减轻情况。

PA诱导的HepG2细胞经过血脂康胶囊处理后，该细胞内的甘油三酯（TG）含量和平均脂滴面积均有所降低。在该研究中发现，血脂康胶囊能上调肝脏细胞的PPARα和apoA5的表达，而载脂蛋白A5（apoA5）是TG的代谢调控因子之一，同时也是PPARα的靶基因，血脂康胶囊也是通过这一机制使肝细胞内的TG含量降低。

该研究也首次证明了血脂康胶囊可以保护肝细胞免受游离脂肪酸（FFA）诱导的脂质积累，即对肝细胞具有抗脂肪生成作用，可预防肝细胞脂肪变性。此外，血脂康胶囊调节脂质代谢的 AMPK 或其他相关信号通路的下游靶点仍有待于研究。随着对血脂康胶囊作用机制的进一步了解，血脂康胶囊可能有助于预防肝细胞脂肪生成和 NASH，需要进一步研究与探求。

8.6 血脂康胶囊对糖尿病肾病（DKD）的治疗

糖尿病是我国患病人数最多的慢性病之一，严重的患者可能会诱发肾脏功能障碍的微血管病变，发展为糖尿病肾病（DKD）[35]。据研究发现，约 $20\%\sim40\%$ 的糖尿病患者病情可发展为 DKD。2 型糖尿病患者常伴有血脂代谢异常[36]，血脂代谢异常一定程度上会对肾脏产生损伤，调脂治疗作为综合管理的一部分可以改善 DKD 预后。袁玉红等[37] 研究了血脂康胶囊对Ⅲ期 DKD 的治疗效果及安全性，选择 2020 年 6 月至 2020 年 12 月青岛市城阳区人民医院门诊就诊的 96 名Ⅲ期 DKD 患者，按照治疗方法分为对照组（53 例）和治疗组（43 例），治疗组在对照组（二甲双胍治疗）的基础上给予血脂康胶囊治疗，疗程 3 个月。两组肾脏的各功能指标，见表 8-10。

添加血脂康胶囊的治疗组治疗 3 个月后，TC、LDL、HDL 等水平与其他临床研究结果相同，治疗组治疗后尿白蛋白/尿肌酐（UACR）、C 反应蛋白（CRP）、肿瘤坏死因子-α（TNF-α）、白细胞介素-18（IL-18）和白细胞介素-6（IL-6）水平均低于治疗前和对照组，表明肾损害程度降低，对肾小球滤过无影响，可能的机制是血脂康胶囊抑制炎症因子的分泌，改善炎症状态，清除氧自由基，调节氧化应激反应并改善血管内皮细胞等[38]，也可能与调节血脂水平，进一步改善肾血管内皮功能肾功能状态有关，因此可以得出血脂康胶囊在某种程度上能够缓解肾小球细胞损伤，从而预防糖尿病肾病的发生[39]，见表 8-11。治疗组治疗后肾血管动脉、肾血管段动脉、肾血管叶间动脉均较治疗前和对照组治疗后升高，而RI 减低[37]，见表 8-12。DKD 通常伴有炎症因子分泌水平增加，促进炎性巨噬细胞浸润，造成肾脏损伤[37]。

表 8-10　两组肾脏功能指标比较（$\bar{x}\pm\sigma$）

组别		eGFR/(ng/L)	UACR/(ng/L)
对照组	治疗前	95.84±5.67	150.67±56.96
	治疗后	96.28±4.62	147.69±58.49
t 值		1.1218	1.443
P 值		0.225	0.464
治疗组	治疗前	96.31±4.08	148.65±58.42
	治疗后	96.07±3.68	54.54±22.31
t 值		0.453[a]/0.512[b]	3.691[a]/5.412[b]
P 值		0.661[a]/0.474[b]	0.025[a]/<0.001[b]

a 两组治疗后比较；b 治疗组治疗前后比较。

表 8-11　两组炎症指标比较（$\bar{x}\pm\sigma$）

组别		TNF-α/(ng/L)	IL-6/(ng/L)	Hs-CRP/(mg/L)	IL-18/(ng/L)
对照组	治疗前	27.84±5.67	93.5±22.4	6.19±0.28	118.5±32.1
	治疗后	22.54±4.62	167.7±18.2	5.43±0.23	87.1±15.7
t 值		0.788	1.474	0.975	1.423
P 值		0.431	0.141	0.330	0.155

组别		TNF-α/(ng/L)	IL-6/(ng/L)	Hs-CRP/(mg/L)	IL-18/(ng/L)
治疗组	治疗前	26.31±5.08	90.6±24.6	6.48±0.34	121.3±34.3
	治疗后	19.7±3.68	67.7±18.2	4.26±0.30	65.4±11.3
t 值		2.661[a]/2.262[b]	2.334[a]/5.272[b]	6.127[a]/7.018	2.874[a]/4.322[b]
P 值		0.035[a]/<0.041[b]	<0.01[a]/<0.001[b]	<0.001[a]/<0.001[b]	<0.01[a]/0.021[b]

a 两组治疗后比较；b 治疗组治疗前后比较。

表 8-12　两组肾动脉血流指标比较 ($\bar{x}\pm\sigma$)

项目		对照组		t 值	P 值	治疗组		t 值	P 值
		治疗前	治疗后			治疗前	治疗后		
肾动脉	PSV	32.65±4.15	32.67±4.13	0.294	0.192	32.88±3.96	33.05±4.79	0.496[a]/0.598[b]	0.461[a]/0.378[b]
	EDV	11.31±1.25	11.33±1.22	0.599	0.785	11.52±1.04	21.24±3.51	3.644[a]/5.492[b]	<0.01[a]/<0.001[b]
	RI	0.82±0.07	0.83±0.06	0.218	0.365	0.81±0.07	0.81±0.09	−1.153[a]/1.023[b]	0.097[a]/0.157[b]
肾段动脉	PSV	33.20±3.25	33.57±4.01	0.186	0.712	32.65±4.15	33.84±4.16	0.112[a]/0.135[b]	0.319[a]/0.576[b]
	EDV	11.38±1.14	11.55±1.06	0.383	0.826	11.60±1.12	20.20±3.74	−3.687[a]/−2.588[b]	<0.01[a]/<0.001[b]
	RI	0.81±0.08	0.82±0.08	4.213	0.001	0.81±0.07	0.83±0.06	0.654[a]/0.419[b]	0.257[a]/0.682[b]
肾叶间动脉	PSV	32.40±3.55	32.43±3.48	0.578	0.763	32.26±3.83	36.18±3.69	5.821[a]/6.012[b]	<0.001[a]/<0.001[b]
	EDV	11.10±0.95	11.11±0.93	0.294	0.192	11.88±0.92	23.24±0.96	6.496[a]/5.598[b]	<0.001[a]/<0.001[b]
	RI	0.80±0.08	0.78±0.09	0.599	0.785	0.81±0.07	0.56±0.06	−4.743[a]/3.543[b]	<0.001[a]/<0.001[b]

a 两组治疗后比较；b 治疗组治疗前后比较。

血脂康胶囊用药后，明显减轻了Ⅲ期 DKD 的炎症状态，可能也与血脂康胶囊降脂作用以及血脂康胶囊中的他汀类物质成分有抑制炎症细胞的合成及分泌的作用有关。血脂康胶囊治疗Ⅲ期 DKD，能改善患者血脂，尤其 LDL 水平，进一步缓解尿蛋白排泄率，还能减轻机体炎症反应，改善肾血流，不良反应少。血脂康胶囊降糖作用的机制可能是由于多种不饱和脂肪酸抑制了甘油三酯和脂肪酸合成，增加其代谢而促进胰岛 β 细胞分泌胰岛素或者提高机体组织对胰岛素的敏感性，从而促进血糖的代谢[40-41]。

8.7　血脂康胶囊药效结论与展望

血脂康胶囊在临床上经常作为降脂药使用，但多项研究证实其也可降低冠心病患者的胆固醇水平、心血管事件发生率和总死亡率等。根据《中国血脂管理指南》，中等强度的他汀类药物治疗被推荐为一线降脂治疗，以降低动脉粥样硬化性心血管疾病的风险。近年多项临床研究表明，血脂康胶囊可用于他汀类药物不耐受患者的替代治疗，或者与他汀类药物联合应用提高降脂疗效[18]。经大量研究证实，血脂康胶囊不仅仅有降血脂、治疗高脂血症的疗效，对糖尿病、高血压、心血管疾病、脑卒中和脂肪性肝病等也起着主要或辅助治疗的作用。随着中药的发展，血脂康胶囊的疗效与机制受到越来越多的重视，其治疗机制目前虽然并不是完全明确，但研究人员也正在努力探索和研究，以期为更多的患者带来更大的治愈的可能。

▶ # 8.8　血脂康胶囊临床应用共识[42]

8.8.1　血脂康胶囊的有效成分

血脂康胶囊由特制红曲发酵精制而成，含有 13 种天然莫纳可林（monacolin），是他汀类物质的同系物，每粒血脂康胶囊中他汀类物质的同系物约有 6 mg 起到调脂作用。血脂康胶囊以洛伐他汀为质控标准，每粒胶囊中洛伐他汀含量 2.5 mg。血脂康胶囊的发酵产物中含有 8% 的不饱和脂肪酸。血脂康胶囊发酵采用了欧美国家普遍认可的先进的质量控制技术高效液相指纹图谱，以保证有效成分含量稳定。血脂康胶囊的指纹图谱清晰显示了他汀类物质吸收峰、色素吸收峰、甾醇吸收峰，证明血脂康胶囊中不但含有他汀类物质还含有多种有效调脂成分，不等同于化学药物洛伐他汀。

8.8.2　血脂康胶囊的药动学与作用机制

药代动力学研究显示，血脂康胶囊（1200 mg）比洛伐他汀（20 mg）口服达峰时间快、血浆峰浓度高，生物利用度优于洛伐他汀。临床上观察到血脂康胶囊优于单纯洛伐他汀，可能与血脂康胶囊中的他汀成分特点以及其他成分共同促进血脂康胶囊调脂疗效有关。

血脂康胶囊的作用机制包括：①抑制内源性胆固醇合成；②麦角甾醇竞争性干扰胆固醇的吸收，在使外源性胆固醇吸收减少的同时转化成维生素 D，可促进老年人对钙、磷的吸收；对细胞膜的完整性、膜结合酶的活性、膜的流动性和细胞活力具有重要作用，并可能抑制肿瘤；③所含的不饱和脂肪酸抑制甘油三酯（TG）合成；④所含的异黄酮，具有部分雌激素样作用，可能有降脂、抗血栓、调节免疫功能、抗炎、抗氧化、抑制平滑肌细胞增殖和舒张血管等作用；⑤所含有的氨基酸成分具有调脂、降糖、心肌保护、调节免疫功能、降低血压、抗炎、抗氧化、保护内皮细胞和解毒作用；⑥其中的微量元素具有多种保护作用。

血脂康胶囊富含天然他汀类物质，包括洛伐他汀等 13 种他汀同系物，大多数成分均有调脂活性。动物实验及人体药代动力学研究结果表明，血脂康胶囊对 HMG-CoA 还原酶活性的抑制作用优于洛伐他汀。血脂康胶囊的多种有效成分使其具有调脂、抗动脉粥样硬化、改善胰岛素抵抗以及可能存在的抑制肿瘤的作用。

血脂康胶囊调脂作用特点：①降低 TC、TG 和 LDL-C，降低载脂蛋白 B（ApoB），降低 Lp（a），升高高密度脂蛋白胆固醇（HDL-C）和载脂蛋白 A-I（ApoA-I）；②降低小而密低密度脂蛋白水平；③降低氧化型低密度脂蛋白（ox-LDL）水平；④降低餐后 TG 水平。血脂康胶囊常规剂量（1200 mg/d）降低 TC 及 LDL-C 的作用与阿托伐他汀 5～10 mg/d、辛伐他汀 10～20 mg/d、普伐他汀 20 mg/d、氟伐他汀 20～40 mg/d 相似。

血脂康胶囊抗动脉粥样硬化作用实验的主要实验研究结果如下：①通过抑制血管平滑肌细胞增殖、迁移，从而抑制病变血管内膜增生，预防动脉粥样硬化进展及血管成形术后的再狭窄；②抑制巨噬细胞分泌的基质金属蛋白酶-2（MMP-2）活性，有助于预防动脉粥样硬化斑块破裂所致的急性心血管事件；③对 LDL 氧化的抑制作用随浓度增加及时间的延长而增强；④抑制黏附因子表达，抑制单核细胞黏附；⑤改善血管内皮功能，血脂康胶囊治疗 8

周后，肱动脉血流介导的血管舒张反应显著增加，血清一氧化氮（NO）水平升高，血浆内皮素（ET）水平降低；⑥降低冠心病患者C反应蛋白（CRP）水平，抑制炎症反应，稳定动脉粥样硬化斑块；⑦通过减少斑块内的脂质成分促进斑块的稳定；⑧促进线粒体氧化磷酸化，减少细胞内氧自由基的产生，同时促进肝细胞线粒体膜去极化，保护线粒体功能，具有抗氧化作用。

8.8.3　血脂康胶囊的临床研究

（1）二期临床研究

446例高脂血症患者，基线时血脂水平为TC 7.08 mmol/L（273.5 mg/dL）、LDL-C 4.20 mmol/L（162.2 mg/dL）、TG 3.34 mmol/L（296.0 mg/dL），HDL-C 0.93 mmol/L（35.9 mg/dL），服用血脂康胶囊8周后TC、TG和LDL-C分别降低23.0%、36.5%和28.5%，HDL-C升高19.6%（P值均$<$0.001）。

（2）冠心病二级预防研究

中国冠心病二级预防研究（CCSPS），是我国唯一一项对冠心病二级预防的大规模、前瞻性、随机双盲安慰剂对照调脂治疗试验。研究共入选4870例冠心病心肌梗死患者，年龄18～75岁，平均随访4.5年，最长7年。受试者随机接受血脂康胶囊常规剂量（1200 mg/d）或安慰剂。血脂的基线水平为TC 5.36 mmol/L（207.2 mg/dL），LDL-C 3.34 mmol/L（129.1 mg/dL），TG 1.85 mmol/L（164.2 mg/dL），HDL-C 1.19 mmol/L（45.9 mg/dL）。与国外同类试验血脂基线水平相比，CCSPS研究入选的患者TC和LDL-C水平较低，HDL-C水平较高，符合中国人群血脂水平的流行病学特征。CCSPS观察的主要终点为非致死性心肌梗死及冠心病死亡（致死性心肌梗死、冠心病猝死及其他冠心病死亡），次要终点为总死亡，其他事件包括①其他心脑血管病事件；②非心血管病事件（癌症、意外伤亡和自杀）；③经皮冠状动脉介入术（PCI）/冠状动脉旁路移植术（CABG）的需求；④各种原因的住院次数与天数。

结果显示，与安慰剂组比较，血脂康胶囊组TC降低13%，LDL-C降低20%，TG降低15%（$P<$0.0001），HDL-C升高5%（$P=$0.006）。冠心病事件减少45.1%（$P<$0.0001），其中急性心肌梗死危险降低56%（$P<$0.0001），非致死性急性心肌梗死危险降低61%（$P<$0.0001）；冠心病死亡危险降低31%（$P=$0.0048）；其他事件危险降低31%（$P=$0.0004），肿瘤死亡危险降低55%（$P=$0.0138），肿瘤发生危险降低36%（$P=$0.0501）；需行PCI/CABG事件减少33%（$P=$0.0097）；总死亡危险降低33%（$P=$0.0003）。研究证明，长期服用常规剂量的血脂康胶囊，可使轻、中度血脂异常的心肌梗死患者获益。

（3）CCSPS老年亚组研究

对CCSPS中2550例老年和2320例非老年心肌梗死患者的对比分析显示，老年患者各类临床事件的发生率远高于非老年患者。在60～75岁的老年亚组中，与治疗前血脂水平比较，血脂康胶囊治疗组TC、LDL-C、TG水平分别下降14%、20%和15%，与安慰剂组相比，差异均有统计学意义（$P<$0.01）。老年患者从血脂康胶囊治疗中获益更多，老年患者的总死亡危险降低35%，而非老年患者降低29%；冠心病死亡的危险在老年患者中降低34%，而非老年患者降低23%；肿瘤死亡的危险在老年患者中降低58%，而在非老年患者中降低49%；PCI或CABG在老年患者中减少51%，而在非老年患者中减少12%。对CCSPS中1445例65～75岁的老年亚组分析结果表明，血脂康胶囊治疗可降低脑卒中的发病危险44.1%（$P=$0.04）。

（4）CCSPS 其他亚组分析

对 CCSPS 中 2704 例冠心病合并高血压亚组的干预结果显示，血脂康胶囊使患者的冠心病事件减少 44.0%（$P < 0.0001$），总死亡危险降低 35.8%（$P = 0.0012$）和其他事件减少 31.5%（$P = 0.0046$）。在 CCSPS 中 591 例合并糖尿病的冠心病患者的亚组分析显示，血脂康胶囊使冠心病事件减少 51%（$P = 0.0008$），总死亡危险降低 44%（$P = 0.009$），需行 PCI/CABG 等事件减少 20%。

8.8.4　血脂康胶囊的安全性

血脂康胶囊上市十余年的临床应用以及 CCSPS 中国人群研究等临床试验证据表明，血脂康胶囊不良反应少而轻，主要为胃肠道不适，偶见过敏反应。很少出现实验室检查指标如丙氨酸转氨酶（ALT）、尿素氮（BUN）、肌酐（Cr）和肌酸激酶（CK）等异常，临床尚未发生血脂康胶囊所致的横纹肌溶解及其他严重不良反应。研究显示，血脂康胶囊用于冠心病、糖尿病、高血压及老年患者，安全性良好。在 CCSPS 的 4870 例患者中，不良反应主要为胃肠道反应和过敏反应；总的不良反应发生率低，血脂康胶囊组 43 例次（0.018%），安慰剂组发生 39 例次（0.016%），两组间差异无统计学意义（$P = 0.6842$）。实验室指标如 ALT、BUN、Cr 和 CK 在两组间也无统计学差异，血脂康胶囊治疗组未出现 CK 升高 5 倍以上、肌病或横纹肌溶解症。在 CCSPS 中，接受血脂康胶囊治疗的 1363 例冠心病合并高血压患者，有 791 例联用 β 受体阻断剂（58.03%）、710 例联用 ACEI 类药物（52.09%）、598 例联用钙拮抗剂（43.87%）。结果显示，血脂康胶囊未增加联合用药患者的不良反应。CCSPS 老年亚组的结果提示，血脂康胶囊组与安慰剂组相比，不良反应及实验室指标异常均无统计学差异，可安全用于老年人。

8.8.5　血脂康胶囊临床应用建议

调脂治疗是防治心血管疾病的重要综合措施之一。我们应认真学习、领会和宣传《中国血脂管理指南》，重视中国人群流行病学特点和循证医学证据，根据血脂异常患者的危险分层决定合理的治疗方案，选择调脂药物时应评估获益与风险。同时，重视对多种危险因素的综合控制，坚持长期用药，减少患者心血管事件、降低死亡率和改善生活质量。血脂康胶囊由红曲发酵产生，含有洛伐他汀及多种有效调脂成分，可降低 TC、LDL-C、TG 和升高 HDL-C 水平等作用，可综合调节脂质谱，并可能存在调脂外的保护作用。

推荐使用血脂康胶囊的适应证：①用于轻、中度胆固醇升高患者；②治疗以胆固醇升高为主的混合性血脂异常；③用于 TG 轻度升高及高密度脂蛋白降低的患者；④用于冠心病的二级预防，也可用于血脂水平边缘升高或不高的冠心病患者；⑤用于高危患者的调脂治疗，治疗糖尿病、高血压、代谢综合征及老年人群的血脂异常；⑥适用于其他他汀类药物不能耐受或引起转氨酶和肌酸激酶升高的血脂异常患者。

使用方法：①血脂康胶囊常规推荐剂量为 2 粒（600 mg）/次，2 次/日，饭后服用；②对于血脂水平达标的患者，维持剂量可为 2 粒（600 mg）/次，晚饭后服用；③坚持长期服用，如无特殊理由不应停药。

监测：建议首次服用血脂康胶囊 4～8 周后复查肝功能及肌酸激酶，以后根据检测结果延长监测时间，若肝功能及肌酸激酶正常可每年复查 1 次。

（胡雪姣）

参 考 文 献

[1] ZHANG J, TONG CF, WAN J, et al. Xuezhikang alleviates lipid accumulation via AMPK activation in hepatocellular steatosis model [J]. Brazilian Journal of Pharmaceutical Sciences, 2022, 58.

[2] XU J, ZHU LY, XIE YY, et al. Effects of Xuezhikang versus pravastatin on triglyceride level in patients with T2DM and dyslipidemia: study protocol for a multicenter randomized controlled trial. [J]. Current vascular pharmacology, 2023, 21 (3): 211.

[3] 血脂康胶囊临床应用中国专家共识组. 血脂康胶囊临床应用中国专家共识 [J]. 中国社区医师, 2009, 25 (14): 9-10.

[4] 赵宇红, 许丹焰, 赵水平, 等. 中药他汀类药物的研究进展 [J]. 长治医学院学报, 2011, 25 (01): 74-77.

[5] 赵水平. 从有效成分和作用机制看血脂康胶囊的临床应用 [J]. 中国循环杂志, 2020, 35 (08): 819-822.

[6] 孙长学. 血脂康胶囊治疗高脂血症的临床疗效观察 [J]. 中国医药指南, 2016, 14 (07): 227.

[7] 张艳青, 郭安兵, 彭利军. 血脂康胶囊联合非诺贝特胶囊治疗高脂血症性胰腺炎的疗效观察 [J]. 临床和实验医学杂志, 2023, 22 (17): 1809-1813.

[8] 赵芳芳. 红曲调脂疗效和安全性评价及制定血脂管理指南考量因素 [D]. 中国中医科学院, 2023.

[9] MUSSELMAN ME, PETTIT RS, DERENSKI KL. A review and update of red yeast rice [J]. Journal of Evidence-Based Complementary Alternative Medicine, 2012, 17 (1): 33-39.

[10] Nworah DC, Chike CPR, Akpa MR, et al. Prevalence of left ventricular hypertrophy in hypertensive and normotensive type 2 diabetic females in Port Harcourt [J]. Nigerian journal of physiological sciences: official publication of the Physiological Society of Nigeria, 2011, 26 (1): 7-10.

[11] 凌永珍, 吴露仙, 廖海伟. 血脂康胶囊对老年高血压左室肥厚患者动脉硬化程度和左室重构的影响 [J]. 临床合理用药杂志, 2023, 16 (25): 14-17+21.

[12] 林忠伟, 王卓, 朱桂平等. 血脂康胶囊对自发性高血压大鼠血管重构及胶原蛋白的影响 [J]. 中国动脉硬化杂志, 2015, 23 (03): 256-260+294.

[13] 张慧晓. 血脂康胶囊治疗高脂血症的临床研究 [D]. 山西医科大学, 2022.

[14] 张鹏华, 李鹏, 韩晓男, 等. 血脂康胶囊在体外对巨噬细胞分泌基质金属蛋白酶-2 的抑制作用 [J]. 中华心血管病杂志, 2001, (08): 52-54.

[15] Tayebiee MH, MacFadyen RJ, Lip GY. Extracellular matrix biology: a newfrontier in linking the pathology and therapy of hypertension? [J]. Journal of hypertension, 2003, 21 (12): 2211-8.

[16] 武彩娥. 血脂康胶囊对原发性高血压患者疾病进程的影响及其免疫机制 [D]. 中国人民解放军军医进修学院, 2007.

[17] YOKOYAMA K, TANI S, MATSUO R, et al. Increased triglyceride/high density lipoprotein cholesterol ratio may be associated with reduction in the low-density lipoprotein particle size: assessment of atherosclerotic cardiovascular disease risk [J]. Heart Vessels, 2019, 34 (2): 227-236.

[18] 张月, 徐瑞霞, 张彦, 等. 血脂康胶囊对高脂血症患者低密度脂蛋白颗粒和氧化型低密度脂蛋白的影响 [J]. 中国动脉硬化杂志, 2020, 28 (03): 229-232.

[19] 韩耀霞, 张强, 边云飞, 等. 冠心病患者血清前蛋白转化酶枯草溶菌素 9 与小而密低密度脂蛋白胆固醇的相关性研究 [J]. 中国动脉硬化杂志, 2017, 25 (04): 383-386.

[20] 杨冠林, 翟琼, 董馨, 等. 基于脂质组学技术发现冠心病的脂质标志物和治疗靶点 [J]. 药学学报, 2022, 57 (07): 2003-2011.

[21] AGUILAR CE, SANTOS DCL, LEONEL JA, et al. Oral butyrate reduces oxidative stress in atherosclerotic lesion sites by a mechanism involving NADPH oxidase down-regulation in endothelial cells [J]. The Journal of Nutritional Biochemistry, 2016, 34 (99): 105.

[22] 王洋, 陈智慧, 刘光辉, 等. 血脂康胶囊辅助治疗冠心病随机对照试验系统综述 [J]. 中国中西医结合杂志, 2014, 34 (10): 1182-1191.

[23] 吴彧, 王丽霞, 韩跃刚, 等. 血脂康胶囊对颈动脉粥样硬化患者血管内皮功能及氧化还原平衡的影响 [J]. 中华老年医学杂志, 2010, 29 (5): 370-373.

[24] 王炎焱, 赵征, 黄烽, 等. 红曲抗炎作用的实验研究 [J]. 中国新药杂志, 2006, 15 (02): 96-98.

［25］ FENG Y, XU H, CHEN KJ. Natural polypill Xuezhikang: its clinical benefit and potential multicomponent syner-gistic mechanisms of action in cardiovascular disease and other chronic conditions ［J］. Journal of alternative and complementary medicine（New York, N. Y.）, 2012, 18（4）: 318-28.

［26］ 奉淑君, 唐欣颖, 王瑛, 等. 血脂康胶囊降脂以外的心血管保护作用及机制研究进展 ［J］. 中国新药杂志, 2019, 28（10）: 1192-1196.

［27］ 莫凌丽. 基于网络药理学及分子对接探索苏合香丸及安宫牛黄丸治疗脑卒中的机制研究 ［D］. 广西中医药大学, 2022.

［28］ LANGSTED A, NORDESTGAARD BG, KAMSTRUP PR. Elevated lipoprotein（a）and risk of ischemic stroke ［J］. Journal of the American College of Cardiology, 2019, 74（1）: 54-66.

［29］ 彭婉慧, 李奇, 李欣欣, 等. 血脂康胶囊对不同体质类型急性缺血性脑卒中患者低密度脂蛋白亚型的影响 ［J］. 广西医学, 2022, 44（08）: 843-846+856.

［30］ 林萃才, 陈润华. 血脂康胶囊对不同体质类型缺血性脑卒中患者血脂水平和C反应蛋白的影响 ［J］. 中西医结合研究, 2020, 12（01）: 36-38.

［31］ 唐同翠, 刘毕慧. 血脂康胶囊对2型糖尿病糖代谢的影响 ［J］. 现代中西医结合杂志, 2002, 11（03）: 190-192.

［32］ XU R, ZHANG Y, GUO Y, et al. Novel findings in relation to multiple anti-atherosclerotic effects of XueZhiKang in humans ［J］. Chronic Diseases and Translational Medicine, 2018, 4（2）: 117-126.

［33］ 王景文, 孙兰军, 董村, 等. 血脂胶囊治疗高脂血症的临床疗效观察 ［J］. 现代药物与临床, 2014, 29（07）: 804-807.

［34］ 桂文芳, 朱清静, 杨玲. 非酒精性脂肪性肝病相关肝细胞癌的研究进展 ［J］. 临床肝胆病杂志, 2018, 34（12）: 2693-2697.

［35］ 王宓, 左力. 糖尿病肾病诊治专家共识解读 ［J］. 临床内科杂志, 2020, 37（09）: 675-678.

［36］ 缪卫红. 2型糖尿病的中医治疗研究进展 ［J］. 实用老年医学, 2023, 37（02）: 116-118+127.

［37］ 袁玉红, 郝培, 于瑞华, 等. 血脂康胶囊治疗Ⅲ期糖尿病肾病的效果及安全性分析 ［J］. 青岛医药卫生, 2023, 55（02）: 81-86.

［38］ 朱伟宏, 黄柯柯. 不同剂量血脂康胶囊联合依折麦布对2型糖尿病合并高脂血症患者疗效分析 ［J］. 中国循证心血管医学杂志, 2016, 8（10）: 1234-1236.

［39］ 李文, 邱海江, 朱东. 血脂康胶囊对早期糖尿病肾病伴血脂异常患者血脂、肾功能和微炎症状态的影响 ［J］. 中国临床药学杂志, 2020, 29（03）: 173-177.

［40］ 杨文英, 邢小燕, 林红等. 高甘油三酯血症是非胰岛素依赖型糖尿病发病的危险因素——432例非糖尿病人群六年前瞻性观察 ［J］. 中华内科杂志, 1995, 34（09）: 583-586.

［41］ 王彩玲, 李曙远, 张伟. 血脂康胶囊对2型糖尿病人胰岛素敏感性的影响 ［J］. 中国糖尿病杂志, 2001, 9（03）: 171-173.

［42］ 血脂康胶囊临床应用中国专家共识 ［J］. 中国医刊, 2009, 44（11）: 69-71

第 **9** 章 ➤➤➤
红曲制备工艺与毒性物质分析方法

　　红曲也称为红曲米，其主要以不黏性大米为原料，通过红曲霉（*Monascus purpureus*）发酵而成。红曲是人类最早利用微生物的重大发明创造之一，其作为可药食两用的传统中药材，在各个领域都得到了广泛的应用，并且拥有极高的开发价值，对于社会的经济影响深远。本章主要介绍了近年来随着对红曲的深入研究和广泛应用，红曲制备工艺等方面开展的相关研究，揭示了红曲制备工艺中所存在的问题，同时对红曲未来研究方向及工业前景作出展望，以期为红曲的生产制备提供参考借鉴。

　　红曲是我国酿造的一种特殊曲种，研究表明红曲具有活血化瘀、健脾消食、调脂、抗肿瘤、抗氧化、抗骨质疏松、抑菌等功效。此外，红曲是传统发酵食品的糖化发酵剂，也是天然食用色素、防腐剂等食品添加剂[1-2]。经研究发现红曲中含多种有效活性物质例如红曲色素、莫纳可林 K（MK）。在中国，利用红曲研制的降脂药品以及保健产品包括血脂康、脂必妥等[3]。红曲发酵工艺是古代劳动人民智慧的结晶与经验的传承，近年来随着生产工艺的进步与发展，红曲的生产规模不断扩大，目前红曲产地分布在福建、浙江、江苏等省，福建省为我国红曲的主要产地[4]。

▶ 9.1 红曲的研究现状

　　红曲在我国历史悠久、分布广泛，约有 3 千多年的应用历史。福建地区主要以古田红曲、建瓯土曲、安溪红曲、永春红曲较为出名[5]。红曲中含有酵母、霉菌和细菌等多种微生物，是酿造黄酒的重要原料，其最早主要用于药品、红曲酒及红曲醋的酿造，例如黄酒即由红曲酿造而成。如今人们则主要研究其代谢产物，例如红曲色素、洛伐他汀和桔霉素等的生物活性及作用[6]。近年来，中国、美国、欧洲等国家或地区的众多学者专家对红曲的功能性、安全性、药用价值以及药理作用、分子结构等进行了广泛而深入的研究，并取得了令人瞩目的成果。目前主要从红曲中分离得到包括他汀类、红曲色素类、甾醇、红曲多糖、γ-氨基丁酸（GABA）等化学成分，其药理作用见表 9-1。最先从红曲中分离得到的他汀类成分莫纳可林 K 具有显著降血脂作用，被认为是红曲中降低血脂的最主要的活性成分[7]，且来源天然，还有抗炎、治疗骨质疏松等作用。通常采用形态学、紫外可见分光光度法、薄层色谱法和高效液相色谱法评价和控制红曲的质量，其中高效液相色谱法是常用方法[8]。为了使 HPLC 分析更简单、更高效，通常与 UV 和 DAD 检测器结合使用。

表 9-1　红曲主要化学成分及其药理作用

成分	主要药理作用
他汀类 （莫纳可林类）	抗肿瘤、降血脂、降血压、抑菌、抗氧化、抗炎、免疫调节、抗痴呆、保护大鼠脑神经
红曲色素	降血脂、降血压、抗肿瘤、抑菌、抗炎、抗氧化、抗疲劳、抗阿尔茨海默病、减轻肝脏损伤、刺激脂肪酸氧化、抗动脉粥样硬化、预防脂肪肝和心脏主动脉斑块积聚、抑制脂肪生成、促进脂类分解、抗肥胖、降低高血糖、保护肝脏缺血再灌注损伤、保护出血性脑损伤
红曲多糖	增强免疫力、抗肿瘤、抗蛋白质氧化损伤
麦角甾醇	降血压、抗氧化、抗肿瘤、预防骨质疏松
豆甾醇	降血脂、抗肿瘤、抗炎
γ-氨基丁酸	抗肿瘤、降血糖、降血压、抗疲劳、保护中枢神经元

▶ 9.2　红曲的制备工艺

目前，红曲的发酵主要包括固态发酵、液态发酵和液态-固态二步法发酵等形式。固态发酵作为传统的生产模式，其制备过程为将红曲霉接种在蒸熟的粳米上进行发酵进而得到红曲米[9]。固态发酵工艺相对简单、成熟，如地面制曲、曲盘制曲，但存在发酵过程繁琐复杂、周期较长、产品质量不稳定等问题，使其发展严重受限[10]。液态发酵具有发酵周期短、红曲质量稳定、可实现自动化大规模生产等优点，能够提高红曲发酵产品质量稳定性，但菌体的生长和代谢容易受到多种因素的影响，如发酵培养基的组成和配比、发酵醪液的稀黏度等[11]。在红曲的制作过程中，其发酵基质大米首先需要进行筛选、浸泡、分装、灭菌、接种、培养、干燥等多个步骤加工制得红曲米成品，且后续需要对其进行色价、细度、水分等理化指标的检测及感官检测等，工艺繁琐复杂[12]。

9.2.1　固态发酵

红曲的药用价值主要依靠其固态发酵所产生的红曲色素、莫纳可林 K、麦角固醇、γ-氨基丁酸以及各种酶类、有机酸等次级代谢产物[13]。目前固态发酵工艺常以大米作为发酵原料进行发酵，大米品质不同，红曲发酵产物也有差异。由于固态发酵是一种非均相反应，因此水分起着重要作用。其发酵工艺流程如图 9-1 所示，在发酵培养过程中，需定时翻曲，以获得均匀发酵产物。除制备红曲外，固态发酵还广泛应用于其他基质的研究中。马美荣等人[14] 运用固态发酵的方法来研究麦麸固态发酵过程中酶活性及其理化性质，该研究测定了在不同的基质含水量条件下，麦麸可溶性膳食纤维的提取率和麦麸理化性质的变化，这对小麦麸皮的优质利用具有重要意义。

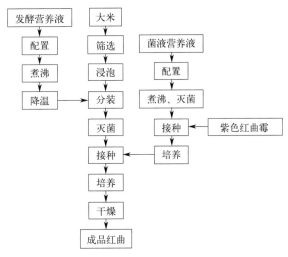

图 9-1　红曲固态发酵工艺流程

9.2.2　液态发酵

相比于固态发酵，液态深层发酵技术打破了局限性，在工艺控制、产品质量和安全性等方面取得重大突破，其产品在纯度、风味、应用范围等方面都优于固态发酵产品，或将成为红曲产业化的主要方向[15]。液态发酵技术工艺操作简单，发酵基质混合均匀，发酵工艺流程如图 9-2 所示。其以大米为原料，制作液体培养基，采用机械搅拌发酵罐作为容器，进行红曲霉纯种发酵，在制备过程中通入无菌空气，减少了杂菌污染的概率，让菌体迅速生产和合成代谢产物红曲色素。通过对发酵工艺条件等多方面的调控，减少了其次级代谢产物桔霉素等有毒物质的产生，并且随着发酵时间的增加，菌体产生的代谢物质色素含量也逐步增多，产品色价也逐渐提高[16]。

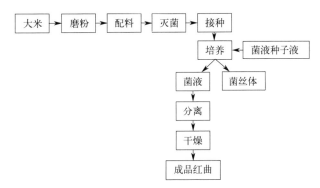

图 9-2　红曲液态发酵工艺流程图

尚学平等人[17]对功能性的红曲液态发酵进行了研究，重点分析了在红曲霉液态发酵中，通过菌种筛选、培养基构建、补料工艺构建、发酵条件构建、代谢途径控制方法构建等途径来提高功能红曲中莫纳可林 K 的产量，得出提高功能红曲中莫纳可林 K 产量的关键是降低红曲霉胞内代谢物的反馈抑制的结论。况嘉铀[18]对红曲霉液态发酵产风味物质及成分进行了分析研究，为红曲霉发酵饮料的研制提供理论依据。赵会[19]对液态发酵生产红曲黄色素的过程优化进行了研究，主要从高产黄色素红曲霉选育、液态发酵条件的优化、固定化连续发酵及萃取发酵提高黄色素的产率及产量几个方面进行研究，为红曲的液态发酵条件优化提供了依据。

9.2.3 液态-固态二步法

目前多数生产厂家也常采用液态-固态二步法生产红曲。液态-固态二步法发酵工艺流程与传统的发酵工艺流程相比，前者主要是接种红曲霉菌丝，而后者则是接种红曲霉孢子，菌丝接种可以减少菌体增殖对固体基质的消耗，同时缩短发酵周期，扩大生产量。在传统制曲工艺基础上，增加液体种子培养设施，即可实现液态-固态二步法制曲（图9-3）[20]。

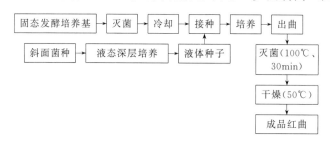

图 9-3　红曲液态-固态二步法发酵工艺流程图

9.3　不同红曲霉菌株制备红曲的比较分析

红曲霉是一种小型的丝状真菌，是我国宝贵的微生物资源[21]。红曲就是以红曲霉为菌种发酵而得，因此红曲霉的种类及质量对红曲的发酵有着极其重要的影响。为提高红曲质量，需对红曲霉进行分离鉴定并筛选优质菌株。表9-2为对福建省的红曲及红曲霉的种类进行的统计[22]。

表 9-2　福建省红曲及所分离红曲霉种类的区域分布

产区	红曲种类/种	红曲菌种类/种
屏南县	13	52
古田县	14	40
闽侯县	9	34
安溪县	3	11
仓山区	2	3
柘荣县	1	4
建瓯县	1	3
连江县	1	1
总计	44	148

何坤等[23]对9株红曲霉菌株分泌桔霉素、色素、麦角固醇等化学物质的能力进行了对比分析，采用了UPLC-荧光检测法、UV-VIS法和UPLC-紫外检测法测定9株红曲霉发酵制备红曲过程中桔霉素、色素、麦角固醇的含量，在此基础上，采用统计学分析方法分析了三者之间的相关性，其结果如图9-4所示。结果表明，不同菌株分泌桔霉素、色素、麦角固醇等化学物质的能力不同，相关性分析显示菌株分泌的麦角固醇和色素水平呈正相关性。此研究为筛选高产麦角固醇的红曲霉菌株提供了参考。

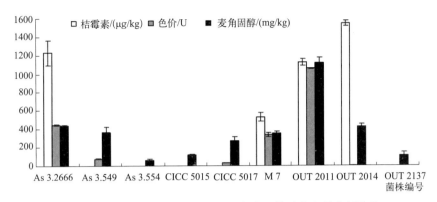

图 9-4　9 种红曲样品中麦角固醇、色素和桔霉素含量分析结果

9.4　红曲制备工艺中条件的选择和其他影响因素

在红曲的制备过程中，除了红曲霉的种类和质量不同导致红曲之间差异比较大，红曲发酵过程中的发酵条件也可对红曲的制备产生影响，例如温度、湿度、发酵时间、初始含水量和米的种类等。

9.4.1　温度对红曲制备的影响

徐勇等[24]对温度对红色红曲菌 M7 液态发酵产生红曲素（monascin，MS）和红曲黄素（ankaflavin，AF）的影响进行了研究，探究不同发酵温度下红色红曲菌 M7 产生的醇溶性色素在组成和产量方面的变化规律。其结果发现，当温度较低时（25℃、30℃），红斑素（rubropunctatin，RP）和红曲红素（monascorubrin，MR）为优势组分，当温度较高时（35℃、40℃），MS 和 AF 成为优势组分。随着温度的升高，所有色素组分的产量均先升高后降低，其中，25℃、40℃不利于色素的产生，该结果证实了温度对红曲菌发酵产生的影响，为提高 MS 和 AF 液态发酵产量提供参考。

9.4.2　米种类对红曲制备的影响

传统红曲米采用籼米或粳米为主要原料接种红曲霉经固体发酵而得。除此之外，小米、薏米等也可用于红曲的制备。张秀媛等[25]对固体发酵制备张杂谷红曲米进行了研究，张杂谷红曲米与普通红曲米的不同之处在于其运用小米发酵而得，与籼米相比，小米所含营养成分含量不同且颗粒比籼米小 5～6 倍，所以小米红曲米与籼米红曲米生产工艺有所不同，所得红曲米也不同。

9.4.3　初始含水量对红曲制备的影响

张秀媛等[26]对不同初始含水量条件对制备小米红曲的影响进行了研究。底物量为 15g、发酵温度 30℃、接种量 10％、第一次加水时间为 72h、中间加水量为 5％、发酵时间为 9 天的情况下，其研究了初始含水量对固体发酵制备小米红曲的影响，结果见表 9-3。

表 9-3　初始含水量对固体发酵制备小米红曲的影响

初始含水量	45%	50%	55%	60%
色价/(μ/g)	1123	399	—	—
发酵情况	发酵良好无结块无异味	48h后出现黏结并有异味，发酵难以进行		

由表 9-3 可知初始含水量为 45% 时发酵最好，随着初始含水量的增加，色价降低，并且初始含水量大于等于 50% 时，由于水分过多出现黏结和异味，使得发酵难以进行。

Kim M Y 等[27] 对不同含水量下的 Hangaru 红曲米发酵进行了研究，其结果表明加水量为 60% 的 Hangaru 红曲米中莫纳可林 K 的总含量最高，为 749.34 mg/kg。因此添加 60% 水分的 Hangaru 水稻最适合生产红曲。

9.5　红曲制备过程中桔霉素的控制

桔霉素是由青霉属和曲霉属的几种真菌在代谢过程中所产生的一种真菌毒素，最初于 20 世纪 30 年代发现其由青霉菌产生，是一种已知的肝肾毒素，其抑制几种与肾皮质呼吸链和肝脏线粒体相关的酶，可引起功能性和结构性肾脏损伤以及肝脏代谢的改变[28]，除肝肾毒性外其还对心脏和生殖系统产生毒性作用，并且具有较强的致畸性和致癌性[29]，对人类、动物的健康造成了潜在威胁，在一定程度上限制了红曲产业的发展。唐光甫等[30] 利用网络药理学和分子对接方法对桔霉素的制毒机制进行了研究，初步获得了桔霉素致毒的分子作用途径，为进一步的实验研究和临床验证提供理论依据。综上所述，在红曲制备过程中必须严格控制桔霉素的含量，从而保证红曲的质量。

9.5.1　桔霉素检测方法

近年来，各国相继制定了红曲产品中桔霉素含量的严格限制指标。而红曲产品成分复杂、桔霉素含量甚微使红曲中桔霉素定量检测技术面临严峻挑战[31]。因此，如何建立有效的方法，准确、灵敏地检测红曲中桔霉素含量已成为红曲产业和质检部门亟待解决的难题之一。胡琨等[12] 对红曲发酵过程中桔霉素的控制进行了研究。其利用高效液相色谱法、超高效液相色谱法、荧光分光光度法、抑菌圈法等对桔霉素进行了检测，并比较了其优劣势（见表 9-4）。

表 9-4　红曲中桔霉素检测方法的比较

检测方法	优点	缺点	适用范围
高效液相色谱法	分离效果好 重复性高 精确度高	实验仪器要求高 前处理复杂	适用于大多数样品的微量检测
超高效液相色谱法	精确,耗时短 分离效果好	实验仪器要求高	适用于大多数样品的超微量检测
荧光分光光度法	耗时短 操作简单	检测限高	适用于常量检测
抑菌圈法	操作简单 结果直观	结果较粗略 不能定量检测	适用于定性检测

目前高效液相色谱法为国家标准中所规定的检测桔霉素的方法。其因综合性好、准确度高在检测桔霉素的研究中被广泛采用。但并不是所有情况都适用该种方法。Ji 等[32]　建立了

采用液相色谱-串联质谱法（LC-MS/MS）快速、灵敏地测定红曲米中桔霉素含量的方法。在红曲米样品中，LC-MS/MS 的检出限为 $1.0~\mu g/kg$，而 HPLC-FLD 的检出限为 $250~\mu g/kg$；LC-MS/MS 的定量限为 $3.0~\mu g/kg$，而 HPLC-FLD 的定量限为 $825~\mu g/kg$。相比于传统的定性和定量方法，新开发的 LC-MS/MS 方法具有提取溶剂用量少、制备步骤简单、灵敏度高等优点。所以根据不同的检测目的和检测条件，应选取最为合理的检测方法，以保证实验结果的准确性。

9.5.2 桔霉素控制方法

目前在红曲发酵过程中产生的桔霉素含量超标的问题依然是制约红曲企业及产业发展的主要技术难题之一。李贞景等[33] 对桔霉素的控制方法进行了考察统计，其结果表示菌种选育、培养基优化、改变外界环境因子以及发酵结束后去毒处理都是控制红曲中桔霉素含量的传统方法。此外，还可用生物法控制桔霉素的含量，生物方法包括控制产毒途径、混菌发酵、微生物脱毒。

为了更好地利用红曲色素并且避免桔霉素的影响，石侃等[34] 总结了发酵过程参数，例如溶解氧、pH、发酵温度、湿度及发酵时间等对产生桔霉素的影响。Zhang 等[35] 研究了蓝光对红曲霉液态和振荡发酵的培养形态、菌丝生长、色素和柑桔素产量的影响，得出了蓝光可以促进过氧化氢降解桔霉素的结论。谷佳欢等[36] 进行了高产色素低产桔霉素红曲霉菌株的筛选、鉴定和抑菌性的分析研究。通过分离纯化共获得 235 株红曲霉菌株，其研究结果表明不同红曲霉菌株发酵液的桔霉素含量存在显著差异，该研究结果对红曲霉发酵产品在食品储藏、防腐和加工上的应用具有较好的指导意义。随着研究的深入，目前桔霉素检测技术以及控制方法已经有了较大的提高和改善，并且随着国家对食品安全问题的重视，桔霉素问题必将引起更加深入的研究，以期建立更加方便快捷的检测技术和绿色、有效的控制方法[37]。

因红曲品质受制备过程中多种因素影响，因此优化发酵工艺是目前提高制备红曲品质的主要方法。罗莉[38] 等对红曲米培养工艺的优化进行了研究。该实验探究了不同碳源的种子液色价发酵，并探究了在固定碳源后加入硝酸钠的量对于种子的色价积累的影响。其结果表明当最终种子液采用 3% 玉米淀粉与 0.2%～0.4% 的硝酸钠时，种子液的色价积累较好，为红曲制备的条件优化提供了一定的参考。刘小改等人[39] 对红曲米自动化培养技术开发及工艺优化进行了研究，针对传统生产过程中存在的问题，其公司在引进圆盘制曲机等现代化生产设备的基础上，创新研究红曲米自动化培养工艺，以自动化生产方式代替传统手工红曲米制作。该方式扩大了生产规模、大大缩短了红曲米培养时间、降低劳动强度、减少空间用地、提高生产效率、杜绝人料接触、有效降低杂菌污染、大幅度提高了红曲米产品产量及质量。

潘嫣丽等[40] 采用正交试验的方法优化红曲发酵的制备工艺。其在不同条件下进行红曲米的发酵，通过测定红曲米色素的色价高低得出最适的发酵条件。该研究优化了红曲米发酵制备工艺，为获得更高产量的红曲色素奠定了基础。王昌禄等[41] 总结了基因组学技术对红曲霉的研究，揭示了微生物组学技术对红曲霉研究进程的大大推动，极大地拓展了人们对红曲霉生长发育、代谢产物合成及代谢调控的认知。Leone 等[42] 研究了 9 种 K-卡拉胶/结冷胶配方用于红曲米（RYR）的制备，并对配方进行了红外、热、流变学表征。膨胀动力学和水含量（自由水和结合水）被确定为不同成分的函数。释放试验指出，以接近 1 的比例（即 40：60 和 50：50）组合聚合物获得的配方有利于洛伐他汀从红曲中的释放。

此外，Zhu B 等对红曲提取物中活性成分（包括色素、酚类化合物和类黄酮）的含量随发酵过程、提取方法、紫红色分枝杆菌菌株和储存条件的不同而有所不同进行研究。其结果表明，两种红曲霉（*M. purpureus* 和 *M. ruber*）对水稻进行混合培养发酵，可提高红曲中莫纳可林 K 的浓度，优化的发酵工艺参数为：pH 为 6.03，温度为 29.46℃，发酵 13.89 天。并且，研究表明在红曲发酵过程中，光和细菌的结合可以提高次生代谢物的产量。此结论可以为红曲制备的条件优化提供参考依据[43]。

随着对红曲各方面的深入研究和广泛应用，如今，红曲及其相关产品在我国及许多其他国家得到畅销。据估算，全球每年至少有 20 亿人在食用或使用红曲及其相关产品，仅我国红曲产品的年产值就高达 100 亿元人民币[44]。未来红曲生产发展重点和难点主要体现在如何将传统红曲米生产方法与现代工艺相结合，充分发挥红曲霉在发酵酿造等方面的优势，改善发酵生产工艺以及提高检测技术[45]。随着科技不断进步，对红曲制备工艺的不断改进创新，定能促进传统红曲、功能曲和酿造曲等产业规模不断扩大和快速发展。因此，未来还需更多努力，共同解决红曲制备检测所面临的问题，为红曲行业开辟更广阔的前景。

▶ 9.6　青霉酸的毒性与分析方法

基质上生长繁殖过程中产生的有毒次级代谢产物，主要有黄曲霉毒素、青霉酸、赭曲霉毒素，玉米赤霉烯酮等。青霉酸主要是由软毛青霉、圆弧青霉、马顿青霉、托姆青霉、徘徊青霉、棒形青霉以及棕曲霉等产生的多聚乙酰类霉菌毒素，有人曾在感染软毛青霉和圆弧青霉的玉米中分离出较高含量的青霉酸。

9.6.1　青霉酸的毒性

（1）青霉酸的器官毒性

青霉酸对各种动物具有毒性，主要引起心脏、肝脏和肾脏等器官的损伤，并具有潜在致癌性。郭乐等[46] 为客观了解青霉酸是否会导致肾损害，采用不同剂量持续对 60 只小鼠灌胃，观察其对小鼠肾功能、肾脏组织形态以及氧化损伤的影响。研究结果表明随着青霉酸供毒剂量的加大，肾损伤逐渐加重，主要集中在肾小管。何祖平等[47] 采用人工染毒的方法观察或检测了青霉酸中毒 60 天内尼西鸡的病理组织变化、血液生理生化指标、血清酶活性和青霉酸在脏器中的残留量，结果表明青霉酸中毒尼西鸡的主要病理变化是肝细胞脂肪变性、肾小管上皮细胞浊肿、心肌细胞颗粒变性，且青霉酸在各脏器中含量分布依次为肝＞肾＞心，表明青霉酸的分布与各脏器的病变程度具有相关性，肝是青霉酸作用的靶器官。其结果为家禽青霉酸中毒疾病的防治和青霉酸的中毒机制提供了科学依据。除此之外，青霉酸在鸡、鹌鹑、小鼠、大鼠、虾等动物模型中表现出类似洋地黄的心脏刺激作用，包括血管扩张作用和利尿作用，其还具有促进胃肠蠕动、增强子宫收缩和减慢心率的毒性作用[48]。其在研究中对心脏功能的影响表现为可抑制家兔心传导系统，减慢心率；抑制 Na^+/K^+、Ca^{2+} 进入青蛙心肌细胞，引起心脏骤停。此外，采用青霉酸对 2、3、4 天的鸡胚进行毒性攻击实验，发现其对鸡胚心脏有急性毒性作用[49]。

（2）青霉酸的细胞毒性及 DNA 毒性

青霉酸对体外培养的肺泡巨噬细胞有细胞毒作用，使巨噬细胞的 ATP、RNA 和蛋白质合成减少。其致癌性还可抑制小鼠成纤维细胞的 DNA 合成，当浓度增大时，青霉酸还可以引起小鼠卵巢细胞 DNA 单链的断裂[50]。

(3) 青霉酸与其他霉菌毒素相互作用后的毒性

青霉酸与饲料中其他的毒素如赭曲霉毒素 A、展青霉素和枯青霉毒素存在互作效应，联合毒性增强。例如，青霉酸与赭曲霉毒素 A 共同作用于雏鸡，可引起其肝脏与肾脏上皮细胞发生样变；共同作用于猪，能抑制猪淋巴细胞的体外增殖，引起猪的实验性肾病[51]。

9.6.2　青霉酸的分析方法

(1) 薄层色谱法

薄层色谱法是检测青霉酸的传统方法，其原理是将样品经过提取、柱色谱分离、洗脱、浓缩、薄层分离后在波长为 365nm 的紫外光下产生蓝紫色或黄绿色荧光并根据其在薄层上显示的最低检出量来确定其含量[52]。

(2) 高效液相色谱法

高效液相色谱法具有高灵敏度、高准确性等特点，目前国外检测青霉酸主要运用高效液相色谱法。其主要运用对酞内酰胺苯甲酸氯（PIB-Cl）作为柱前衍生试剂对青霉酸进行衍生反应，采用 ODS 柱，乙腈-水（47：53）为流动相对青霉酸进行分离分析[53]。

(3) 气相色谱法

采用三甲基硅烷衍生或非衍生的固定剂（如 3％的聚碳硼烷-甲基硅氧烷，Dexsil300），应用 OV-17 或 OV-25 毛细管建立青霉酸气相色谱检测方法，青霉酸定量限为 25 ng。应用该气相色谱方法可以在发霉的玉米中同时提取和检测青霉酸和青霉素[54]。

(4) 质谱分析法

质谱分析法具有高灵敏度、能够准确确定分子量、操作简便快速等特点。目前 LC-MS/MS 广泛应用于真菌毒素检测，通过液相色谱和质谱的联合使用能够快速分离和检定混合物中的物质成分，结果准确度较高[55-56]。Guan 等[56] 采用了多壁碳纳米管（MWCNTs）、N-丙基乙二胺（PSA）和十八烷基硅烷（C₁₈）作为清除吸附剂并结合高效液相色谱-串联质谱联用技术（HPLC-MS/MS）检测水果中青霉酸，该研究为检测水果中青霉酸提供了更加科学、有效的方法手段。

(5) 免疫学方法

免疫胶体金技术是以胶体金作为示踪标志物应用于抗原抗体的一种新型的免疫标记技术，具有检测面广、操作方便、快捷迅速、特异性强、灵敏准确、携带方便、安全环保、经济实用等优点[57]。朱丽等[58] 研究了胶体金标记抗圆弧青霉菌毒素——青霉酸单克隆抗体探针的制备方法，对其最佳反应条件进行摸索，并对活性进行了检测，最终得出了可靠的结论，该研究为青霉酸的胶体金免疫色谱检测技术奠定了一定的基础。Ling 等[59] 基于 4H9 细胞系分泌的抗体，建立了间接竞争酶联免疫吸附法（ic-ELISA）和免疫色谱试纸条（IC-TS）用于青霉酸的快速检测，该研究为实际食品样品中青霉酸毒素污染的检测和分析提供了一种快速、灵敏的方法。

（裴欢）

参 考 文 献

[1] 黄祖新. 中国红曲的史源考释［J］. 福建师范大学学报（哲学社会科学版），2023，（01）：135-144.

[2] 卫若楠，张湘苑，胡诗宛，等. 重构本草——红曲［J］. 吉林中医药，2023，43（02）：222-224.

[3] 王文凤，袁兵兵，徐玲. 红曲的研究现状［J］. 发酵科技通讯，2014，43（01）：39-44＋50.

[4] 马麟，唐晓慧，王珺儒，等．红曲霉液态发酵苦荞芽工艺优化及其体外抗氧化研究［J］．食品工业，2017，38（02）：76-80.

[5] 黄志清，郑翠银，龚丽婷，等．福建红曲黄酒产业发展现状及对策［J］．酿酒科技，2013，（07）：113-116.

[6] 杨洋，陈冬，达文燕，等．红曲、红曲霉和红曲色素［J］．生物学通报，2017，52（07）：1-3.

[7] 张木兰，李森．红曲"成分-药理-中药功效-疾病"研究进展及关联分析［J］．亚太传统医药，2022，18（09）：215-220.

[8] 蒋沅岐，董玉洁，周福军，等．红曲的化学成分、药理作用及临床应用研究进展［J］．中草药，2021，52（23）：7379-7388.

[9] 袁天慧，陈景智，郭天龙，等．红曲色素液态发酵生产工艺研究［J］．福州大学学报（自然科学版），2020，48（05）：667-672.

[10] 胡文林，谢凤娇，谭兰英，等．红曲菌深层发酵工艺技术［J］．肉类工业，2019，（02）：34-39.

[11] 殷倩倩，左勇．红曲发酵工艺及相关生物活性物质研究［J］．粮食与油脂，2023，36（09）：32-35.

[12] 胡琨，马倩，殷倩倩，等．红曲发酵加工工艺及桔霉素控制研究进展［J］．中国食品添加剂，2022，33（06）：208-214.

[13] 李红胜，邢宏博，许赣荣，等．红曲菌固态发酵产消化酶生产工艺优化［J］．广东农业科学，2021，48（11）：133-142.

[14] 马美荣，张坤，李洪媛，等．麸皮红曲发酵工艺研究［J］．中国调味品，2022，47（07）：167-170＋181.

[15] CLEMENT A．一株紫色红曲霉液态发酵产红曲色素的特性研究［D］．西北师范大学，2019.

[16] 胡文林，谢凤娇，谭兰英，等．红曲菌深层发酵产业化现状与展望［J］．肉类工业，2021，（02）：45-49.

[17] 尚学平，许世锦，陈罗华周，等．功能红曲液态发酵的研究进展［J］．食品与发酵工业，2022，48（19）：320-327.

[18] 况嘉铀．红曲菌液态发酵产风味物质及成分分析［D］．湖北工业大学，2021.

[19] 赵会．液态发酵生产红曲黄色素过程优化研究［D］．中南林业科技大学，2021.

[20] 嘉晓勤．红曲霉液固两步生产红曲米的研究［A］．2000年东方红曲国际学术研讨会论文集［C］．杭州：浙江大学出版社，2000.

[21] 高慧民．红曲菌的分类鉴定及其固态发酵产孢条件的优化［D］．天津科技大学，2015.

[22] 周康熙，陈思鹏，王泽楠，等．红曲中红曲菌的鉴定及优质菌的筛选［J］．中国食品学报，2023，23（01）：296-305.

[23] 何坤，周有祥，邵彦春，等．不同红曲菌株产麦角固醇、色素及桔霉素的比较分析［J］．中国农学通报，2019，35（03）：51-57.

[24] 徐勇，邱子娅，陈莎，等．温度对红色红曲菌M7液态发酵产monascin和ankaflavin的影响［J］．河北大学学报（自然科学版），2023，43（04）：408-419.

[25] 张秀媛，何扩，李育峰，等．固体发酵制备张杂谷红曲米工艺研究［J］．粮食与油脂，2012，25（07）：26-28.

[26] 张秀媛，何扩，史忠林，等．不同因素对固体发酵制备小米红曲的影响［J］．中国调味品，2012，37（07）：18-20.

[27] OH H A，KIM M Y，LEE Y J，et al. Effects of amount of added water on red yeast rice production using Korean soft rice variety "Hangaru"［J］．International Journal of Food Engineering，2020，17（03）：237-245.

[28] SILVA L J，PEREIRA A M，PENA A，et al. Citrinin in foods and supplements：a review of occurrence and analytical methodologies［J］．Foods，2020，10（01）：14.

[29] 童群义．红曲霉产生的生理活性物质研究进展［J］．食品科学，2003，24（01）：163-167.

[30] 唐光甫，桂艳玲，满海乔，等．红曲桔霉素致毒机理的网络药理学分析［J］．食品与生物技术学报，2023，42（02）：90-96.

[31] 张弦，廖永红，马寒冰，等．红曲产品桔霉素定量检测技术研究进展［J］．食品安全质量检测学报，2014，5（01）：136-141.

[32] JI X，XU J，WANG X，et al. Citrinin determination in red fermented rice products by optimized extraction method coupled to liquid chromatography tandem mass spectrometry（LC-MS/MS）［J］．J Food Sci，2015，80（06）：38-44.

[33] 李贞景，薛意斌，刘妍，等．红曲菌中桔霉素的控制策略及研究进展［J］．食品科学，2018，39（17）：263-268.

[34] 石侃，夏枫耿，吴振强．红曲色素发酵生产过程桔霉素控制技术研究进展［J］．中国酿造，2016，35（04）：1-6.

[35] ZHANG X, LIU W, CHEN X, et al. Effects and mechanism of blue light on monascus in liquid fermentation [J]. Molecules, 2017, 22 (03): 385.

[36] REHAB M, 谷佳欢, 许楚旋, 等. 高产色素低产桔霉素红曲霉菌株的筛选、鉴定和抑菌性分析 [J]. 湖南农业科学, 2018, (01): 1-6.

[37] 李培睿, 张晓伟, 曹依曼. 红曲霉桔霉素的检测和控制方法研究进展 [J]. 中国食品添加剂, 2021, 32 (03): 100-105.

[38] 罗莉, 黄启林, 谭爱华, 等. 红曲米培养工艺的优化研究 [J]. 酿酒科技, 2021, (10): 36-38.

[39] 刘小改, 李洪媛, 袁媛, 等. 红曲米自动化培养技术开发及工艺优化研究 [J]. 酿酒科技, 2023, (04): 88-94.

[40] 潘嫣丽, 覃海元, 黄友琴, 等. 正交试验优化高色价红曲色素的制备工艺 [J]. 安徽农业科学, 2011, 39 (16): 9856-9858.

[41] 王昌禄, 王旭锋, 丁成芳, 等. 组学技术在红曲霉研究中应用的进展 [J]. 食品科学技术学报, 2023, 41 (05): 14-23.

[42] LEONE G, CONSUMI M, PEPI S, et al. New formulations to enhance lovastatin release from red yeast rice (RYR) [J]. Journal of Drug Delivery Science and Technology, 2016, 36: 110-119.

[43] ZHU B, QI F, WU J, et al. Red yeast rice: a systematic review of the traditional uses, chemistry, pharmacology, and quality control of an important Chinese folk medicine [J]. Frontiers in Pharmacology, 2019, 10: 1449.

[44] 李牧, 李利, 冯艳丽, 等. 古老而充满魅力的红曲菌 [J]. 科学通报, 2023, 68 (05): 479-494.

[45] 陈慎, 黄颖颖, 杨成龙. 酿造红曲研究现状与展望 [J]. 中国酿造, 2022, 41 (05): 8-12.

[46] 郭乐, 袁慧. 圆弧青霉菌毒素-青霉酸的急性肾脏毒性研究 [C] //中国畜牧兽医学会. 中国畜牧兽医学会2008年学术年会暨第六届全国畜牧兽医青年科技工作者学术研讨会论文集. 湖南农业大学动物医学院, 2008: 2.

[47] 何祖平, 袁慧, 丰美福. 青霉酸对尼西鸡的毒性作用 [J]. 动物学研究, 2002, 23 (03): 261-265.

[48] 郭乐, 晏晖云, 袁慧. 青霉酸毒性研究进展 [J]. 动物医学进展, 2008, 29 (03): 94-96.

[49] 朱晓敏. 青霉酸研究进展 [J]. 兽医导刊, 2016, (14): 215-215.

[50] 戈娜, 袁慧. 霉菌毒素毒性作用的研究进展 [J]. 湖南饲料, 2008, (05): 19-21.

[51] 王頔, 贾金生. 青霉酸研究进展 [J]. 吉林畜牧兽医, 2010, 31 (12): 14-16.

[52] 陈智, 邹静, 袁慧. 青霉酸的研究进展 [J]. 中国畜牧兽医, 2007, 34 (06): 28-30.

[53] 郭玉凤, 傅承光. 苯甲酰化展青霉素和青霉酸的高效液相色谱紫外吸收测定法 [J]. 色谱, 1994, (02): 87-89.

[54] 李晓雪, 董燕婕, 苑学霞, 等. 谷物及饲料中青霉酸的污染和防控 [J]. 中国粮油学报, 2018, 33 (11): 140-146.

[55] 郭如斌, 韦何雯, 董晓尉, 等. 质谱分析法在现代食品仪器检测中的重要性 [J]. 食品安全导刊, 2017, (36): 97.

[56] GUAN W, YOU Y, LI J, et al. Penicillic acid in fruits: method development, validation by liquid chromatography-tandem mass spectrometry and survey in southern China [J]. J Sci Food Agric, 2021, 101 (7): 2779-2787.

[57] 朱丽, 袁慧. 胶体金免疫层析法检测圆弧青霉毒素-青霉酸的初步研究 [J]. 中国兽医杂志, 2010, 46 (10): 65-67+98.

[58] 朱丽, 雷红宇, 袁慧. 胶体金标记抗圆弧青霉菌毒素—青霉酸单克隆抗体的研究 [J]. 中国畜牧兽医, 2010, 37 (08): 30-33.

[59] LING S, LI X, ZHAO Q, et al. Preparation of monoclonal antibody against penicillic acid (PA) and its application in the immunological detection [J]. Food Chem, 2020, 319: 126505.

第10章

红曲与制剂质量控制进展

　　红曲系用红曲霉属真菌紫红曲霉（*Monascus purpureus Went.*）接种于禾本科植物稻蒸熟的种仁上发酵形成菌丝制备而成的药材，因颜色为红色，也被称为"赤曲""丹曲""红米"或"闽曲"[1]，主要分布于河北、江西、浙江、台湾、福建、广东等地。红曲是一种食品发酵辅助剂，主要用于制作发酵调味品和食品，如红曲米酒、红曲豆腐、红曲粉等，它含有丰富的色素和具有抗氧化活性的成分。在中医上，它具有活血化瘀、健脾消食的功效，主要用于治疗食积饱胀、瘀滞腹痛、赤白下痢、产后恶露不净、跌打损伤等症状[2-3]。红曲为食疗两用的传统中药材，是中华民族的一项重大发明，历史悠久[4]。

　　红曲的质量控制对于保障食品的安全和品质都至关重要，目前，对红曲的质量评价和控制的研究较少。本章就红曲及其制剂的质量控制研究现状进行概括，阐述红曲的质量控制方法及研究进展，以期为进一步完善红曲质量控制奠定基础，从而促进红曲药用资源规范化、标准化和合理化的开发和利用。

10.1　生药学鉴定

10.1.1　性状鉴别 [5]

　　红曲外观呈不规则颗粒状，如大米，表面呈紫红色或暗红色，断面呈紫红色，发酵不完全者可见粉红或白色米心。质脆易碎，微有酸气，味淡，以红透质酥、无杂质者为佳。实体解剖镜下观察，表面粗糙呈细小颗粒状，有些附有粉色绒毛；横断面四周呈蜂窝样，中心稍平整，有放射状条纹，具有角质化光泽。

10.1.2　显微鉴别 [6]

　　红曲粉末（过80目筛）呈红色或紫红色，微有酸气，味淡。显微镜下观察（见图10-1），

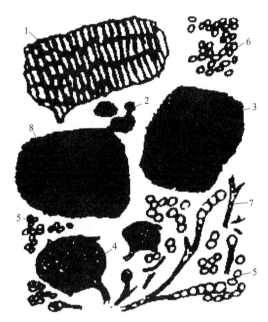

图 10-1　红曲粉末的显微特征

1—残留种皮；2—糊粉粒团块；3—附有菌丝的胚乳细胞；4—闭囊壳（内含子囊和子囊孢子）；

5—子囊孢子；6—分生孢子；7—菌丝；8—胚乳细胞

可见呈红色至无色不规则块状物，量多，有的表面附有树枝状菌丝；糊粉粒极多，聚集成团；胚乳细胞呈类多角形，壁菲薄，稍弯曲，胞腔内充满糊粉粒；菌丝量多，呈红色，细长弯曲，有分枝，直径 3～6 μm，具横隔，菌丝内含有空泡或油滴；分生孢子量多，呈浅红色，梨形或圆形，直径 4～8 μm；子囊孢子量多，椭圆形，直径 3～5 μm；闭囊壳偶见，大部分已破损，圆形，直径 25～45 μm，内含众多子囊孢子。

10.1.3　薄层色谱法鉴别

取红曲样品适量，于 60 ℃烘干 24 h，粉碎过 60 目筛，精密称定 10 g，置索氏提取器中用无水乙醇回流提取 6 h，提取液浓缩成浸膏样，用 2 g 硅胶 H 拌样，60 ℃烘干 12h，上硅胶 H 色谱柱，以石油醚-乙酸乙酯（1∶1）低压洗脱，收集洗脱液，至第一条红色色素带即将洗出或在以下展开系统中斑点 R_f 值约等于 0 为止。浓缩至近干，用适量无水乙醇溶解，过滤，滤液置于 1ml 容量瓶内，加无水乙醇至刻度线，摇匀，作为供试品溶液，吸取该液，在硅胶 H-0.5％CMC-Na 的薄层板上点样 50μL，同时点以 0.5 mg/mL 洛伐他汀氯仿溶液 20μL 作对照，以正己烷-乙酸乙酯-乙醚-甲酸（10∶8∶2∶0.1）展开 3 次，展距 15 cm，展毕取出薄层板，晾干后，喷以 5％磷钼酸乙醇溶液，105 ℃烘 10 min，供试品色谱中，至少应有 9 个蓝色斑点，在与洛伐他汀对照品色谱相应的位置上，应显示相同的蓝色斑点，色谱图见图 10-2。

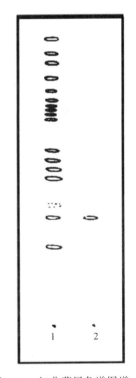

图 10-2　红曲薄层色谱图谱

1—红曲供试品；2—洛伐他汀对照品

10.2 红曲现行质量标准

　　标准是社会发展和经济活动的技术支撑，是国家治理体系和能力现代化的基础性制度[7]。我国自 1985 年实施首个红曲标准以来，已发布 32 个红曲相关标准，其中现行标准 24 个（包括 18 个产品标准，6 个方法标准），见图 10-3。前者主要是针对功能曲（含中药材）、食品添加剂和酿造曲等产品，后者主要是针对桔霉素（citrinin，CIT）、红曲色素等红曲代谢产物（见图 10-4）的分析。从发布年份看，2000 年前红曲相关标准仅有 5 个，2000 年至今共发布 27 个。以上表明，随着红曲产品在食品产业中的广泛应用和认可，其标准需求越来越大，修订的广度和频度也在不断增加[8]。

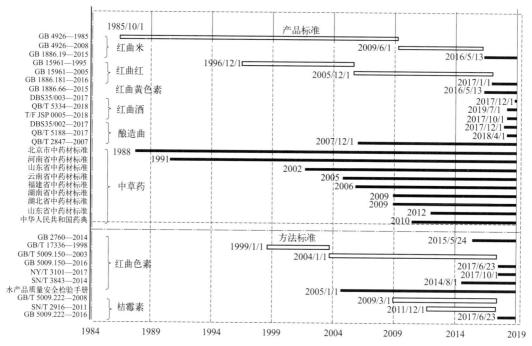

图 10-3　红曲产品相关标准的发布时间轴

红斑红曲胺　　　　红斑红曲素　　　　红曲素　　　　红斑胺磺酸钠

红曲玉红胺　　　　红曲红　　　　红曲黄色素　　　　红曲红胺磺酸钠

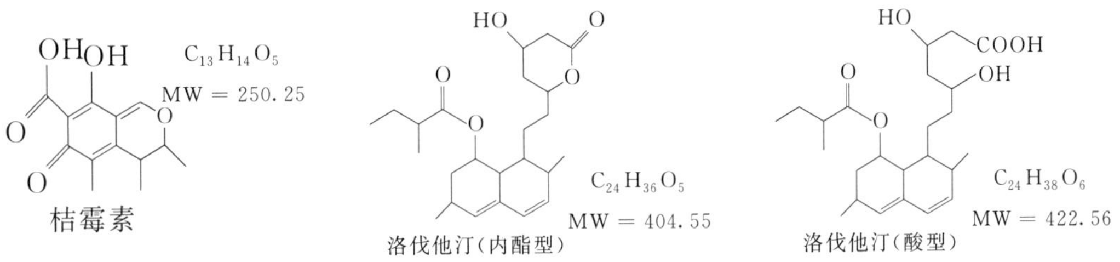

图 10-4 红曲产品相关标准中的主要化合物

目前，色曲、酯化曲和功能曲均颁布了产品标准，其中色曲是唯一拥有国家标准的红曲产品，而酯化曲和功能曲均为轻工行业标准。色曲作为天然食品着色剂应用十分广泛，是重要的原料，包括红曲红、红曲米以及红曲黄色素等。

10.2.1 红曲米标准

红曲米是将红曲菌属（*Monascus* spp.）红曲霉接种于大米等淀粉类原料发酵后的产物，是我国最为历史悠久的红曲产品。因其使用广泛，被原轻工业部和原卫生部列入标准制定清单，GB 4926—1985《食品添加剂 红曲米》是我国首个红曲标准，随后经历 2 次修订，现行标准为 GB 1886.19—2015《食品安全国家标准 食品添加剂 红曲米》。从内容上看，现行标准在原料、感官和理化指标方面有所增减，且方法标准也做了更新，详见表 10-1[9-10]。

表 10-1　不同时期红曲米标准的指标对比

项目	GB 4926—1985		GB 4926—2008		GB 1886.19—2015	
	一级	二级	颗粒状	粉末状	颗粒状	粉末状
水分/%	≤12		≤10.0		≤10.0	
色价/(U/g)	≥800	≥500	≥1000.0		≥1000.0	
细度 150 μm(100 目)通过率/%	—		≥-95.0		≥-95.0	
总砷(以 As 计)/(mg/kg)	≤1.0		≤1.0		≤1.0	
重金属(以 Pb 计)/(mg/kg)	—		≤10.0		≤10.0	
黄曲霉毒素 B₁/(μg/kg)	≤5		≤5		≤5	
大肠菌群/(MPN/100 g)	—		≤0.3		≤3.0	
沙门氏菌	—		不得检出		不得检出	
志贺氏菌	—		不得检出		不得检出	
金黄色葡萄球菌	—		不得检出		不得检出	

由表 10-1 可知，现行标准在品质方面，水分低于 10%，对产品的耐储要求更高，色价＞1000 U/g 和增加粒度则对着色性能的要求更高；在安全方面，鉴于红曲米在生熟食品中均有使用，增加了铅的限量，且要求常见病原菌不得检出。同时，因红曲米作为添加剂一般添加量在 0.1% 左右，因此未对桔青霉素（桔霉素）作限量要求。

10.2.2 红曲色素标准

红曲色素是红曲产品的重要着色性能参数，包括天然色素和化学衍生色素两大类，主要通过色谱法和比色法对其进行分析。比色法无法定性定量评价红、橙、黄色素，因此我国在 1999 年后，先后实施了 6 个色谱类的红曲色素检测标准，其中现行标准 4 个，色素评价标准详见表 10-2[18-22]。由表 10-2 可知，标准中红曲色素检测方法由早期的半定量薄层色谱法，发展到液相色谱法、质谱法等，方法稳定性、精密度和检出限都有较大的提升。

常见的红曲色素包括红、橙、黄三色，共 6 种化合物，但 GB 5009.150—2016《食品安

全国家标准 食品中红曲色素的测定》中红曲红素（CAS 号：874807-57-5）信息不足，而红曲红胺（CAS 号：126631-93-4）属于非嗜氮酮类色素，仅红曲素被明确列入。其次是红曲红胺的检测波长易产生假阳性。现已知，红、橙、黄色素最大吸收波长分别在 380 nm、480 nm 和 520 nm 附近，以紫外区吸收峰作为检测波长，尽管可增加检测灵敏度，但因多数化合物在紫外区有吸收，容易干扰判定。SN/T 3843—2014《出口食品中红曲色素的测定》与 GB 5009.150—2016 类似，仅检测了红、黄两类色素。NY/T 3101—2017《肉制品中红曲色素的测定 高效液相色谱法》中列入了 5 种常见天然色素，但缺少化学衍生色素。因此，后续标准修订时，应进一步拓展适用于全部常见天然色素和化学衍生色素（磺化色素等）的定性定量检测方法。

表 10-2　红曲色素新旧标准中指标异同分析

标准	检测方法	内容
GB/T 17336—1998	薄层层析法	—
GB/T 5009.150—2003	薄层层析法	—
水产品质量安全检验手册	薄层层析法	—
SN/T 3843—2014	液相色谱-质谱/质谱法	此方法的测定低限为 1.0mg/kg
	高效液相色谱法	此方法的测定低限为 5.0mg/kg
GB 5009.150—2016	高效液相色谱法	方法检出限（LOD）：当称样量为 5.0g 时,红曲红素为 30mg/kg,红曲素为 0.3mg/kg,红曲红胺为 3mg/kg 方法定量限（LOQ）：当称样量为 5.0g 时,红曲红素为 100mg/kg,红曲素为 1mg/kg,红曲红胺为 10mg/kg
NY/T 3101—2017	高效液相色谱法	该标准方法检出限为 0.18mg/kg,定量限为 0.5mg/kg

10.2.3　桔霉素控制

桔霉素是部分红曲霉分泌的肾毒性真菌毒素，自 1995 年被发现存在于红曲中后，就成为红曲产品中的重点安全指标[23]，为此，我国陆续发布过 4 个方法标准，主要参数要求如表 10-3 所示[24-26]。

表 10-3　桔霉素新旧标准中指标异同分析

标准	方法	提取剂	检出限/(μg/kg)	定量限
QB/T 2847—2007	HPLC-FLD	95％乙醇	50	—
GB/T 5009.222—2008	HPLC-FLD	无水乙醇(液体)甲苯-乙酸乙酯-甲酸(7：3：1,固体)	—	1 mg/kg(固体) 50 μg/L(液体)
SN/T 2916—2011	免疫亲和柱净化-HPLC-FLD	甲醇-水(7：3)	30	1μg/kg
GB 5009.222—2016	免疫亲和柱净化-HPLC-FLD	甲醇-水(7：3)	25	80μg/kg
	C$_{18}$ 固相萃取小柱净化-HPLC-FLD	乙腈-异丙醇-水(35：10：55)	3	10μg/kg

从表 10-3 可知，桔霉素的检测方法均为高效液相色谱-荧光检测器法（HPLC-FLD），其方法稳定性、精密度及灵敏度均可满足定量分析需要。但是，荧光检测法因缺少足够结构信息，存在假阳性的可能。此外，因桔霉素的紫外吸收 λ_{max} 为 330 nm，因此，建议 GB 5009.222—2016 中第二法的荧光检测参数后期修订为 $\lambda_{ex}=330$ nm，$\lambda_{em}=500$ nm。

（1）红曲红

红曲红是由红曲霉发酵大米、大豆等淀粉类固体或液态培养基后精制得到的产品，因在产品稳定性、色价等方面优于红曲米，其市场占有率较高[11]。GB 15961—1995《食品添加

剂 红曲红》是我国首个红曲红标准，并分别于 2005 年和 2016 年进行修订，新旧标准差异见表 10-4[12-14]。由表 10-4 可知，现行标准在品质方面，明确了红曲红的色泽、状态及其检验方法，同时取消了对色价的要求，体现了标准的普适性和鼓励市场竞争的特点；在安全性方面，铅、砷限量要求从严，且因红曲红有浓缩等工艺，有较高的桔青霉素（桔霉素）暴露风险，现行标准中新增了桔青霉素的限量要求。

表 10-4　红曲红现行标准与旧标准的指标对比

项目	GB 15961—1995			GB 15961—2005		GB 1886.181—2016
	膏状	粉状	液体发酵	固体发酵	液体发酵	
色价/[$E_{1cm}^{1\%}$(495±10)nm]	≥20	≥90	≥50	≥90	≥60	符合声称
干燥减量/%	—	—	—	≤6.0	≤6.0	≤6.0
灼烧残渣/%	≤1	≤7.4	—	≤7.4	—	—
水分/%	—	—	≤6	—	—	—
铅/(mg/kg)	≤3	≤10	≤5	≤10	≤5	≤5.0
砷/(mg/kg)	≤2	≤5	≤1	≤5	≤1	≤1.0
桔青霉素/(mg/kg)	—	—	—	—	—	≥0.04
菌落总数/(个/g)	≤20					—
大肠菌群/(MPN/100g)	≤30					—

（2）红曲黄色素

红曲黄色素通常包括化学衍生色素和天然色素 2 类，前者以 akaflavin 和 monascin 等脂溶性色素为代表，后者以磺化红色素得到的水溶性黄色素为代表[15]。后者因其食品着色性能好，市场需求更大[16]，是 GB 1886.66—2015 中特指的食品添加剂，该标准中的感官和理化指标要求见表 10-5[17]。由表 10-5 可知，该标准规定了色价、灼烧残渣、干燥减量 3 个质量指标以及总砷、桔青霉素（桔霉素）、铅 3 个安全指标。

表 10-5　GB 1886.66—2015 中主要指标要求

项目	要求
色泽	橙红色至黄褐色
状态	粉末
色价 $E_{1cm}^{1\%}$(476±10)nm	≥100
干燥减量/%	≤6.0
灼烧残渣/%	≤10.0
铅/(mg/kg)	≤2.0
总砷（以 As 计）/(mg/kg)	≤3.0
桔青霉素/(mg/kg)	≤1.0

▶ 10.3　红曲与制剂的质量控制方法

红曲的质量控制主要聚焦于其所含化学成分的种类和含量。随着研究的深入，红曲的质量控制指标性成分不断增加，包括核苷类（尿嘧啶、胞苷、次黄嘌呤、腺嘌呤、肌苷、胸苷、腺苷等）、酶类（辅酶 Q$_{10}$[27]）、色素（橙色的红斑红曲素和红曲红；黄色的红曲素和红曲黄色素；紫红色的红斑红曲胺和红曲玉红胺[28]）、Monacolin 类（洛伐他汀）。另外，红曲的质量控制技术也越来越多样化（见表 10-6），高效液相色谱法（HPLC）、超高效液相色谱法（UPLC）、一测多评法、液相色谱-质谱联用等高通量分析技术，不断增强人们对红曲进行质量控制的能力，促进了药材品质提升。

表 10-6　红曲及其制剂质量控制方法和内容

分析技术	研究内容	参考文献
HPLC	测定红曲中尿嘧啶、胞苷、次黄嘌呤、腺嘌呤、肌苷、胸苷和腺苷 7 种核苷类成分的含量	[29]
HPLC	测定糯米红曲中洛伐他汀类成分	[30]
HPLC	测定不同来源的红曲中腺苷、腺嘌呤、洛伐他汀的含量	[31]
HPLC	测定红曲中两种构型 monacolin K 的含量	[32]
HPLC	对桔青霉素进行快速定量测定	[33]
HPLC	测定红曲药材中洛伐他汀的总含量	[34]
HPLC	分离红曲生产菌株	[35]
超高效液相色谱-串联质谱法	测定红曲类保健品中的桔青霉素	[36]
RP-HPLC	测定红曲菌丝体中辅酶 Q_{10}	[37]
HPLC-MS	确认得到了两种红曲单一色素标准品，确定了该色素的结构	[38]
LC-MS/MS	测定固态红曲米（粉）中桔青霉素	[39]
QuEChERS-UPLC-MRM-IDA Criteria-EPI	测定红曲米中洛伐他汀	[40]
TLC 及 HPLC	测定红曲产品中的桔霉素	[41]

10.3.1　高效液相色谱法

HPLC 是中药品种鉴别、品质评定最常用、最基本的方法，目前红曲及其制剂产品多成分 HPLC 质控标准不断提升，质量评价更加严格，促进了红曲质量的提升。HPLC 中多成分检测更加凸显了红曲中化学成分的种类和含量的显著差异，其中，核苷类、洛伐他汀和红曲色素含量较高。此外，单因素方差分析（one-way ANOVA）[42-43]、主成分分析（PCA）、正交偏最小二乘法-判别分析（OPLS-DA）等多种实验数据分析方法的不断引入，使 HPLC 数据分析更加科学、合理、直观[44]。利用 HPLC 测定红曲中成分的研究进一步提升了红曲的质控水平，有利于指导农业生产，促进了红曲质量的提高。外标法检测中需要使用多个单成分对照品，费用较高，限制了多种指标性成分测定的质控模式的推广应用。一测多评法通过一个对照品成分的测定可实现其他成分的含量计算，可显著降低检测成本，弥补外标法检测成本高的缺陷。在朱映黎等[45]的研究中，红曲茯苓片中洛伐他汀和洛伐他汀酸的含量较高，对照品价格低廉，以洛伐他汀为对照，建立与其开环产物洛伐他汀酸的校正因子关系，同时对产品中洛伐他汀和洛伐他汀酸两种成分同时进行定量检测，能有效地评价红曲茯苓片的质量，一测多评法与 HPLC 外标法、对照提取物法相结合，构建了红曲及其成方制剂和提取物的 3 个层次的多指标质量控制体系，提升了整个红曲产业质量控制水平。

10.3.2　超高效液相色谱法

UPLC 具有超高效、超高分离度、超高灵敏度等优点，与 HPLC 相比，显著缩短了分离时间，提高了色谱峰分离度和检测灵敏度，改善了色谱峰展宽和拖尾现象，更加适应中药化学成分种类多、数量大、含量差异大的特点，在中药领域迅速应用和发展。研究证实 UPLC 与 HPLC 测定的核苷类成分、洛伐他汀结果一致，但分析速度更快、灵敏度更高、溶剂用量更低。林腾奕等[36]采用超高效液相色谱-串联质谱法测定红曲类保健品中的桔青霉素。严俊等[46]采用超高效液相色谱-串联质谱法同时测定红曲类保健食品中美伐他汀和去羟基洛伐他汀的含量。刘姣等[47]通过复合萃取剂前处理方法和超高效液相色谱法分析发酵红曲米中红曲色素和桔霉素的含量，利用主成分分析方法分析了红曲霉的代谢产物差异和菌株之间的联系。UPLC的迅速发展及应用，开创了中药化学成分分析的新局面，大大提升了红曲的质量控制效率。

10.3.3 多模式质谱联用技术

中药化学成分种类繁多，且微量、痕量成分较多，少数含量较高的化学成分难以表征中药的整体质量，因此，多种指标性成分的质量控制模式更加适合中药的质量控制。气相色谱-质谱法（GC-MS）、高效液相色谱-质谱联用（HPLC-MS）、多级质谱（MS/MS）等多种色谱、质谱联用技术可实现中药复杂化学成分体系的高效分离和准确鉴定，具有分析范围广、分离能力强、自动化程度高等优点，已广泛应用于中药质量控制研究。GC-MS已完成关于红曲的定性分析，即分析生物降糖发酵低糖度红曲酒香气成分[48]，该技术能更好地整体控制中药质量。HPLC-MS、液相色谱-串联质谱法（LC-MS/MS）和QuEChERS-UPLC-MRM-IDA Criteria-EPI等技术的应用为中药复杂化学成分体系的全面、快速、准确定性分析提供了强有力的工具，快速推动了红曲及相关产品化学组分的识别，目前已鉴别出多种成分，极大丰富了红曲的质控依据。

▶ 10.4 微生物与毒素检测

红曲的质量受到曲霉菌的影响，因此微生物的鉴定和筛选是质量控制的重要步骤。对红曲霉菌种的纯度和活性进行监测可以通过分子生物学技术和微生物学方法来实现，以确保红曲中的微生物没有污染或变异。

高效液相色谱法是微生物分离、分析和制备方法的一种新选择。细菌作为带电颗粒，具有不同的表面带电特性，其细胞表面的羧基、氨基、磷酸等基团在不同的pH条件下会发生电离，细菌可以像生物大分子一样，利用离子交换色谱技术进行分离[49-50]。邱丹腾等[35]选取红曲作为模式体系，通过优化红曲中细菌样品的制备方法，应用HPLC技术分离红曲生产菌株，回收菌体细胞并结合PCR-DGGE技术，利用细菌16S rDNA对色谱分离得到的菌株进行鉴定。该研究为复杂微生物体系的分离、分析提供了新思路。

红曲的制备过程中可能会产生一些有害物质，如黄曲霉素等，需要定期检测确保这些毒素的含量符合安全标准。有研究人员对红曲和红曲色素进行了致变性和毒性实验，结果表明，口服和注射红曲的小鼠LD_{50}都在安全剂量标准以外，其各项毒性实验与对照组没有差异，说明红曲安全性很高。陈冠敏等[52]研究了红曲黄色素的亚慢性毒性，结果表明，红曲黄色素在一定用量范围内对机体不存在潜在的毒性作用。关于红曲食用安全性的各种论述，焦点在于红曲产品中是否含有桔霉素，早在1977年就有人从中红曲发酵液中提取出一种抑菌物质[53]，而在1995年，Blanc博士等[54]通过一系列的技术证实红曲霉产生了桔霉素。桔霉素具有抑菌活性，由于它对肾脏具有强烈的毒害作用，且还能够引发机体基因突变，所以一般不用于抑菌方面。1999年有研究报道，研究者通过同位素标记法发现了桔霉素是由四酮化合物为起点经过缩合和延伸生成的。实验研究表明桔霉素能通过抑制肝细胞中一系列酶的活性来降低线粒体氧化磷酸化的效率。

现在国内外对于桔霉素的检测方法主要有薄层色谱法、气相色谱法、酶联免疫吸附分析法、液相色谱法、液相色谱-串联质谱法等[55-64]。李志强等[59]采用HPLC检测了红曲霉液体发酵液中桔霉素的含量。刘桂洋等[60]研究出了一种新型的方法检测桔霉素的含量，即运用三维分子印迹石英晶体微天平传感器来检测桔霉素。陈福生等[61]通过 ELISA 对红曲中的桔霉素的含量进行了检测，实验表明该方法具有较高的特异性和加标回收能力。胡晓清等[62]采用薄层色谱法对桔霉素的含量进行了检测。目前在传统的红曲类产品中桔霉素提取检测方法的步骤较为繁琐，所需检测时间较长，检测灵敏度较低，检出限较高，尚未有一种快速简便的提取检测方法[63-64]。

红曲在传统药用中主治产后恶露不净、瘀滞腹痛、食积饱胀、跌打损伤等症。近年来发现，红曲含有他汀类、脂肪酸、甾醇、生物碱、黄酮等多种生物活性物质，具有降血脂、降血压、降血糖、抗肿瘤、抗炎、预防和治疗骨质疏松等广泛的药理作用。经过快速发展，红曲品质评价、质量控制、物质基础、药理药效作用等研究不断深入。药为医用，医因药存，红曲的质量是保障临床用药安全有效的基石，因此，对红曲质量控制与标准相关研究结果进行总结，明确当前红曲的国家标准及质控的技术体系，对于确保红曲质量逐年提升具有重要的指导作用。

（杜保民）

参 考 文 献

[1] 林秀俊，郑光耀.古田红曲和建瓯土曲［J］.中国酿造，1982，（03）：10-13.

[2] 宋洪涛，宓鹤鸣，郭涛.中药红曲的研究进展［J］.药学实践杂志，1999，（03）：172-174.

[3] 江苏新医学院.中药大辞典［M］.上海：上海人民出版社，1977：991.

[4] 田代华.实用中药辞典（上卷）［M］.北京：人民卫生出版社，2002：810.

[5] 宋洪涛，郭涛，张跃新，等.中药红曲的生药学及质量控制标准的研究［J］.中国中药杂志，1999，（05）：6-9＋61.

[6] 李东，刘源，谢静，等.红曲的起源、分类学及生药学鉴定［J］.中国药业，2009，18（03）：1-2.

[7] 徐国民，肖文晖.ISO 22000：2018 食品安全管理体系标准关键变化和应对措施探讨［J］.标准科学，2019，（05）：117-121.

[8] 侯雅琦，刘姣，赵明明，等.红曲产品相关标准的分析研究［J］.中国酿造，2020，39（02）：1-6.

[9] 中华人民共和国国家质量监督检验检疫总局，中国国家标准化管理委员会.GB 4926—2008 食品添加剂 红曲米（粉）［S］.北京：中国标准出版社，2008.

[10] 中华人民共和国国家卫生和计划生育委员会.GB 1886.19—2015 食品安全国家标准 食品添加剂 红曲米［S］.北京：中国标准出版社，2015.

[11] CHEN W Q，HE Y，ZHOU Y X，et al. Edible filamentous fungi from the speciesMonascus：early traditional fermentations，modern molecular biology，and future genomics［J］.Food Sci Food Safety，2015，14（5）：555-567.

[12] 中华人民共和国国家卫生和计划生育委员会.GB 1886.181—2016 食品安全国家标准 食品添加剂 红曲红［S］.北京：中国标准出版社，2016.

[13] 国家技术监督局.GB 15961—1995 食品添加剂 红曲红［S］.北京：中国标准出版社，1995.

[14] 中华人民共和国国家质量监督检验检疫总局，中国国家标准化管理委员会.GB 15961—2005 食品添加剂红曲红［S］.北京：中国标准出版社，2005.

[15] YANG H H，LI J，WANG Y，et al. Identification of water-soluble Monascus yellow pigments using HPLC-PAD-ELSD，high-resolution ESI-MS，and MS-MS［J］.Food Chem，2018，245：536-541.

[16] LIU J，ZHOU Y X，ZHAO M M，et al. Identification and role analysis of an intermediate produced by a polygenic mutant of Monascus pigments cluster in Monascus ruber M7［J］.Applied Microbiol Biotechnol，2016，100（16）：7037-7049.

[17] 中华人民共和国国家卫生和计划生育委员会.GB 1886.66—2015 食品安全国家标准 食品添加剂 红曲黄色素［S］.北京：中国标准出版社，2015.

[18] 国家质检总局.GB/T 17336—1998 食品中红曲色素的测定［S］.北京：中国标准出版社，1998.

[19] 中华人民共和国卫生部，中国国家标准化管理委员会.GB/T 5009.150—2003 食品中红曲色素的测定［S］.北京：中国标准出版社，2003.

［20］ 中华人民共和国国家卫生和计划生育委员会，国家食品药品监督管理总局．GB 5009.150—2016 食品安全国家标准 食品中红曲色素的测定［S］．北京：中国标准出版社，2016.

［21］ 中华人民共和国卫生部，中国国家标准化管理委员会．SN/T 3843—2014 出口食品中红曲色素的测定［S］．北京：中国标准出版社，2014.

［22］ 胡丽芳，肉制品中红曲色素的测定高效液相色谱法．江西省，江西省农业科学院农产品质量安全与标准研究所，2017-10-10.

［23］ GISELA H D，NURSHAD A L I，URSULA G R，et al. Preliminary data on citrinin kinetics in humans and their use to estimate citrinin exposure based on biomarkers［J］．Toxicol Lett，2018，282：43-48.

［24］ 中华人民共和国卫生部，中国国家标准化管理委员会．GB/T 5009.222—2008 红曲类产品中桔青霉素的测定［S］．北京：中国标准出版社，2008.

［25］ 国家质量监督检验检疫总局．SN/T 2916—2011 出口食品中桔霉素的测定方法 免疫亲和柱净化-高效液相色谱法［S］．北京：中国标准出版社，2011.

［26］ 中华人民共和国国家卫生和计划生育委员会，国家食品药品监督管理总局．GB 5009.222—2016 食品安全国家标准 食品中桔青霉素的测定［S］．北京：中国标准出版社，2016.

［27］ 吴铁，吕思敏，丁喜生，等．以红曲菌丝体为原料提取辅酶 Q10 的工艺及生产方法［P］．中国专利：201310577271.9，2016-02-03.

［28］ PARK K H，LIU Z B，PARK C S，et al. Microbiota associated with the starter cultures and brewing process of traditional Hong Qu glutinous rice wine［J］．Food Science and Biotechnology，2016，25（3）：649-658.

［29］ 李永生，张春玲，杨媛媛，等．HPLC 测定红曲中 7 种核苷类成分的含量［J］．中国医药导报，2019，16（12）：101-104.

［30］ 刘翼飞，叶本贵，张大永，等．HPLC 测定糯米红曲中的洛伐他汀［J］．华西药学杂志，2017，32（03）：289-290.

［31］ 高文铭，林跃松，戴国梁，等．HPLC 法同时测定不同来源红曲中腺苷等 3 个成分的含量［J］．药学与临床研究，2022，30（02）：140-142.

［32］ 汪静．HPLC 法同时测定红曲中两种构型洛伐他汀的含量［J］．浙江中西医结合杂志，2014，24（03）：273-274.

［33］ 陈建楠，李红，陈由强，等．HPLC 快速测定红曲中的桔青霉素含量［J］．福建师范大学学报（自然科学版），2020，36（05）：30-36.

［34］ 范雯．高效液相色谱法测定红曲药材中洛伐他汀的含量［J］．现代医药卫生，2013，29（16）：2417-2419＋2421.

［35］ 邱丹腾，张海玲，刘树滔，等．高效液相色谱法提高红曲细菌分离与分析的效果［J］．中国食品学报，2019，19（06）：251-256.

［36］ 林腾奕，陈思敏，罗欣阳，等．超高效液相色谱-串联质谱法测定红曲类保健品中的桔青霉素［J］．酿酒科技，2022，（02）：121-125.

［37］ 吕思敏，孙金影，于琼，等．RP-HPLC 测定红曲菌丝体中辅酶 Q_{10} 的研究［J］．广东化工，2016，43（23）：103-105.

［38］ 刘立增，白正晨，吴宏，等．基于液质联用技术的红曲素中红色素成分的研究［J］．食品工业，2015，36（08）：293-296.

［39］ 吉小凤，周育，徐俊锋，等．液相色谱-串联质谱法（LC-MS/MS）测定固态红曲米（粉）中橘青霉素［J］．浙江农业学报，2015，27（05）：841-847.

［40］ 汪元符．QuEChERS-UPLC-MRM-IDA Criteria-EPI 测定红曲米中洛伐他汀［J］．中国执业药师，2016，13（10）：21-2439.

［41］ 陈蕴，许赣荣，顾玉梅，等．TLC 及 HPLC 测定红曲产品中的桔霉素［J］．无锡轻工大学学报（食品与生物技术），2001，20（2）：164-168.

［42］ 丁逸雪，徐继校，吴威，等．HPLC 法同时测定白术中 4 种倍半萜［J］．中成药，2020，42（04）：927-931.

［43］ 齐方圆，任丹，黄紫妍，等．16 个产地红曲中洛伐他汀及桔霉素测定［J］．中成药，2021，43（4）：948-953.

［44］ 国晓莹，王雨伟，于晓，等．HPLC-DAD 同时测定忍冬不同发育期花和叶片中 11 种活性成分含量［J］．中国中药杂志，2022，47（8）：2148-2157.

［45］ 朱映黎，谷洪顺，张建军，等．一测多评法同时测定红曲茯苓片中洛伐他汀和洛伐他汀酸含量［J］．食品工业科技，2023，44（14）：290-295.

［46］ 严俊，颜琳琦，胡磊，等．超高效液相色谱-串联质谱法同时测定红曲类保健食品中美伐他汀和去羟基洛伐他汀

［J］．安徽农业科学，2020，48（16）：192-194．

［47］ 刘姣，周有祥，徐琪，等．不同红曲菌中红曲色素与橘霉素的比较分析［J］．食品科学，2018，39（18）：94-99．

［48］ 黄建明，黄祖新，李欣，等．GC-MS结合OAV分析生物降糖发酵红曲酒特征性香气成分［J］．福建农业科技，2023，54（6）：73-77．

［49］ PLIEVA F M，GALAEV Y I，NOPPE W，et al. Cryogel applications in microbiology［J］．Trends Microbiol，2008，16（11）：543-551．

［50］ LIU S T，CHEN Z H，XIE J B，et al. High-performance ion exchange chromatography of intact bacterial cells in the manner of molecules：1. establishment of methodology［J］．Anal Chem，2010，82（20）：8544-8550．

［51］ 杨涛，林清录，周俊清，等．红曲生理活性物质及其开发应用的安全性评价［J］．中国食物与营养，2005，11（01）：28-30．

［52］ 陈冠敏，林蔚，林春芳，等．红曲黄色素亚慢性毒性研究［J］．癌变．畸变．突变，2009，21（04）：316-319．

［53］ WONG H C，BAU Y S. Pigmentation and antibacterial activity of fast neutron-and X-ray-induced strains of Monascus purpureus went［J］．Plant Physiology，1977，60（4）：578-581．

［54］ BLANC P J，LAUSSAC J P，BARS J L，et al. Characterization of monascidin a from Monascus as citrinin［J］．International Journal of Food Microbiology，1995，27（2 /3）：201-203．

［55］ 班昭，王昌禄，陈勉华等．红曲霉发酵液中桔霉素快速检测方法的优化［J］．氨基酸和生物资源，2010，32（02）：70-73．

［56］ CHENG H W，YANG Y，CHEN Y F，et al. Novel monoclonal antibody-based immunochromatographic strip for detecting citrinin in fruit from Zhejiang province，China［J］．PLOS ONE，2018，13（5）：e0197179．

［57］ YIRGASK，LING S，YANG Y，et al. The preparation and identification of a monoclonal antibody against citrinin and the development of detection via indirect competitive ELISA［J］．Toxins，2017，9（03）：110．

［58］ MORNAR A，SERTI M，NIGOVI B. Development of a rapid LC/DAD/FLD/MS^n method for the simultaneous determination of monacolins and citrinin in red fermented rice products［J］．Journal of Agricultural and Food Chemistry，2013，61（5）：1072-1080．

［59］ 李志强，袁永俊，张晓龙．高效液相色谱法测定桔霉素［J］．中国调味品，2011，36（04）：72-75．

［60］ 刘桂洋．分子印迹压电传感检测桔霉素的研究［D］．天津科技大学，2016．

［61］ 陈福生，邢淑婕．红曲产品中桔霉素含量的ELISA测定［J］．食品科学，2004，25（08）：169-172．

［62］ 胡晓清，陈福生，邢淑婕，等．红曲中桔霉素的薄层层析分析［J］．食品科学，2003，（05）：126-129．

［63］ 高玲，王毅谦，黄娟，等．高效液相色谱-串联质谱法测定红曲类保健品中的桔青霉素［J］．环境化学，2017，36（02）：453-455．

［64］ 蔡伟江．液相串联谱法测定桔青霉素的检测分析［J］．世界最新医学信息文摘，2015，15（04）：169-170．